F. Balzer, A. Duttlinger, L. Haisch

Französisch für Medizinerinnen und Mediziner

Felix Balzer, Alina Duttlinger, Lea Haisch

Französisch für Medizinerinnen und Mediziner

Gebrauchsanweisung mit Wörterbuch für Auslandsaufenthalt und Klinikalltag

4. Auflage

ELSEVIER

Elsevier GmbH, Bernhard-Wicki-Str. 5, 80636 München, Deutschland
Wir freuen uns über Ihr Feedback und Ihre Anregungen an kundendienst@elsevier.com

ISBN 978-3-437-41117-5
eISBN 978-3-437-05529-4

4. Auflage 2024

Wichtiger Hinweis

Die medizinischen Wissenschaften unterliegen einem sehr schnellen Wissenszuwachs. Der stetige Wandel von Methoden, Wirkstoffen und Erkenntnissen ist allen an diesem Werk Beteiligten bewusst. Sowohl der Verlag als auch die Autorinnen und Autoren und alle, die an der Entstehung dieses Werkes beteiligt waren, haben große Sorgfalt darauf verwandt, dass die Angaben zu Methoden, Anweisungen, Produkten, Anwendungen oder Konzepten dem aktuellen Wissensstand zum Zeitpunkt der Fertigstellung des Werkes entsprechen.
Der Verlag kann jedoch keine Gewähr für Angaben zu Dosierung und Applikationsformen übernehmen. Es sollte stets eine unabhängige und sorgfältige Überprüfung von Diagnosen und Arzneimitteldosierungen sowie möglicher Kontraindikationen erfolgen. Jede Dosierung oder Applikation liegt in der Verantwortung der Anwenderin oder des Anwenders. Die Elsevier GmbH, die Autorinnen und Autoren und alle, die an der Entstehung des Werkes mitgewirkt haben, können keinerlei Haftung in Bezug auf jegliche Verletzung und/oder Schäden an Personen oder Eigentum, im Rahmen von Produkthaftung, Fahrlässigkeit oder anderweitig übernehmen.

Für die Vollständigkeit und Auswahl der aufgeführten Medikamente übernimmt der Verlag keine Gewähr.
Geschützte Warennamen (Warenzeichen) werden in der Regel besonders kenntlich gemacht (®). Aus dem Fehlen eines solchen Hinweises kann jedoch nicht automatisch geschlossen werden, dass es sich um einen freien Warennamen handelt.

Bibliografische Information der Deutschen Nationalbibliothek
Die Deutsche Nationalbibliothek verzeichnet diese Publikation in der Deutschen Nationalbibliografie; detaillierte bibliografische Daten sind im Internet über https://www.dnb.de abrufbar.

24 25 26 27 28 5 4 3 2 1

In ihren Veröffentlichungen verfolgt die Elsevier GmbH das Ziel, genderneutrale Formulierungen für Personengruppen zu verwenden. Um jedoch den Textfluss nicht zu stören sowie die gestalterische Freiheit nicht einzuschränken, wurden bisweilen Kompromisse eingegangen. Selbstverständlich sind **immer alle Geschlechter** gemeint.

Planung: Inga Schickerling, München
Projektmanagement: Anke Drescher, München
Redaktion: Gudrun Meddeb, Wien
Bildredaktion und Rechteklärung: David Seeliger, Wien
Herstellung: Dietmar Radünz, Leipzig
Satz: STRAIVE, Puducherry/Indien
Druck und Bindung: Drukarnia Dimograf Sp. z o. o., Bielsko-Biała/Polen
Umschlaggestaltung: SpieszDesign, Neu-Ulm
Titelbilder: Koffer © Azat Valeev – stock.adobe.com/Erde © Seyyahil – stock.adobe.com/ Stethoskop © GettyImages/Fahnen © Wikipedia

Aktuelle Informationen finden Sie im Internet unter **www.elsevier.de**

Danksagung

Natürlich kann ein solches Buch nur durch das Mitwirken vieler Fachleute entstehen. Aber wir durften uns auch glücklich schätzen, dass uns wunderbare Kolleginnen und Kollegen sowie treue Freunde bei der Entstehung des Buches und der Bearbeitung der Neuauflage unterstützt haben.

Einen anhaltend großen Dank gilt unseren damaligen Kommilitonen und jetzigen Kollegen Dr. Yassine Bouatou und Dr. Marie Le Goff, die insbesondere bei der Erstauflage in den französischsprachigen Abschnitten entscheidend mitgewirkt haben. Für die kontinuierliche Unterstützung bei den letzten Auflagen bedanken wir uns ganz herzlich bei Dr. Marion Fabre, Dr. Camille Guinemer, Dr. Jérémie Sinzelle, Sophie Klopfenstein und Anne-Chloé Joblin.

Des Weiteren bedanken wir und für das initiale, konstruktive Gegenlesen des Manuskriptes bei folgenden Kolleginnen und Kollegen (in alphabetischer Reihenfolge): PD Dr. Alexander Frankenschmidt, PD Dr. Bernhard Hellwig, Dr. Silke Hofmann, Dr. Christoph Jungjohann, Dr. Stefan Knöller, Prof. Dr. Matthias Kopp, Géraldine Schüller, Dr. Michael P. Siegenthaler, Prof. Dr. Elma Stickeler, Dr. Sylvère Störmann, Dr. Grégoire Wallon, Dr. Julie Zundel.

Berlin, Freiburg und Münster im Oktober 2023
Felix Balzer, Alina Duttlinger und Lea Haisch

Abbildungsnachweis

Der Verweis auf die jeweilige Abbildungsquelle befindet sich bei allen Abbildungen im Werk am Ende des Legendentextes in eckigen Klammern. Alle nicht besonders gekennzeichneten Grafiken und Abbildungen © Elsevier GmbH, München.

L106	Henriette Rintelen, Velbert
L190	Gerda Raichle, Ulm
L253	Wolfgang Zettlmeier, Barbing
P1360	Prof. Dr. med. Dr. rer. nat. Felix Balzer, Berlin

Fehler gefunden?

An unsere Inhalte haben wir sehr hohe Ansprüche. Trotz aller Sorgfalt kann es jedoch passieren, dass sich ein Fehler einschleicht oder fachlich-inhaltliche Aktualisierungen notwendig geworden sind.
Sobald ein relevanter Fehler entdeckt wird, stellen wir eine Korrektur zur Verfügung. Mit diesem QR-Code gelingt der schnelle Zugriff.

https://else4.de/978-3-437-41117-5

Wir sind dankbar für jeden Hinweis, der uns hilft, dieses Werk zu verbessern. Bitte richten Sie Ihre Anregungen, Lob und Kritik an folgende E-Mail-Adresse: kundendienst@elsevier.com

Inhaltsverzeichnis

1 Die Einleitung, die es sich zu lesen lohnt – une introduction à lire absolument

Liebe Leserinnen und Leser,

nicht jedes Buch hält was es verspricht – das kennen Sie sicher. Oder ein Buch gibt schlichtweg nicht die Information her, die man gerade braucht. Besonders schwierig wird es, wenn sich keine passende Alternative finden lässt, richtig? Mit genau diesem Problem hatten wir während unseres gemeinsamen Auslandstudiums in Paris zu kämpfen.

Uns standen Wörterbücher zur Verfügung, in denen wir Vokabular für die französische Fachsprache nachschlagen konnten. Aber wenn es darum ging, Anamnesefragen zu formulieren, einen Befund korrekt in der Patientenakte zu dokumentieren oder allein schon die Unmengen von Abkürzungen während der täglichen Visite zu verstehen, stießen wir mit unseren damaligen Französischkenntnissen im medizinischen Bereich schnell an unsere Grenzen. Uns wurde klar, dass es mehr als ein Wörterbuch braucht. Damals hätten wir uns einen Begleiter für die Kitteltasche gewünscht. Ein Buch, in dem wir typische Formulierungen hätten nachschlagen können und das uns durch den Dschungel der französisch-medizinischen Abkürzungen und Fachbegriffe auf den Stationen lotst.

Die Idee zu diesem Buch entstand während eines geselligen Abends in einer studentischen Gemeinschaftsküche, letztlich aus der Erkenntnis heraus, dass genau so ein Buch fehlt und eventuell einfach selbst geschrieben werden sollte. Von uns? Tatsächlich von uns als Studierende?

Genau diese Frage haben wir uns damals gestellt und es dann tatsächlich „einfach" getan. So jung wie wir waren, so motiviert waren wir. Und nun, viele Jahre später, dürfen wir eine vollständig überarbeitete und um zwei Fachgebiete ergänzte 4. Auflage vorlegen.

Dieses Buch kann natürlich nicht vollständig sein. Es ist auch bei Weitem kein Lehrwerk. In vielen Bereichen mussten wir uns im Umfang stark begrenzen und haben versucht, uns auf das Wesentliche zu beschränken. Anhand der folgenden Gebrauchsanweisung erfahren Sie, wie Sie optimal von diesem Buch profitieren.

Sollten Sie über Fehler stolpern oder Anregungen für Ergänzungen haben, dann würden wir uns freuen, wenn Sie uns diese mitteilen!

Ihre Autoren

1

1.1 Die Gebrauchsanweisung – le mode d'emploi

Zum Vokabular – le vocabulaire

- Fachwörter, die sich im Deutschen und Französischen nicht wesentlich voneinander unterscheiden, sind in diesem Buch großteils nicht enthalten, z. B.: Pertussis (f) – pertussis (m). Voneinander abweichende medizinische Begriffe, z. B.: Keuchhusten (m) – coqueluche (f), sind hingegen so umfangreich wie möglich aufgeführt.
- Im Französischen gehören lateinische/griechische Begriffe häufiger als im Deutschen zum Allgemeinwortschatz und werden deshalb auch oft von den Patienten verstanden, z. B. Lungenentzündung (f) – pneumonie (f). Wer ein französisches Wort nicht in unserem Wörterbuch findet, sollte sich an den medizinischen Fachbegriff halten. Häufig funktioniert es!
- Das Vokabular, das in den Kapiteln aufgelistet ist, stellt eine kleine Auswahl an Wörtern ohne Anspruch auf Vollständigkeit dar. Das Wörterbuch enthält all diese und eine Vielzahl weiterer wichtiger Begriffe zu jedem Fachgebiet.
- Vokabeln kleinerer Fachgebiete, die keinem eigenen Kapitel zugeordnet sind, finden sich ebenfalls im Wörterbuch.
- Alle Überschriften sind übersetzt und beinhalten bereits wichtiges Vokabular, das dann in den Vokabellisten nicht mehr zwingend aufgeführt wird.

Beispiel: Vokabeln zu einem Thema

Abwehr (f)	défense (f)
Abwehrspannung (f)	contracture (f)
bretthartер Bauch (m)	ventre (m) de bois
Auftreibung (f), geblähter Bauch (m)	ballonnement (m)

Beispiel: Anamnesefragen für das Gespräch

Ich werde jetzt Ihren Bauch untersuchen.	Je vais examiner votre ventre.
Atmen Sie entspannt ein und aus und sagen Sie mir, wenn es weh tut.	Respirez calmement et dites-moi si je vous fais mal.
Tut es weh, wenn ich plötzlich hier loslasse?	Avez-vous mal ici lorsque je relâche brusquement la pression?

Zu den Abkürzungen – les abréviations

- Die Kenntnis von häufig verwendeten Abkürzungen ist Voraussetzung, um Texte in der französischen Krankenakte zu verstehen. Man bekommt zwar offiziell gesagt, bei der Dokumentation von Befunden auf Abkürzungen so weit wie möglich zu verzichten, aber schlussendlich werden sie doch häufig verwendet.
- Auch bei den Abkürzungen am Ende der einzelnen Kapitel handelt es sich um eine Auswahl. Ein umfangreiches Abkürzungsverzeichnis findet sich am Ende des Buches im Nachschlageteil.

Beispiel

SHT	Schädel-Hirn-Trauma (n)	**TC**	traumatisme (m) crânien
TEP	Totalendoprothese (f) *der Hüfte*	**PTH**	prothèse (f) totale de hanche
	Alkoholverband (m)	**PA**	pansement (m) alcoolisé
NB	Nachbehandlung (f)	**CPU**	consultation (f) post-urgence

Zur französischen Befunddokumentation – les documents médicaux « à la française »

Bevor man die ersten Befunde selbst dokumentiert, sollte man sich in ▶ Kap. 5.2 über den Aufbau einer französischen Krankenakte informieren. Fachliche Besonderheiten zu Normalbefunden und pathologischen Beobachtungen, wie man sie in der Akte notieren kann, finden sich in den einzelnen Kapiteln.

Kleine Hilfen – petits conseils

An zahlreichen Stellen haben wir Kästen mit Tipps für den klinischen Alltag eingestreut: „Gut zu wissen – bon à savoir" und „Falsche Freunde – faux amis". Außerdem finden Sie immer wieder praxisnahe Beispiele in den Kästen „Klinischer Fall – cas clinique"

Beispiele:

Gut zu wissen – bon à savoir

Hätten Sie gedacht, dass „bruits du cœur" die normalen Herztöne bezeichnen und nicht etwa pathologische Herzgeräusche (= souffles cardiaques)?

Falsche Freunde – faux amis
Herzgeräusch – *souffle (m) cardiaque*
Herztöne – *bruits (mpl) du cœur*

Klinischer Fall – cas clinique
Sie werden zu einer 24-jährigen Patientin mit ausgeprägten Atembeschwerden gerufen. Mit beiden Händen auf den Knien aufgestützt, erzählt sie Ihnen mit leiser Stimme, dass sie ihr Asthma eigentlich gut im Griff habe, aber schon seit einigen Tagen an einer Bronchitis leide. Seit letztem Abend bekomme sie keine Luft mehr. Die Gabe von Ventoline®, einem β_2-Mimetikum, habe keine Linderung verschafft. Ihre Frage auf Infektzeichen wie Fieber und Schüttelfrost wird verneint. Sie untersuchen nun die aufgeregte Patientin und dokumentieren den Befund folgendermaßen:

2 Die Bewerbung – la candidature

Die Möglichkeiten, einen Teil der Ausbildung in Frankreich oder einem anderen französischsprachigen Land zu absolvieren, sind vielfältig. Abgesehen von den Erfahrungen, die ein Aufenthalt im Ausland mit sich bringt, ist ein großer Vorteil des französischen Medizinstudiums die frühe Einbeziehung der Studierenden in den Stationsalltag. Als Famulus ist es durchaus üblich, Lumbal- oder Pleurapunktionen unter Aufsicht einer Ärztin oder eines Arztes durchzuführen. Auch Krankenpflegepraktika können sehr lehrreich und vielleicht abwechslungsreicher als in Deutschland sein. In Frankreich hat das Pflegepersonal einen größeren Aufgabenbereich, zu dem beispielsweise auch das Anlegen von venösen Zugängen und das Blutabnehmen gehören.

Austauschprogramme der Universitäten

Die meisten medizinischen Fakultäten in Deutschland unterhalten Austauschprogramme mit Universitäten in Frankreich sowie anderen französischsprachigen Ländern. Zwar muss für solche Programme meist an einem Bewerbungsverfahren teilgenommen werden, mit etwas Vorbereitung ist die Chance einen Platz zu bekommen, relativ gut.

Sollte es mit der gewünschten Universität keine bilateralen Beziehungen geben oder konnte man in den Bewerbungsgesprächen für etablierte Austauschprogramme keinen Platz ergattern, gibt es häufig trotzdem die Möglichkeit, ein Semester im französischsprachigen Ausland zu absolvieren. Einige ausländische Fakultäten bieten die Teilnahme am Studienjahr als Gasthörer/in – *auditeur (m)/auditrice (f) libre* an. Nachteile sind in der Regel, dass Studiengebühren erhoben werden und in bestimmten Fällen nicht an Klausuren teilgenommen werden kann. Wichtig ist vor allem, dass die Heimatuniversität diesen Gaststatus akzeptiert. Mindestens ein Jahr vor Beginn des geplanten Aufenthaltes sollte mit der Organisation begonnen werden.

Famulaturen/Praktika

Soll es nicht gleich ein ganzes Semester oder ein Jahr in die Ferne gehen, bieten Famulaturen und Praktika – *stages (mpl)* Gelegenheit, Erfahrungen im Ausland zu sammeln. Bevor man sich mit der Bewerbung beschäftigt, sollte man sich beim zuständigen Prüfungsamt im Heimatland über die Bedingungen von Auslandspraktika informieren.

Famulaturen sind im französischsprachigen Ausland zumeist unbekannt, da sie als *externat (m)* bereits Teil des Studiums sind. Daher sollte man in seinem Bewerbungsschreiben kurz erläutern, in welchem Rahmen man ein Praktikum ableisten möchte. Das Bewerbungsschreiben sollte man in dem Fall nicht nur an das Auslandsbüro der Fakultät, sondern zusätzlich direkt an die ärztliche Leitung der entsprechenden Abteilung schicken.

Da man an Universitätskliniken grundsätzlich denselben Status wie die französischen Studierenden, die täglich auf Station sind, haben wird, verlangen französische Universitäten in der Regel ab einer Praktikumsdauer (gilt auch für PJ-Tertiale) von zwei Monaten eine Einschreibung als Gasthörer/in, die mit Studiengebühren verbunden ist.

Gut zu wissen – bon à savoir

Eine gute Adresse für Lebensläufe – *Curriculum vitae (m) (CV)* ist https://europa.eu/europass/en. Hier lassen sich interaktiv Lebensläufe erstellen, die dann nur noch ausgedruckt werden müssen.

Beispiel für ein Bewerbungsschreiben (deutsch)

Im folgenden Muster für ein Bewerbungsschreiben werden im französischen Text die in Frankreich gängigen Bezeichnungen für die jeweiligen Studienabschnitte verwendet. Bei Bewerbungen für andere französischsprachige Länder sei auch auf das ▶Kap. 3 verwiesen, in dem auf landesspezifische Besonderheiten eingegangen wird.

Professeur SAVANT
CHU de Bicêtre
78 rue du Général Leclerc
F-94275 Le Kremlin-Bicêtre Cedex

Martina Muster
Hauptstraße 8
D-79104 Freiburg
martina.muster@...

Freiburg, den 1. April 2024

Bewerbung für (1) ein Krankenpflegepraktikum
(2) eine Famulatur
(3) ein PJ-Tertial

Sehr geehrte Damen und Herren,

ich studiere Medizin an der Universität Freiburg und möchte mich für den Zeitraum vom … bis … für ein unbezahltes Praktikum in der Chirurgie bewerben.

- Zu diesem Zeitpunkt werde ich mich im vorklinischen Teil meines Studiums befinden. In Deutschland sind alle Medizinstudierende dazu verpflichtet, innerhalb ihrer ersten beiden Studienjahre ein Praktikum in der Krankenpflege zu absolvieren, um mit der Arbeit des Pflegepersonals vertraut zu werden.
- Zu diesem Zeitpunkt werde ich mich im dritten Studienjahr (DFGSM3) befinden und den vorklinischen Teil meines Studiums abgeschlossen haben. In Deutschland sind alle Medizinstudierende dazu verpflichtet, einen Teil ihrer Semesterferien als Praktikanten/innen in Krankenhäusern zu verbringen.
- Zu diesem Zeitpunkt werde ich mich im letzten Studienjahr (DFASM3) befinden und den theoretischen Teil der Ausbildung zum Arzt abgeschlossen haben. In Deutschland besteht dieses Jahr aus einem Praktikum, das in verschiedenen Bereichen der Medizin absolviert werden muss. Erst danach kann man das letzte Staatsexamen ablegen.

Ein Praktikum in Ihrem Hause würde mir die Möglichkeit bieten, nicht nur auf dem Gebiet der Medizin mein Wissen zu vertiefen, sondern auch ein ganz anderes Gesundheitssystem kennen zu lernen.

Anbei erhalten Sie meinen Lebenslauf sowie ein Empfehlungsschreiben. Ich danke Ihnen im Voraus für eine baldige Antwort.

Mit freundlichen Grüßen

2

Beispiel für ein Bewerbungsschreiben (französisch)

Martina Muster
Hauptstraße 8
79104 Freiburg
martina.muster@...

Professeur SAVANT
CHU de Bicêtre
78 rue du Général Leclerc
F-94275 Le Kremlin-Bicêtre Cedex

Fribourg, le 01/04/2024

Objet : demande de stage hospitalier

Madame, Monsieur,

Je suis étudiant(e) en médecine à l'université de Fribourg (Allemagne) et je souhaiterais effectuer un stage non rémunéré dans votre service de chirurgie, de préférence du … au …

- Cette période s'inscrit dans la partie pré-clinique de ma formation en médecine. En Allemagne, tous les étudiants en médecine doivent faire un stage d'initiation en soins infirmiers en milieu hospitalier pendant les deux premières années de leurs études pour se familiariser avec les tâches du personnel soignant.
- Cette période s'inscrit dans ma troisième année d'études (DFGSM3). J'aurai alors achevé le volet pré-clinique de ma formation. En Allemagne, tous les étudiants en médecine doivent pendant leurs vacances semestrielles faire un stage en tant qu'étudiant hospitalier.
- Cette période s'inscrit dans ma dernière année d'études (DFASM3). J'aurai alors achevé le volet théorique de ma formation. En Allemagne, cette année consiste en une année pratique au cours de laquelle il faut effectuer des stages dans différents services et spécialités. Ce n'est qu'après un tel stage que je serai habilité(e) à passer l'examen final des études médicales.

Un stage dans votre hôpital me permettrait non seulement d'approfondir mes connaissances dans le domaine médical, mais aussi de découvrir un autre système de santé.

Veuillez trouver ci-joint mon CV ainsi qu'une lettre de recommandation.

En vous remerciant d'avance de l'attention que vous porterez à ma demande, veuillez agréer, Madame, Monsieur, l'expression de mes sentiments les meilleurs.

3 Das Studium und das Gesundheitssystem im französischsprachigen Ausland – les études et le système de santé dans les pays francophones

Nach einer aktuellen Schätzung der *Organisation internationale de la Francophonie (OIF)* gibt es weltweit 321 Millionen Menschen, die Französisch sprechen, was die Sprache zur fünfthäufigsten der Erde macht. In über 50 Ländern wird zumindest teilweise Französisch gesprochen. Wer beschließt, einen Teil des Studiums in einem dieser Länder zu absolvieren, kommt neben dem Hochschulbetrieb unweigerlich auch mit dem Gesundheitssystem in Kontakt. Daher ist es sinnvoll, Besonderheiten zu kennen, die sich von den bekannten Abläufen im Heimatland unterscheiden. Diese für jedes Land und in aller Ausführlichkeit zu beschreiben, würde über die Möglichkeiten dieses Buches hinausgehen, sodass im Folgenden eine Auswahl getroffen wurde.

Die französischsprachigen Länder – la francophonie (f)

Französisch wird außerhalb von Frankreich in den Überseedepartements und in vielen anderen Ländern gesprochen oder auch als Amtssprache genutzt. Dazu gehören die Schweiz (v. a. Romandie), Kanada (v. a. Québec), Belgien (v. a. Wallonien), Luxemburg, Monaco, Teile von Nord-, West-, Ost- und Zentralafrika, Ozeanien, die Karibik bis hin zu Inselgruppen im Indischen Ozean und Südostasien. In Nordafrika wie in Algerien, Tunesien und Marokko wird Französisch sehr häufig gesprochen und neben Arabisch auch als Lehrsprache an den Universitäten genutzt. In den südostasiatischen Ländern Vietnam, Laos und Kambodscha ist Französisch neben den Landessprachen und neben Englisch eine gängige Sprache. Die Amtssprache der jeweiligen Länder ist aber die jeweilige Landessprache (Kambodscha: Khmer; Laos: Laotisch; Vietnam: Vietnamesisch).

In den Teilgebieten von Afrika, der Karibik und Ozeanien sind es eine Vielzahl an Staaten, in denen Französisch die Amtssprache ist. Damit ist Französisch die Grundlage für Famulaturen, Praktika oder Teile des Praktischen Jahres (PJ) in diesen Ländern. Hier einige Beispiele:

- Westafrika: Côte d'Ivoire, Burkina Faso, Mali, Senegal
- Zentralafrika: Kamerun, Gabun, Republik Kongo, Zentralafrikanische Republik
- Ostafrika: Mauritius, Madagaskar, Ruanda, Seychellen und die Überseedepartements La Réunion und Mayotte

- Karibik: Haiti, Saint-Barthélemy, Saint-Martin und die Überseedepartements Französisch-Guayana, Guadeloupe, Martinique
- Ozeanien: Französisch-Polynesien, Neukaledonien und Wallis und Futuna

3.1 Das Studium – les études

Frankreich – la France

Die französische Ausbildung zur Ärztin bzw. zum Arzt gliedert sich in drei Abschnitte – *cycles (mpl)*, die sich folgendermaßen zusammensetzen:

- Nach dem *premier cycle (m)*, der drei Jahre dauert, erhalten die Studierenden das *Diplôme de Formation Générale en Sciences Médicales (DFGSM)*
- Der *deuxième cycle (m)*, der ebenfalls drei Jahre dauert und auch *externat (m)* genannt wird, schließt mit dem *Diplôme de Formation Approfondie en Sciences Médicales (DFASM)* ab.
- Im *troisième cycle (m)*, auch *internat (m)* genannt, wird die Facharztausbildung absolviert, die in Frankreich noch zum Studium zählt.

Wer die ärztliche Laufbahn einschlagen möchte, sollte dafür in Frankreich früh die Weichen stellen. Im Gymnasium – *lycée (m)* empfiehlt es sich, den naturwissenschaftlichen Zweig zu wählen, da hier vermitteltes Wissen im Studium vorausgesetzt wird.

Anders als in Deutschland gibt es keine wesentlichen Zulassungsbeschränkungen, das Studium der Humanmedizin zu beginnen. Zusammen mit Studierenden der Zahnmedizin, Hebammenwissenschaft, Pharmazie und Physiotherapie wird der erste Abschnitt des Studiums – *premier cycle (m)* begonnen. Gegenstand der Ausbildung sind in erster Linie Grundlagen der Naturwissenschaften, aber auch Gebiete der Human- und Gesellschaftswissenschaften stehen auf dem Plan. Nach dem ersten Jahr *(parcours accès santé spécifique – PASS)* findet die eigentliche Aufnahmeprüfung – *concours (m)* statt, die von Universität zu Universität variiert und ausgewählte Themen prüft. Als zweite Einstiegsmöglichkeit in das Studium können Studierende aus einem Bachelor – *licence (f)* mit der Option *Accès Santé (L.AS)* nach dem ersten Studienjahr dieselbe Aufnahmeprüfung ablegen und quereinsteigen. Kandidierende können dabei auswählen, ob sie sich nur für Humanmedizin oder eines der anderen oben genannten vier Fächer bewerben wollen. Interessanterweise ist auch eine Bewerbung für mehrere Fächer möglich.

Das Bestehen dieser großen Hürde hat viel mehr als das Bestehen des Physikums in Deutschland eine Art Zusammengehörigkeitsgefühl der Studierenden zufolge. Mittlerweile vom Staat verboten sind die Rituale – *bizutages (mpl)*, mit denen höhere Semester ihre neuen Kommilitonen begrüßt haben. Nun beschränken sich die Studierenden zumeist am sogenannten *week-end d'intégration* auf ausgiebiges Feiern.

Wenn die erste Hürde geschafft ist – une fois le premier obstacle franchi

Den zukünftigen Humanmedizinerinnen und -medizinern werden im zweiten und dritten Jahr ihres ersten *cycle* Grundlagen der klinischen Arbeit vermittelt, wozu auch ein Kurs der *sémiologie*, eine Art Untersuchungskurs, und sechs vierwöchige Praktika inkl. Krankenpflegepraktikum gehören.

Unabhängig von der theoretischen Ausbildung, die nachmittags stattfindet, verbringen Studierende des vierten bis sechsten Studienjahres – *DFASM1 bis DFASM3* ihre Vormittage als *externes* auf Station. Diese Praktika – *stages (mpl)* können auch außerhalb der Unikliniken – *centres (mpl) hospitaliers universitaires (CHU)* absolviert werden. Die Studierenden haben einen Status, der mit dem deutscher Studierender im Praktischen Jahr (PJ) vergleichbar ist. So haben sie beispielsweise eigene Aufgaben, die sie mit Unterstützung der Stationsärztin oder des Stationsarztes erfüllen müssen. Dazu gehören das Aufnehmen von Patientinnen und Patienten mit der Eingangsuntersuchung, das Anfordern von weiteren Untersuchungen, die Vorstellung des klinischen Falles in der Visite sowie das Führen der Krankenakte, sofern diese noch nicht digital ist. Auch kleine Eingriffe wie Lumbal- und Pleurapunktionen werden von Studierenden durchgeführt. Etwa alle drei Monate, abhängig von der Universität, wechseln die *externes* ihre Station. Jedes Praktikum wird mit einer praktischen Prüfung validiert.

Die theoretische Ausbildung ist nicht nach Fächern, wie Innere Medizin, Kinderheilkunde etc., gegliedert, sondern nach Modulen, die Teilbereiche unterschiedlicher Fächer vereinen. So enthält z. B. das *module craniofacial* alle Krankheitsbilder aus der Neurologie, der HNO, der Chirurgie etc., die die anatomischen Strukturen des Kopfes und des Gesichtes betreffen. Leider finden Vorlesungen und Seminare nicht synchron zu den belegten Praktika statt.

Zur praktischen Ausbildung der Studierenden im zweiten *cycle* gehört auch das Absolvieren von insgesamt 25 Nachtdiensten – *gardes (fpl) de nuit* in den Notaufnahmen. Eine Besonderheit des französischen Systems liegt darin, dass die Studierenden im Rahmen ihrer praktischen Ausbildung schon seit vielen Jahren eine Bezahlung erhalten, deren Höhe vom Studienjahr abhängig ist.

Der letzte Schritt des Studiums – le concours

Sind am Ende des sechsten Studienjahres alle Klausuren, Praktika und Nachtdienste erfolgreich absolviert, nehmen die angehenden Medizinerinnen und Mediziner an einem *concours* teil, der aus zwei Teilen besteht: die *épreuves (fpl) dématérialisées nationales (EDN)* und die *examens (mpl) cliniques objectifs structurés (ECOS)*. Die EDN sind eine schriftliche Prüfung mit drei Frageklausuren und einem Test zum kritischen Lesen. Die Studierenden müssen die EDN mit einer Mindestnote (14/20) abschließen, um anschließend an den ECOS teilnehmen zu können. Während dieser mündlichen Prüfung wird die Reaktion angehender Ärztinnen und Ärzte auf vorgegebene klinische Situationen beurteilt (insgesamt 367 Themen – *items (mpl)*). Diese beiden Prüfungen machen 90 % der Endnote aus.

Die Vorbereitung auf die Prüfungen wird in Frankreich nicht ausschließlich von den Universitäten getragen. Besonders Studierende der Pariser Universitäten besuchen in den letzten Jahren ihres Studiums mehrmals wöchentlich kostenpflichtige Repetitorien – *classes préparatoires (fpl)*. Für einige von ihnen ist erst eine Prüfung zu bestehen, um das gewünschte Repetitorium besuchen zu dürfen, da die einzelnen privaten Institute unterschiedliche Niveaus haben.

Der anspruchsvolle *concours* dient der Vergabe der Plätze für die Facharztausbildung. Ein Staatsexamen zur Erlangung der Approbation, wie es in Deutschland üblich ist, gibt es in Frankreich nicht. Der theoretische Stoff der Module wird studienbegleitend in jedem Semester anhand von Klausuren – *partiels (mpl)* geprüft.

Vor nicht allzu langer Zeit mussten alle Examenskandidierende nach Paris fahren, um die Prüfung abzulegen. In einem riesigen Saal nahmen dann alle fünfeinhalbtausend

Studierende am Examen teil. Im Rahmen der französischen Dezentralisierungsbemühungen wird die Prüfung nun in mehreren Städten angeboten.

Nach bestandenem *concours* gabelt sich der weitere Ausbildungsweg. Es beginnt die Facharztausbildung – *internat (m)*. Für die Weiterbildung zur Fachärztin bzw. zum Facharzt braucht man vier bis sechs Jahre. Eine Ausnahme stellt eine Weiterbildung im Fach Allgemeinmedizin dar, die drei Jahre dauert. Das Verteilungsverfahren der Weiterbildungsplätze ist simpel: Wer das beste Examensergebnis hat, darf sich die Fachrichtung und den Ort für die Ausbildung aussuchen, danach ist die bzw. der nächste dran.

Die frisch gebackenen Assistenzärztinnen und -ärzte behalten für die Zeit ihrer Facharztausbildung den Studierendenstatus. Die Assistenzärztinnen und -ärzte wechseln in dieser Zeit, die nun als *troisième cycle* bezeichnet wird, alle sechs Monate – *semestre (m)* die Station. Als fertige Fachärztinnen und -ärzte können sie entweder als *assistant(e) (m/f)* (Stationsärztin/-arzt) oder *chef(fe) de clinique assistant(e)* (Oberärztin/-arzt) am Krankenhaus bleiben oder sich in einer Praxis – *cabinet (m)* niederlassen.

Belgien – la Belgique

Das Medizinstudium in Belgien ist in einen Bachelor- und einen Masterstudiengang unterteilt. Nicht jede Universität oder Hochschule bietet jedoch beide Studiengänge an. Um den Bachelor zu erlangen, benötigt man 3 Jahre, gefolgt von einem 4-jährigen Masterstudiengang. Das 6. Studienjahr ist dem deutschen PJ gleichzusetzen und praktisch orientiert. Anschließend an den Masterstudiengang beginnt die Facharztausbildung. Das Studium der Medizin ist in Studienjahre unterteilt, die Angabe von Semestern dient nur organisatorischen Zwecken.
Auch in Belgien bleibt der Studentenstatus den Absolventinnen und Absolventen des Medizinstudiums erhalten; 20 % ihrer Arbeitszeit sind auch nach dem Abschluss des Studiums der theoretischen Wissensvertiefung anhand von Seminaren vorbehalten.

Ein Land – zwei Sprachen und Systeme

Belgien ist in das französischsprachige Wallonien und das flämische Flandern unterteilt. Für beide Regionen gelten unterschiedliche Regelungen und Anforderungen für das Medizinstudium.

Wie in Frankreich gibt es auch in Belgien keine Zulassungsbeschränkungen für ein Medizinstudium. Man benötigt lediglich eine fachgebundene oder die allgemeine Hochschulreife und muss keinen zusätzlichen Eignungstest absolvieren. Die Bewerbung für das Medizinstudium, welches als Bachelor und Master organisiert ist, erfolgt direkt bei der gewählten Universität. Aufnahmequoten für nicht in Belgien wohnhafte Studierende sind auf ca. 30 % der Anzahl der vorjährigen Bachelorabsolventinnen und -absolventen beschränkt. Deutsche Studierende müssen vor der Bewerbung an einer belgischen Universität eine Gleichstellung des deutschen Abiturs beim *Service des Equivalences* in Brüssel beantragen. Während des ersten Studienjahres findet eine Evaluation statt. Nur Studierende mit hervorragenden Leistungen werden in das zweite Studienjahr aufgenommen.

Sprachliche Voraussetzungen

Neben der Gleichstellung bezüglich des Abiturs verlangen einige Universitäten Sprachprüfungen und bieten zumeist auch entsprechende Sprachkurse an. In Belgien werden von allen Universitäten Studiengebühren erhoben, diese liegen aktuell bei 800 bis 900 Euro pro Jahr.

Schweiz – la Suisse

Der Aufbau des Medizinstudiums in der Schweiz ist mit dem in Deutschland vergleichbar, wird aber als Bachelor- und Masterstudiengang angeboten. Der Bachelorteil des Studiums beschränkt sich hier auf die ersten zwei Studienjahre. Die Inhalte umfassen die generelle Ausbildung mit Grundlagen der Anatomie, Chemie, Physik, Physiologie, Biochemie und anderer Fächer. Der anschließende Masterstudiengang erstreckt sich über die Studienjahre 3 bis 6 und widmet sich fachlich spezifischen und klinischen Themengebieten, analog zum klinischen Studienabschnitt in Deutschland. Das 5. Studienjahr ist ein Wahlstudienjahr, in dem die Studierenden als Unterassistenten in akademischen Lehrkrankenhäusern arbeiten. Dieser Abschnitt entspricht in etwa dem deutschen PJ.
Das Medizinstudium wird mit einer Abschlussprüfung, der sog. „eidgenössischen Prüfung", abgeschlossen. Die Zulassung für diese Prüfung wird durch das Bestehen von Prüfungen im 6. Studienjahr erworben. Die Abschlussprüfung wird mit einem Multiple-Choice-Fragenkatalog abgelegt.
Nach erfolgreich bestandener „eidgenössischer Prüfung" beginnt, ähnlich wie in Deutschland, die Ausbildung zur Fachärztin oder zum Facharzt. Diese unterscheidet sich je nach Fachrichtung in Aufbau und Länge.

Regelung des Andrangs durch Eignungstest

Auch in der Schweiz erfreut sich das Medizinstudium größter Beliebtheit, weshalb es jedes Jahr mehr Bewerbende als Plätze gibt. Formal ist die Zulassung zum Studium Schweizer Staatsangehörigen vorbehalten. Es gibt keinen einheitlichen nationalen Numerus Clausus. Er kann jedoch im Bedarfsfall von der schweizerischen Universitätskonferenz empfohlen werden. Die Umsetzung obliegt den einzelnen Kantonen und ist daher unterschiedlich.

Nach erfolgreicher Anmeldung müssen alle Bewerbende den jährlich stattfindenden „Eignungstest für das Medizinstudium" (EMS) absolvieren, der mit einer hohen Durchfallquote behaftet ist. Die Aufnahmekapazität der Universitäten richtet sich nach dem Bedarf und wird jedes Jahr „gesamtschweizerisch" festgelegt. Die Studienplätze werden anschließend nach dem Ergebnis des EMS verteilt.

Besonderheiten für ausländische Studierende

Ausländische Studienbewerbende unterliegen festgelegten Bedingungen, um zum Medizinstudium in der Schweiz zugelassen zu werden. Dazu gehört beispielsweise die Ehe mit einem Schweizer oder einer Schweizerin, nachweislich Schweizer Herkunft (Eltern) und Schweizer Wohnsitz oder ein Mindestaufenthalt von fünf Jahren mit Arbeitsbewilligung.

Kanada – le Canada

Im Gegensatz zu Deutschland kann in Kanada das Medizinstudium nicht direkt nach dem Schulabschluss aufgenommen werden, sondern erst nach einem abgeschlossenen Bachelorstudiengang. Dieser sollte am besten das von vielen Universitäten angebotene „premed"-Programm umfassen, in dem drei bis vier Jahre lang naturwissenschaftliche Grundlagen in Chemie, Physik, Biochemie und verwandten Fächern erarbeitet werden.
Das Masterstudium, die eigentliche „Medical School", dauert je nach Universität 3 bis 5 Jahre. Die erste Hälfte davon widmet sich in erster Linie den Fächern Anatomie, Physiologie, Pathologie, Pharmakologie, Genetik, Ethik und Mikrobiologie. In der zweiten Hälfte treten die Studierenden in „clinical clerkships" ein und werden in die Ärzteteams der Kliniken aufgenommen. In diesem Rahmen findet vormittags der klinische Unterricht unter ärztlicher Aufsicht statt. Während des restlichen Tages kümmern sich die Studierenden teilweise in Eigenverantwortung um die ihnen zugewiesenen Patienten. Die Studierenden rotieren i. d. R. in regelmäßigen Abständen durch alle wichtigen Fachbereiche, wobei jeder Abschnitt mindestens sechs Wochen dauert. Außerdem werden von den Studierenden sogenannte „electives" mit einer Dauer von 12 Wochen gewählt, während denen sie in Kliniken ihrer Wahl spezifische Fachbereiche kennenlernen. Dieser Abschnitt ähnelt der Famulatur oder dem Wahltertial des PJ im deutschen Medizinstudium.
Den Abschluss des Medizinstudiums bildet eine schriftliche Prüfung, die teilweise aus Multiple-Choice-Fragen besteht und zur Erlangung des „medical doctor" (MD) führt. Die nächste Stufe in der Weiterbildung der Absolventen bildet eine Stelle als „resident", die einer Assistenzärztin oder einem Assistenzarzt in Deutschland gleichkommt.

Die Hürden vor dem Start – Bachelor und MCAT

Das Medizinstudium erfreut sich in Kanada ähnlicher Beliebtheit wie hierzulande. Die Voraussetzung für das Studium ist prinzipiell das kanadische Äquivalent des deutschen Abiturs. Zudem sind noch einige zusätzliche Punkte zu erfüllen, womit sich das System jedoch entschieden vom deutschen System abhebt. Am sinnvollsten und gewinnbringendsten ist das Belegen eines „premed"-Programms, das auf die Zulassung zur „Medical School" zugeschnitten ist. Dies ist nicht Pflicht, es kann theoretisch auch jedes andere Bachelorstudium abgeschlossen werden. „Premed"-Programme werden von fast allen Universitäten angeboten.

Zusätzlich zum Bachelor-Abschluss müssen sich die Kandidaten meist einem Eignungstest unterziehen. Dieser „Medical College Admission Test" (MCAT) gilt als zweite Bewerbungsgrundlage neben dem Bachelor-Abschluss, ist aber nicht im ganzen Land verpflichtend.

Teures Medizinstudium

Wenn auch günstiger als in den USA sind die Studiengebühren in Kanada im Vergleich zu Deutschland sehr hoch und belaufen sich auf 6.000 bis 25.000 kanadische Dollar (umgerechnet etwa zwischen 4.000 und 16.000 Euro). Die Studiengebühren variieren je nach Universität und Studienrichtung. Medizin gehört zusammen mit Zahnmedizin, Pharmazie und Jura zu den teuersten Studiengängen Kanadas. Da für ausländische Studierende die staatlichen Zuschüsse entfallen, müssen diese mit bis zu viermal so hohen Gebühren rechnen wie inländische Studierende.

Weiteres französischsprachiges Ausland – la francophonie ailleurs

Für Medizinstudierende, denen ein Studienaufenthalt, Praktika oder Famulaturen in zwar französischsprachigen, aber „exotischeren" Regionen vorschwebt, gibt es kaum örtliche Einschränkungen. Das französischsprachige Ausland ist riesig und über die ganze Welt verstreut. Die Entscheidung für ein Land oder eine bestimmte Universität kann hier also von persönlichen Präferenzen, Erfahrungsberichten aus dem Freundeskreis oder von der Heimatuniversität etablierten Austauschprogrammen bestimmt werden. Neben dem Internet zählen direkte Informationen der Universitäten, nationaler Bildungseinrichtungen oder der jeweiligen Botschaften sicherlich zu den vertrauenswürdigeren Quellen.

Nachdem Studierende der Medizin mit ihrer Ausbildung auf der ganzen Welt ein praktisch einheitliches Ziel verfolgen, sollte es auch in exotischeren Gebieten und Kulturen ausreichend Überschneidungen hinsichtlich der Mentalität und des sozialen Zusammenhaltes geben, um einen Aufenthalt lohnend zu gestalten.
Für die französischen Überseedepartements Französisch-Guayana, Guadeloupe und Martinique bietet die „Université des Antilles" Medizinstudiengänge an. Eine weitere medizinische Universität befindet sich auf der Insel La Réunion. Das Überseedepartement Mayotte sowie die Gebiete St. Martin, St. Barthélemy und Neukaledonien verfügen zwar über Universitäten, diese bieten jedoch kein Medizinstudium an. Für die Ausbildung der Medizinerinnen und Mediziner bestehen teilweise Kooperationen mit der Universität in Bordeaux.
In einigen afrikanischen Ländern, in denen Französisch als Amtssprache gilt, wie z. B. in Senegal, Ruanda, Kamerun oder Madagaskar, gibt es mehrere Universitäten mit medizinischen Fakultäten. Diese befinden sich meist in den größeren Städten bzw. der Landeshauptstadt. Im Gegensatz dazu stehen eine Vielzahl von Staaten in West-, Zentral- und Ostafrika, in denen es jeweils nur eine Universität gibt, die ein Medizinstudium anbietet.
Auf den Seychellen gibt es seit dem Jahr 2000 die dem amerikanischen System angepasste „University of Seychelles American Institue of Medicine" (USAIM). Das Niveau entspricht dem amerikanischer „Medical Schools". In der Karibik und Ozeanien hängt die universitäre Lage von der Größe der Inseln und deren Zugehörigkeit ab. Die Universität von Haiti („Université d'Etat d'Haïti") ist eine seit langem etablierte Institution mit zahlreichen Fakultäten.
Neben den möglichen Zulassungsbegrenzungen bei einer derartigen Knappheit an medizinischen Ausbildungsstätten sollte den Bewerbern für Universitäten in diesen Ländern bewusst sein, dass die Anzahl der fachspezifischen Universitäten mit der Anzahl an ausgebildetem Fachpersonal einhergeht. Das heißt, dass in Ländern, in denen es eine einzige medizinische Universität gibt, die lokale medizinische Versorgung zumeist verhältnismäßig rudimentär ist und dementsprechende Reisevorkehrungen getroffen werden sollten.
Im Falle einer Zulassung folgt das Medizinstudium meist dem gängigen Bachelor-Master-Studiensystem. Details ebenso wie Informationen über Studienbedingungen und -gebühren sollten direkt bei den Universitäten erfragt werden.
Studentische Auslandserfahrungen abseits der üblichen Reiserouten sind vermutlich mit mehr persönlichem Aufwand verbunden, können jedoch lohnende Erfahrungen mit sich bringen. Einblicke in unterschiedliche medizinische Ausbildungssysteme und Gesundheitswesen können den eigenen Blick für das Wesentliche im ärztlichen Handeln entscheidend beeinflussen.

3.2 Das Gesundheitssystem – le système de santé

Frankreich – la France

Die staatliche Krankenversicherung

Wichtigste Glieder der staatlichen Versorgung sind eine obligatorische Bürgerversicherung für alle Angestellten – *Caisse (f) nationale d'assurance maladie (CNAM)* sowie diverse Krankenkassen für bestimmte Berufsgruppen. Allerdings werden von den Kassen nur 70 % der Arzthonorare (auch bei Telemedizin) und 15–100 % der Arzneimittelkosten übernommen. Sofern es sich nicht um Langzeiterkrankungen und große Eingriffe handelt, für die die Kosten komplett übernommen werden, muss der Rest selbst bezahlt werden – oder man schließt für den Eigenanteil eine private Zusatzversicherung ab – *assurance (f) complémentaire/mutuelle.* Seit der Reform *100 % santé* werden Hilfsmittel, wie Brillen und Hörgeräte, sowie Zahnersatz vollständig von der Sozialversicherung bzw. Zusatzversicherung übernommen.

Seit dem 1. Januar 2016 hat mit der *protection (f) universelle maladie (PUM)* jede Person, die sich dauerhaft in Frankreich aufhält, Anspruch auf eine Krankenversicherung. Sie schließt auch Arbeitslose und ausländische Personen ein – egal, ob sie sich mit oder ohne Aufenthaltsgenehmigung in Frankreich befinden. Reicht das eigene Einkommen zur Deckung des Selbstbehalts nicht aus, springt die Versicherung dafür ein.

Die Krankenhäuser und die niedergelassene Ärzteschaft

In Frankreich gilt sowohl für die hausärztliche als auch die fachärztliche Versorgung freie Arztwahl. Außerdem können von Patientinnen und Patienten staatliche oder private Kliniken aufgesucht werden. Von letzteren gibt es relativ viele, die etwa zur Hälfte im Besitz von gewinnorientierten Unternehmen und zur anderen Hälfte im Besitz von Stiftungen sind. Betrachtet man die Kapazitäten, fallen die privaten Häuser trotz ihrer Menge nicht sonderlich ins Gewicht, da sie in der Regel nur über wenige Betten verfügen. Die meisten stationär Behandelten werden in öffentlichen Krankenhäusern versorgt.

Eine grundsätzliche Niederlassungsbeschränkung gibt es momentan noch nicht. Durch steuerliche Anreize und Sonderzahlungen wird jedoch versucht, eine Niederlassung in unterversorgten Gebieten zu fördern. Die Praxisdichte variiert, ist aber trotzdem hoch.

Der Patient wird direkt zur Kasse gebeten

Wer in Frankreich medizinische Hilfe benötigt, muss in der Regel gleich nach der Konsultation das komplette Honorar bezahlen. Die Erstattung erfolgt über die Gesundheitskarte – *carte (f) vitale* meist innerhalb einer Woche. In Apotheken und Krankenhäusern erfolgt die Abrechnung direkt mit den Kassen. Dieses transparente Vorleistungsprinzip hat zur Folge, dass das Kostenbewusstsein gefördert wird. Wo in Deutschland Kassenversicherte nichts von der Abrechnung der Behandlungskosten mitbekommen, verlangen sie in Frankreich, dass sie etwas für ihr Geld bekommen.

Generell ist das Abrechnungssystem wesentlich einfacher als in Deutschland. Besuche in der Allgemeinarztpraxis kosten pauschal etwa 25 Euro. Apparative Diagnostik gehört in Frankreich nicht zur Aufgabe der Allgemeinmedizin. Sobald beispielsweise Blutabnahmen oder Sonografien nötig werden, erfolgt eine Überweisung an eine entsprechende Praxis bzw. ein Labor.

Belgien – la Belgique

Das Gesundheitssystem – direkt finanziert

Anders als in den meisten europäischen Ländern werden die Kosten des Gesundheitssystems in Belgien direkt von den Sozialversicherungsbeiträgen abgedeckt, ohne auf Steuermittel zurückzugreifen. In die Sozialversicherung fließen dazu bei Angestellten rund 13 % des Bruttolohns, der Arbeitgebende steuert weitere rund 32 % bei. Die Sozialversicherung umfasst Kranken-, Renten- und Arbeitslosenversicherung. Die Beiträge werden von den Arbeitgebenden an das zuständige Landesamt abgeführt, welches diese teilweise an das sogenannte Landesinstitut für Kranken- und Invalidenversicherung weiterleitet, dem die Krankenkassen unterstehen.

3

Vorauszahlung durch Patienten und das Drittzahlersystem

Ähnlich wie in Frankreich müssen Patientinnen und Patienten auch in Belgien zuerst in die eigene Tasche greifen und Honorare für ärztliche Behandlungen vorstrecken. Diese Kosten werden dann jedoch weitgehend von der Krankenversicherung zurückerstattet. Bei ambulanten Behandlungen erstattet die Krankenkasse normalerweise 75 % der Behandlungskosten.

Die Arztwahl steht allen Bürgerinnen und Bürgern des Landes frei. Bei der Ärzteschaft in Privatpraxen richten sich die Kosten, anders als bei der Vertrags- oder Kassenärzteschaft, nicht nach den Vorgaben der Krankenkassen, sondern frei nach Ermessen der ärztlichen Leistungserbringer. Hier wird daher zumeist nur ein Teil der Kosten rückerstattet.

In bestimmten Fällen kann es jedoch auch zur Anwendung des Drittzahlersystems kommen. Hierbei rechnen Leistungserbringer direkt mit der Krankenkasse ab, Behandelte zahlen nur den Eigenanteil. Dieses System kommt vor allem bei Krankenhausaufenthalten und in Apotheken zum Tragen. Bei Normalversicherten darf das Drittzahlersystem in der Regel nicht angewendet werden. Nur wenn die Behandelten nicht über die erforderlichen Mittel verfügen, sind Ausnahmen zulässig.

Vorzugstarif und maximale Gesundheitsrechnung

Um bestimmte soziale Gruppen vor hohen medizinischen Kosten zu schützen, hat Belgien den „Vorzugstarif" eingeführt. Personen mit Anrecht auf einen Vorzugstarif sind vom Eigenanteil befreit oder bezahlen je nach Leistung einen wesentlich geringeren Prozentsatz. Anrecht auf Vorzugstarif haben unter anderem Personen mit niedrigem Einkommen, Personen mit Behinderungen, Berufssoldatinnen und -soldaten, Personen im Ruhestand und Alleinerziehende.

Das Prinzip der maximalen Gesundheitsrechnung legt einen einkommensabhängigen Höchstbetrag fest, der pro Jahr als Eigenanteil bezahlt werden kann. Sollten weitere Leistungen, z. B. bei chronischer Krankheit, den Rahmen dieses Höchstbetrages überschreiten, übernimmt die Krankenversicherung die Kosten. Ausnahmen hierbei sind Honorarzuschläge für die Ärzteschaft in Privatpraxen.

Die meisten Krankenkassen bieten neben der Pflichtversicherung verschiedene private Zusatzversicherungen an, um Sonderleistungen wie Brillen oder Kontaktlinsen oder hohe Eigenanteilzahlungen, wie z. B. bei längerem Krankenhausaufenthalt, abzudecken. Die Leistungen sind hier je nach Versicherungsträger sehr unterschiedlich.

Schweiz – la Suisse

Das private Gesundheitssystem – mit Pflichtversicherung

Im Gegensatz zu vielen anderen europäischen Ländern sind Krankenkassen in der Schweiz keine staatlichen, sondern privatwirtschaftliche Unternehmen. Trotzdem besteht das Prinzip der Pflichtversicherung, sodass jede in der Schweiz gemeldete Person sich bei einer Versicherung anmelden muss. Versicherungen sind verpflichtet, jeden in die Grundversicherung aufzunehmen, der einen entsprechenden Antrag stellt und im Einzugsgebiet der jeweiligen Krankenkasse wohnt. Der Staat versucht, den Wettbewerbsnachteil jener Krankenkassen, die einen größeren Anteil an älteren oder kranken Mitgliedern haben, durch einen „Risikoausgleich" abzudecken.

Der Beitrag, den die Versicherten an die Krankenkasse zahlen, ist einkommensunabhängig und deckt nur die Grundversicherung ab. Die Beitragshöhe ist jedoch regional unterschiedlich. Personen mit geringem Einkommen erhalten staatlich finanzierte individuelle Prämienverbilligungen. Beiträge für Zusatzversicherungen, wie z. B. für Zahnarztkosten, die von der Grundversicherung ausgenommen sind, können von den Krankenkassen frei festgelegt werden. Antragstellende für Zusatzversicherungen dürfen auch selektiert werden.

Ordentliche Franchise und Selbstbehalt

In der Grundversicherung deckt die Krankenkasse einen Teil der entstandenen Kosten. Die versicherte Person muss jedoch zuzüglich zu den monatlichen Beitragskosten jährlich eine „ordentliche Franchise" bezahlen. Dies ist ein Festbetrag von 300 Franken pro Jahr, wobei Kinder und Jugendliche ausgenommen sind. Es besteht die Möglichkeit, die Franchise zu erhöhen, was zu einer Reduzierung der monatlichen Versicherungsprämie führt. Außerdem sind von der versicherten Person 10 % Selbstbehalt zu zahlen, bis zu einem Höchstbetrag von 700 Franken pro Jahr. Interessant ist, dass der 10%-ige Selbstbehalt nur für Generika gilt, bei Originalmedikamenten beträgt er 20 %.

Föderale Regelung der Kosten

Die Kosten für ärztliche Leistungen sind streng reglementiert, jedoch von Kanton zu Kanton verschieden. Öffentliche Krankenhäuser werden von Versicherungsbeiträgen sowie von Gemeinde- und Kantongeldern finanziert. Die Grundversicherung deckt daher nur die stationäre Behandlung im Heimatkanton ab, sodass Erkrankte aus auswärtigen Kantonen bei einem Krankenhausaufenthalt mehr bezahlen müssen. Kosten für Aufenthalte in Privatkliniken sind von der Grundversicherung ausgenommen.

Bedingt durch die Kostenlandschaft von Selbstbehalten, Versicherungsbeiträgen und von der Grundversicherung ausgenommenen Leistungen hat die Schweiz die höchste Belastung für Selbstzahlende aller OECD-Länder.

Kanada – le Canada

Medicare – freie medizinische Grundversorgung

Kanada verfügt über eine nationale staatliche Gesundheitsversorgung, genannt „Medicare". Demnach hat die kanadische Bevölkerung Zugang zu einer medizinischen Grundversorgung, die über Steuern finanziert wird und alle medizinisch notwendigen Dienstleistungen abdeckt. Ausnahmen stellen hier die Provinzen Alberta und British Columbia dar, in denen man Krankenversicherungsbeiträge leisten muss. Alle Einwohner Kanadas sowie Personen mit einer unbeschränkten Aufenthaltsgenehmigung werden von „Medicare" abgedeckt. Personen mit zeitlich befristeter Aufenthaltsgenehmigung, wie z. B. Studierende, müssen sich daher eigenständig versichern.

Regionale Organisation und out-of-pocket-costs

Trotz der nationalen Dimension von „Medicare" beruht diese auf 13 verschiedenen Krankenversicherungsregelungen. Diese werden von den Regierungen der Provinz oder des Territoriums beschlossen. Damit ist jede Provinz auch für Organisation, Management und Erhalt des Gesundheitssystems verantwortlich. Die meisten Leistungen des staatlichen Gesundheitssystems sind kostenlos. Da jedoch nicht alle Leistungen abgebildet sind, werden zusätzliche Krankenversicherungen privat oder über die Arbeitgebenden abgeschlossen. Medikamente, zahnärztliche Behandlungen und Notfalldienste werden teilweise von „Medicare" nicht abgeglichen und müssen daher von den Erkrankten als sogenannte „out-of-pocket-costs" selbst bezahlt werden. Die von „Medicare" ausgenommenen Leistungen sind auch je nach Provinz unterschiedlich. Laut dem „Canada Health Act" müssen alle Provinzen und Territorien zwar „alle medizinisch notwendigen" Leistungen bereitstellen. Was jedoch als „medizinisch notwendig" erachtet wird, unterliegt der Beurteilung der jeweiligen Provinz.

Öffentliche und private Leistungserbringer

Öffentliche medizinische Einrichtungen werden vom Staat verwaltet und finanziert, sind jedoch oft unzureichend und überlaufen. Private Unternehmen unterteilen sich weiter in von der Regierung und von Spenden unterstützte gemeinnützige Organisationen und rein gewinnorientierte Unternehmen. Sie arbeiten auf Basis pauschaler Honorare („fee-for-service") oder nach Leistungsumfang („capitation"). Kommerzielle Unternehmen decken meist die medizinischen Fachgebiete ab, deren Leistungen nicht in „Medicare" verankert sind und daher auch nicht erstattet werden. Rund 95 % der kanadischen Krankenhäuser sind private gemeinnützige Einrichtungen, diese gewährleisten damit den Großteil der medizinischen Versorgung. Erste Anlaufstelle sind in Kanada meist die hausärztlich Tätigen („family doctors"), die auch für die Überweisung zu Fachärztinnen und -ärzten ins Krankenhaus zuständig sind.

Die Corona-Pandemie in Deutschland und Frankreich

Der Umgang mit der COVID-Pandemie hat die Unterschiede in der Organisation der Gesundheitspolitik zwischen Frankreich und Deutschland deutlich gemacht. In Frankreich ist die *Direction générale de la Santé (DGS)* eine der Abteilungen des Gesundheitsministeriums, die zentral für die Vorbereitung und Umsetzung der öffentlichen Gesundheitspolitik auf nationaler Ebene zuständig ist. Die Kompetenzen der deutschen Bundesländer im Bereich des öffentlichen Gesundheitswesens auf regionaler Ebene gibt es in vergleichbarer Form in Frankreich nicht.

Die epidemische Überwachung wird seit 2016 zentralisiert durch die *Agence nationale de santé publique*, auch bekannt unter dem Namen *Santé publique France*, wahrgenommen. Diese öffentliche Einrichtung ist als Teil des französischen Gesundheitsministeriums u. a. für die Frühwarnung zuständig. *Santé publique France* veröffentlicht regelmäßig ein Bulletin zur nationalen Gesundheitslage mit ausgewerteten Daten aus Behandlungen in Rettungsstellen sowie Altenheimen. Darüber hinaus gibt es mit dem *Réseau Sentinelles* eine Organisation auf nationaler Ebene zur Beobachtung des nationalen Gesundheitszustandes. Dem Netz sind ca. 2 % aller Hausarztpraxen angeschlossen, die das Auftreten ausgewählter Krankheiten an diese Zentrale melden.

3

Nützliches Vokabular – mots utiles

Universitätskrankenhaus (n)/-klinikum (n)	centre (m) hospitalier universitaire (CHU)
Kreiskrankenhaus (n)	Centre (m) hospitalier régional (CHR)
Lehrkrankenhaus (n)	Hôpital (m) conventionné pour la formation du personnel médical
niedergelassene(r) Ärztin (f)/Arzt (m)	médecin (m) en cabinet
Praxis (f)	cabinet (m)
Ärztekammer (f)	ordre (m) national des médecins Conseil national de l'Ordre des médecins *France*
Gewerkschaft (f)	syndicat (m)
„Ärzte (mpl) ohne Grenzen"	Médecins (mpl) sans frontières (MSF)
Selbstbehalt (m) bei Krankenhausbehandlungen	ticket (m) modérateur

4 Das Krankenhaus – l'hôpital

Berufsbezeichnungen ähneln sich in beiden Sprachen häufig, wie beispielsweise Kardiologin (f)/Kardiologe (m) – *cardiologue (f/m)*, so dass sie in diesem Kapitel meist nicht aufgelistet sind. Wichtig zu wissen ist, dass **-loge** dem Französischen ***-logue*** und **-ter** analog ***-tre*** entspricht.
Sofern sich bei der weiblichen und männlichen Form einer Berufsbezeichnung die Schreibweise des Wortes nicht ändert, werden in diesem Kapitel die Endungen mit einem Schrägstich angegeben (z. B. Chirurg/in), ansonsten werden beide Formen ausgeschrieben.

4.1 Die medizinischen Berufe – les métiers de la santé

Gut zu wissen – bon à savoir

Wenn man eine Ärztin oder einen Arzt formell anspricht, setzt man im Französischen den Artikel «*le*» zwischen Anrede und Titel – egal, ob es sich um eine Frau oder einen Mann handelt. Zum Beispiel: *Madame le Docteur Savant.*
In Frankreich müssen Assistenzärztinnen und -ärzte im Laufe der Facharztausbildung eine Dissertation im jeweiligen Fach verfassen. Erst dann kann der *troisième cycle* abgeschlossen werden. Französische Fachärztinnen und Fachärzte ohne Doktorgrad gibt es also nicht.
In der französischsprachigen Schweiz existiert auch eine weibliche Form des Doktorgrades. Ärztinnen werden dort mit *doctoresse* angesprochen. Für das Wort *chef (m)* ist in der Schweiz für Frauen *cheffe (f)* gebräuchlich.

Die ärztlichen Fachrichtungen – les spécialités médicales

Hausarzt/-ärztin (m/f), Allgemeinmediziner/in (m/f)	médecin (m/f) généraliste *Canada : omnipraticien/ne*
Augenarzt/-ärztin (m/f)	ophtalmologue (m/f)

Chirurg/in (m/f)	chirurgien/ne (m/f)
Hals-Nasen-Ohren (HNO)-Arzt/-Ärztin (m/f)	oto-rhino-laryngologue (m/f) (ORL)
Hautarzt/-ärztin (m/f)	dermatologue (m/f)
Kinderarzt/-ärztin (m/f)	pédiatre (m/f)
Anästhesist/in (m/f), Intensivmediziner/in (m/f)	anesthésiste-réanimateur (m)/ anesthésiste-réanimatrice (f)
Pathologe/in (m/f)	anatomo-pathologiste (m/f)

Die ärztliche Hierarchie – la hiérarchie des médecins

Medizinstudierende (m/f) des klinischen Studienabschnittes	externe (m/f)
Assistenzarzt/-ärztin (m/f)	interne (m/f) *Suisse: assistant/e*
Facharzt/-ärztin (m/f)	médecin (m/f)
diensthabende/r Arzt/Ärztin (m/f)	médecin (m/f) de garde, *être d'astreinte*
Kliniker/Klinikerin (m/f)	clinicien/ne (m/f)
Stationsarzt/-ärztin (m/f)	praticien/ne (m/f) attaché/e
Oberarzt/-ärztin (m/f)	chef/fe (m/f) de clinique assistant/e (CCA)
Chefarzt/-ärztin (m/f)	chef/fe (m/f) de service, médecin (m/f) chef

4

Gut zu wissen – bon à savoir

Der französische Begriff ***assistant/e*** meint **Oberarzt/-ärztin** und nicht etwa Assistenzarzt/-ärztin.

Das Krankenpflegepersonal – le personnel soignant

Krankenpflegehelfer/in (m/f)	aide-soignant/e (m/f)
Gesundheits- und Krankenpfleger/-in (m/f) • Tages~ • Nacht~ • Stationsleitung (f) • Pflegeschüler/in (m/f)	infirmier (m)/infirmière (f) • ~ de jour • ~ de nuit • cadre (m) infirmier/surveillante (f) • élève (f) ~

Die weiteren Medizinberufe – les métiers paramédicaux

Arzthelfer/in (m/f)	assistant/e (m/f) médical/e
Apotheker/in (m/f)	pharmacien/ne (m/f)
Diätassistent/in (m/f)	diététicien/ne (m/f)
Hebamme (f)/ Entbindungspfleger (m)	sage-femme (f)/ accoucheur (m), homme (m) sage-femme
Geburtshelfer/in (m/f)	maïeuticien/ne (m/f)
Krankentransporteur (m)/Krankentransporteurin (f)	brancardier (m)/brancardière (f)

Logopäde/in (m/f)	orthophoniste (m/f)
medizinisch-technische/r Assistent/in (m/f) (MTA)	assistant/e (m/f) technique médical/e (ATM), technicien/ne (m/f) de laboratoire
OP-Pfleger/in (m/f)/operationstechnische/r Assistent/in (m/f)	panseur (m)/panseuse (f)
Physiotherapeut/in (m/f)	kinésithérapeute (m/f) *kiné fam. Suisse : physiothérapeute*
Röntgenassistent/in (m/f), medizinisch-technische/r Radiologie-Assistent/in (m/f) (MTRA)	manipulateur (m)/manipulatrice (f) radio *manip radio fam.*
Sozialarbeiter/in (m/f)	assistant/e (m/f) social/e

Der Krankenwagen – l'ambulance

Notarzt/-ärztin (m/f)	médecin (m/f) urgentiste
Notarzt/-ärztin (m/f) bei der Feuerwehr	médecin (m/f) capitaine
Krankenwagenfahrer/in (m/f)	ambulancier (m)/ambulancière (f)
Rettungssanitäter/in (m/f)	secouriste (m/f)
Krankentransport (m) mit Arztbegleitung	transport (m) médicalisé
Krankenwagen (m)	ambulance (f)

4.2 Die Geräte – le matériel

Die Ausrüstung – l'équipement

Handschuhe (mpl)	gants (mpl)
Kittel (m)	blouse (f)
Reflexhammer (m)	marteau (m) à réflexes
Stethoskop (n)	stéthoscope (m)
Stauschlauch (m)	garrot (m)
Taschenlampe (f)	lampe (f) de poche
Zungenspatel (m)	abaisse-langue (m)
Namensschild (n)	badge (m)
Piepser (m) *Schweiz: Sucher*	bipeur (m)

Die medizinischen Utensilien – le matériel médical

Desinfektionsmittel (n)	désinfectant (m)
Spritze (f)	seringue (f)
jemandem eine Spritze geben	faire une piqûre à quelqu'un
Nadel (f)	aiguille (f)
Kanüle (f)	canule (f)

Katheter (m)	cathéter (m)
Ampulle (f)	ampoule (f)
Infusion (f)	perfusion (f) *perf fam.*
Tupfer (m)	compresse (f)
Pflaster (n)	pansement (m)
Verband (m)	bande (f), bandage (m)
Fieberthermometer (n)	thermomètre (m)
Fieber messen	prendre la température
Pinzette (f)	pincette (f)
Blutdruckmessgerät (n)	tensiomètre (m), appareil (m) à tension
Monitor (m) *Vitalfunktionsüberwachung*	scope (m), moniteur (m) cardio-tensionnel
Sauerstoffanschluss (m)	prise (f) d'oxygène
Sauerstoffgerät (n)	matériel (m) d'oxygénothérapie
Gleitmittel (n)	lubrifiant (m)
Krücke (f)	béquilles (fpl), cannes (fpl) anglaises
Gehwagen (m), Gehhilfe (f)	déambulateur (m)
Rollstuhl (m)	fauteuil (m) roulant

4

Falsche Freunde – faux amis
Das deutsche Wort **Infusion (f)** heißt auf Französisch ***perfusion (f).*** Eine *infusion* erhält man in Frankreich eher in einem Café – dabei handelt es sich nämlich um Kräutertee.

4.3 Auf der Station – dans le service

Das Dienstzimmer – le bureau

Pflegestützpunkt (n), Stationszimmer (f)	poste (m) de soin, bureau (m) infirmier
Computer (m)	ordinateur (m)
Drucker (m)	imprimante (f)
Diktiergerät (n)	dictaphone (m)
Fach (n)	casier (m)
Krankenakte (f)	dossier (m) médical
Pflegeakte (f)	dossier (m) infirmier
Ordner (m)	classeur (m)
Lehrbuch (n)	livre (m), manuel (m)
Locher (m)	perforeuse (f)
Notizbuch (n)	carnet (m)
Bleistift (m)	crayon (m) à papier

Kugelschreiber (m) *Kuli ugs.*	stylo (m) à bille *stylo fam.*
Filzstift (m)	feutre (m)
Schere (f)	ciseaux (mpl)
Stempel (m)	tampon (m)
Heftgerät (n) *Tacker*	agrafeuse (f)
Umschlag (m) *für Röntgenbilder*	pochette (f)
Visitenwagen (m)	chariot (m)

Gut zu wissen – bon à savoir

Wenn man ein Dokument im Auftrag (i. A.) ausfüllt und unterschreibt, sei es z. B. ein Attest oder ein Rezept, setzt man vor die eigene Unterschrift die Buchstaben ***« PO » (pour/par ordre)***, gefolgt vom Namen der Ärztin oder des Arztes.

Das Patientenzimmer – la chambre du patient

Bett (n)	lit (m)
Matratze (f)	matelas (m)
Bettdecke (f)	couverture (f)
Bettlaken (n)	drap (m)
Bettwäsche (f)	literie (f)
Kissen (n), Kopfkissen (n)	oreiller (m), coussin (m)
Nachthemd (n)	chemise (f) de nuit
Patientenkittel (m)	chemise (f) d'hôpital
Unterlage (f) *zwischen Bettlaken und Matratze*	alèse (f), alaise (f)
Windel (f)	couche (f), protection (f), garniture (f)
Bettpfanne (f)	bassin (m)
Urinflasche (f)	pistolet (m)
Waschbecken (n)	lavabo (m)
Waschlappen (m)	gant (m) de toilette
Wasserhahn (m)	robinet (m)
Seife (f)	savon (m)
Handtuch (n)	serviette (f)
Waage (f)	balance (f)
Hocker (m)	tabouret (m)
Stuhl (m), Sessel (m)	fauteuil (m)
Schrank (m)	placard (m)
Steckdose (f)	prise (f) électrique
Lichtschalter (m)	interrupteur (m)
Klingel (f)	sonnette (f)

Die Abkürzungen – les abréviations

Krankenpfleger/in (m/f)	**IDE**	infirmier (m)/infirmière (f) diplômé/e d'état
Anästhesiekrankenpfleger/in (m/f)	**IADE**	infirmier (m)/infirmière (f) anesthésiste diplômé/e d'état
OP-Krankenpfleger/in (m/f)	**IBODE**	infirmier (m)/infirmière (f) de bloc opératoire diplômé/e d'état
Universitätsklinikum (n)	**CHU**	centre (m) hospitalier universitaire, centre (m) hospitalo-universitaire
Rettungsdienst (m)	**SAMU** **SMUR**	service (m) d'aide médicale urgente, services (mpl) mobiles d'urgence et de réanimation
Aufnahmestation (f)	**LPA** **UHCD**	lits portes (mpl) adultes unité (f) d'hospitalisation de courte durée

4

Gut zu wissen – bon à savoir

Wählt man in Frankreich den Notruf (Telefonnummer 15 oder alternativ die 112), erreicht man die Leitstelle des **SAMU.** Hier entscheidet ein sogenannter *médecin régulateur,* welche Maßnahmen bei einem Notfall ergriffen werden müssen. Handelt es sich um leichte Fälle, wird ein/e Allgemeinmediziner/in an den Ort geschickt, wie bei einem Hausbesuch, oder es wird ein Termin in einer Hausarztpraxis vermittelt. Bei zeitkritischen und lebensbedrohlichen Fällen rücken ein Notarztwagen – *SMUR* und ein Krankenwagen – *ambulance (f)* aus.

5 Die Grundlagen – les bases

5.1 Die Anamnese und die klinische Untersuchung – l'anamnèse et l'examen clinique

5.1.1 Nützliche Sätze – phrases utiles

Gehen Sie bitte ins **Wartezimmer.**	Allez (installez-vous) dans la **salle d'attente,** svp !
Sie werden aufgerufen.	On vous appellera.
Kommen Sie bitte mit mir.	Veuillez me suivre, svp !
Können Sie **aufstehen?**	Pouvez-vous vous **lever ?**
Stützen Sie sich auf mich!	**Appuyez**-vous sur moi !
Könnten Sie bitte langsamer sprechen?	Pourriez-vous parler plus lentement, svp ?
Verstehen Sie mich?	Est-ce que vous me comprenez ?
Sie müssen sich (nicht) noch einmal am **Schalter** melden.	Vous devez vous présenter de nouveau à l'accueil/vous n'avez plus besoin de vous présenter à **l'accueil.**
Man wird Ihnen einen **Termin** geben.	On va vous donner un **rendez-vous.**

Gut zu wissen – bon à savoir

« Bonjour Madame/Monsieur, je suis externe, c'est à dire étudiant(e) en médecine. Je suis chargé(e) de prendre un certain nombre de renseignements nécessaires pour vos soins. » – so könnte eine gute Vorstellung lauten. Da die meisten Franzosen mit dem Begriff *externe* nichts anfangen können und vermuten, es mit einem Arzt oder einer Ärztin zu tun zu haben, erklärt man auf diese Weise, dass man Humanmedizin studiert.

5.1.2 Zur Person des Patienten – sur l'identité du patient

Wie lautet Ihr Vorname/Familienname?	Quel est votre prénom/nom de famille, svp ?
Wann sind Sie geboren?	Quelle est votre date de naissance ?
Wie heißt Ihr **Geburtsort?**	Quel est votre **lieu de naissance ?**
Wie alt sind Sie?	Quel âge avez-vous ?
Welche **Staatsangehörigkeit** haben Sie?	Quelle est votre **nationalité ?**
Wo wohnen Sie?	Quelle est votre adresse ?
Wie lautet Ihre **Telefonnummer?**	Quel est votre **numéro de téléphone ?**
Sind Sie ledig/verheiratet/geschieden/verwitwet?	Etes-vous célibataire/marié(e)/divorcé(e)/veuf(ve) ?
Haben Sie Kinder? Wie viele?	Avez-vous des enfants ? Combien ?
Arbeiten Sie?	Est-ce que vous travaillez ?
Welchen **Beruf** üben Sie aus?	Quelle est votre **profession ?**
Haben Sie Ihre **Versicherungskarte** dabei?	Avez-vous votre **carte vitale** sur vous ?
Wie heißt Ihr **Hausarzt oder Ihre Hausärztin?**	Comment s'appelle votre **médecin généraliste ?**
Wer schickt Sie zu mir?	Est-ce que quelqu'un vous a adressé(e) à moi ?
Wie schreibt man das? **Buchstabieren** Sie bitte!	Comment ça s'écrit ? Veuillez l'**épeler** !
Sind Sie hier schon einmal behandelt worden?	Avez-vous déjà été hospitalisé(e) ici ?

5.1.3 Die aktuelle Anamnese – l'histoire de la maladie

Weswegen kommen Sie?	Pourquoi venez-vous me consulter ?
Was führt Sie zu mir?	Qu'est-ce qui vous amène ?
Was fehlt Ihnen?	Qu'est-ce qui vous arrive ?
Was für Beschwerden haben Sie?	Dites-moi quel est le problème ?
Erzählen Sie mir bitte langsam, was geschehen ist.	Essayez de bien me raconter ce qui vous est arrivé(e) ?
Seit wann sind Sie krank?	Depuis quand êtes-vous malade ?

Die Allgemeinsymptome – les signes fonctionnels (SF)

Fühlen Sie sich in letzter Zeit abgeschlagen?	Vous sentez-vous fatigué(e) ces derniers temps ?
Haben Sie **Fieber?** Wie hoch?	Avez-vous de la **fièvre ?** Combien ?
Haben Sie selbst Fieber gemessen?	Avez-vous pris votre température vous-même ?
Haben Sie **Schüttelfrost?**	Avez-vous des **frissons ?**
Ist Ihnen häufiger **übel?** Wie oft?	Avez-vous des **nausées ?** A quelle fréquence ?
Mussten Sie sich **übergeben?**	Avez-vous **vomi ?**
Können Sie gut **schlafen?**	Est-ce que vous **dormez** bien ?
Fühlen Sie sich müder als früher?	Est-ce que vous êtes plus fatigué(e) qu'avant ?
Schwitzen Sie in letzter Zeit häufiger als früher?	Est-ce que vous **transpirez** plus que d'habitude ces derniers temps ?
Schwitzen Sie nachts? Müssen Sie nachts Ihren Schlafanzug wechseln?	Transpirez-vous la nuit ? Est-ce que vous devez changer votre pyjama la nuit ?

Die Schmerzen – les douleurs (dl)

Haben Sie irgendwo Schmerzen?	Avez-vous mal quelque part ?
Wo haben Sie die stärksten Schmerzen?	Où avez-vous le plus mal ?
Zeigen Sie mir mit einem Finger, wo Sie die stärksten Schmerzen haben.	Montrez-moi avec un doigt là où vous avez le plus mal.
Tut es Ihnen an einer bestimmten Stelle weh (punktuell) oder haben Sie in einem ganzen Bereich Schmerzen (diffus)?	Avez-vous mal à un endroit précis (douleur localisée) ou plutôt dans une région (douleur diffuse) ?
Strahlt der **Schmerz** irgendwohin aus?	La **douleur** irradie-t-elle quelque part ? Est-ce que la douleur est localisée ou bien est-ce qu'elle s'étend ?
Tritt der Schmerz immer an der gleichen Stelle auf oder ist es ein wandernder Schmerz?	La douleur est-elle toujours au même endroit ou change-t-elle de place ?
Hat der Schmerz plötzlich begonnen oder sich langsam entwickelt?	Est-ce que la douleur est survenue brusquement ou s'est-elle développée petit à petit/progressivement ?
Hatten Sie solche Schmerzen früher schon einmal? Wann? Wie oft?	Avez-vous déjà eu ces douleurs dans le passé ? Quand ? A quelle fréquence ?
Auf einer Skala von 1 bis 10, wobei 10 der stärkste Schmerz und 1 der schwächste Schmerz ist, wo würden Sie Ihre Schmerzen einordnen?	Sur une échelle de 1 à 10, 10 étant la douleur la plus extrême et 1 la douleur minimale que vous puissiez imaginer, où se situe votre douleur ?

Welchen Charakter haben diese Schmerzen? **Intensität (f)** • stark • mittelmäßig • leicht • schwach **Art (f)** • andauernd • krampfartig, kolikartig • rhythmisch • klopfend • dumpf, drückend • beklemmend • stechend • blitzartig • brennend • zerreißend	Pouvez-vous me décrire précisément la douleur ? **intensité (f)** • forte • moyenne • légère • faible **type (m)** • constante • spasmodique, à type de colique • rythmique • battante • sourde, pesante • oppressante • piquante, aiguë, lancinante • fulgurante • brûlante • déchirante
Gibt es Faktoren, die den Schmerz beeinflussen? • Bewegungen (fpl) • Nahrungsaufnahme (f) • Erbrechen (n) • Defäkation (f) oder Flatulenz (f) • Husten (m) • Anstrengungen (fpl) • Medikamente (npl) • Wärme (f), Kälte (f), Sonne (f) • Stress (m), Ärger (m), Traurigkeit (f)	Est-ce qu'il y a des facteurs qui influencent la douleur ? • mouvements (mpl) • prise (f) alimentaire • vomissements (mpl) • évacuation (f) de selles ou de gaz • toux (f) • effort (m) • médicaments (mpl) • chaleur (f), froid (m), soleil (m) • stress (m), colère (f), tristesse (f)
Lässt der Schmerz bei Ruhe/nach körperlicher Anstrengung nach?	La douleur est-elle soulagée par le repos/après un effort ou un exercice physique ?
Sind die Schmerzen seit ihrem **ersten Auftreten** stärker oder schwächer geworden?	Est-ce que les douleurs ont augmenté ou diminué depuis leur **première apparition** ?
Hat sich der Schmerz **im Verlauf der Erkrankung** verändert?	Est-ce que la douleur a changé de caractère **au cours de la maladie ?**
Hindert Sie der Schmerz am Einschlafen?	La douleur vous empêche-t-elle de vous endormir ?
Wachen Sie von dem Schmerz nachts auf?	La douleur vous réveille-t-elle la nuit ?
Wie lange hält der Schmerz im Allgemeinen an?	Combien de temps dure la douleur en général ?
Nehmen Sie **Schmerzmittel** ein?	Est-ce que vous prenez des **antalgiques/antidouleurs ?**
Wird der Schmerz von anderen Symptomen begleitet?	La douleur est-elle associée à d'autres symptômes ?

Was der Patient sagt – ce que dit le patient

Ich bin sehr **matt.**	Je suis très **abattu(e), épuisé(e).**
Mir ist übel/schlecht.	J'ai des nausées.
Ich muss **brechen.**	J'ai envie de **vomir.**

Ich habe leichtes Fieber.	J'ai un peu de fièvre.
Mir ist schwindelig.	J'ai la tête qui tourne.
Mir ist schwarz vor Augen geworden.	J'ai eu un voile noir devant les yeux.
Ich bin **ohnmächtig geworden.**	Je me suis **évanoui(e).**
Ich bin umgekippt.	Je suis tombé(e) dans les pommes.
Mein Blutdruck ist normalerweise 130 zu 90.	J'ai normalement 13/9 de tension. *13/9 wird « treize neuf » ausgesprochen*
Vor einem Jahr bin ich geröntgt worden.	J'ai fait une radio il y a un an.
Ich habe die Symptome besonders, wenn ich unter Stress stehe.	J'ai ces symptômes surtout quand je suis stressé(e).

Falsche Freunde – faux amis
Umgangssprachlich sagt man in Frankreich, wenn einem übel ist – ***j'ai mal au cœur.*** Nicht verwechseln mit Herzschmerzen – ***j'ai mal à la poitrine!*** Bei Älteren ist für Rückenschmerzen auch *j'ai un tour de reins* gebräuchlich.

5.1.4 Die Familienanamnese – les antécédents (ATCD) familiaux

Leben Ihre Eltern noch? Was ist ihnen widerfahren?	Vos parents sont-ils encore en vie ? Que leur est-il arrivé ?
Wie alt ist Ihre Mutter/Ihr Vater?	Quel âge a votre mère/père ?
Sind sie **gesund?**	Sont-ils **en bonne santé ?**
Haben Sie Geschwister?	Avez-vous des frères et sœurs ?
Gibt es irgendwelche **häufigen Krankheiten** in Ihrer Familie?	Est-ce qu'il y a des **maladies fréquentes** dans votre famille ?
Kennen Sie irgendwelche Fälle von … in Ihrer Familie?	Est-ce que vous connaissez des cas de … dans votre famille ?

5.1.5 Die Vorgeschichte – les antécédents (ATCD) personnels

Hatten Sie schon **schwere Krankheiten?**	Avez-vous déjà souffert d'une **maladie grave ?**
Welche Krankheiten haben Sie gehabt?	De quelles maladies avez-vous souffert ?
Sind Sie schon einmal im Krankenhaus gewesen?	Avez-vous déjà été hospitalisé(e) ?
Sind Sie früher schon einmal wegen der gleichen Beschwerden behandelt worden?	Avez-vous déjà été soigné(e) pour cette maladie ?
Sind Sie schon einmal operiert worden?	Avez-vous déjà été opéré(e) ?
Haben Sie schon einmal eine Bluttransfusion bekommen?	Avez-vous déjà été transfusé(e) ?

Nehmen Sie gerade/regelmäßig **Medikamente** ein?	Prenez-vous des **médicaments** actuellement/régulièrement ?
Sind Sie zurzeit in **ärztlicher Behandlung?**	Est-ce que vous êtes sous **traitement médical** actuellement ?

Für die Kinderkrankheiten bitte in ▸ Kap. 6.11 nachlesen.

Gut zu wissen – bon à savoir

Für Diabetes mellitus existieren im Französischen die Abkürzungen ***DID (diabète insulinodépendant)*** und ***DNID (diabète non-insulinodépendant).*** Allerdings gelten sie als veraltet. Richtigerweise sollte von *diabète de type 1 ou 2* gesprochen werden.

Die Größe und das Gewicht – la taille et le poids

Wie groß sind Sie?	Vous mesurez combien ?
Wie viel wiegen Sie?	Quel est votre poids ?
Wie ist Ihr Appetit?	Avez-vous bon appétit ?
Haben Sie in letzter Zeit ab-/zugenommen?	Est-ce que vous avez maigri/grossi dernièrement ?
Wie viel Kilo haben Sie verloren/zugenommen? In welcher Zeit?	Combien de kilos avez-vous perdu/pris ? En combien de temps ?
Haben Sie eine Diät gemacht?	Avez-vous fait un régime ?

Die Allergien – les allergies

Haben Sie Allergien? Gegen was? • Pollen (mpl) • Gräser (npl) • Hausstaubmilben (fpl) • Nahrungsmittel (npl) • Medikamente (npl)	Avez-vous des allergies ? A quoi ? • aux pollens (mpl) • aux graminées (fpl) • aux acariens (mpl) • à certains aliments (mpl) • à certains médicaments (mpl)
Haben Sie Haustiere?	Avez-vous des animaux domestiques ?

Die Impfungen – les vaccinations

Haben Sie sich immer regelmäßig impfen lassen? Sind Sie kürzlich geimpft worden?	Est-ce que vos vaccins sont à jour ? Avez-vous été vacciné(e) dernièrement ?
Sind Sie gegen … geimpft? • Hepatitis (f) • Polio (f)/Kinderlähmung (f) • Tetanus (m) • Tuberkulose (f) • Typhus (m)	Est-ce que vous êtes vacciné(e) contre la/le/l' …? • hépatite (f) • poliomyélite (f) • tétanos (m) • tuberculose (f) • typhoïde (f)
Wann war die letzte **Auffrischimpfung?**	Quand avez-vous eu le dernier **rappel ?**

5

Die Risikofaktoren – les facteurs de risque

Rauchen Sie? Wie viele Zigaretten pro Tag?	**Fumez-vous ?** Combien de cigarettes fumez-vous en une journée ?
Seit wann rauchen Sie?	Depuis quand fumez-vous ?
Auch wenn Sie im Augenblick nicht rauchen, haben Sie einmal geraucht? Wie lange? Wie viele Zigaretten pro Tag?	Si vous ne fumez pas actuellement, avez-vous déjà fumé ? Pendant combien de temps ? Combien de cigarettes par jour ?
Wie häufig trinken Sie in der Woche **Alkohol?** Was trinken Sie an Alkohol?	Combien de fois par semaine buvez-vous de l'**alcool ?** Quelles boissons alcoolisées consommez-vous ?
Haben Sie auch andere Mittel probiert wie zum Beispiel (harte) **Drogen?**	Avez-vous déjà consommé d'autres produits, comme des **drogues** (dures) par exemple ?
Leiden Sie an **Bluthochdruck?**	Est-ce que vous souffrez d'**hypertension artérielle ?**
Messen Sie regelmäßig Ihren **Blutdruck?**	Prenez-vous régulièrement votre **tension** ?
Haben Sie Probleme mit Cholesterin?	Avez-vous des problèmes de cholestérol ?
Leiden Sie an Blutzucker?	Souffrez-vous du diabète ?

5

Gut zu wissen – bon à savoir

Der französische Fachausdruck für **Blutdruck** lautet ***pression (f) artérielle.*** Patienten sprechen aber in der Regel von ***tension (f)*** oder ***tension (f) artérielle.***

5.1.6 Die Untersuchung – l'examen clinique

Nehmen Sie bitte hier Platz!	Je vous en prie, prenez place. Asseyez-vous ici, svp !
Legen Sie sich bitte hin!	Allongez-vous, svp !
Bleiben Sie ruhig. Entspannen Sie sich!	Restez calme. Détendez-vous !
Ich möchte Ihren Blutdruck messen. Bitte machen Sie den Oberarm frei.	Je vais prendre votre tension, remontez votre manche, svp !
Würden Sie bitte den **Oberkörper/Unterkörper** freimachen.	Pouvez-vous enlever le **haut**/le **bas,** svp !
Sie können Ihren **BH** anbehalten.	Vous pouvez garder votre **soutien-gorge.**
Legen Sie sich bitte auf den Rücken/den Bauch/die Seite!	Allongez-vous sur le dos/le ventre/le côté, svp !
Stehen Sie bitte auf.	Levez-vous, mettez-vous debout, svp.
Bücken Sie sich nach vorn.	Penchez-vous en avant.
Tut es weh, wenn ich **taste/klopfe/drücke?**	Avez-vous mal lorsque je **touche/tape/appuie ?**
Wo tut es Ihnen mehr weh, hier oder da?	Où avez-vous le plus mal, ici ou là ?

Sagen Sie mir, wenn ich Ihnen wehtue!	Dites-moi si je vous fais mal !
Machen Sie bitte den Mund auf.	Ouvrez la bouche, svp !
Strecken Sie bitte die **Zunge** raus.	Tirez la **langue,** svp !
Schlucken Sie bitte!	**Avalez,** svp !
Atmen Sie bitte mit offenem Mund tief ein und aus.	Respirez profondément la bouche ouverte.
Halten Sie bitte den Atem an.	Retenez votre souffle.
Heben Sie das rechte/linke Bein an.	Levez la jambe droite/gauche.
Lassen Sie das Bein ganz locker.	Gardez la jambe complètement détendue/Relâchez/détendez complètement la jambe
Einen kleinen Moment noch, ich bin gleich mit der Untersuchung fertig.	Encore quelques instants, j'ai presque terminé l'examen.
Dieser Befund muss dokumentiert werden.	Ce résultat doit être consigné par écrit.
Wir werden Ihnen **Blut abnehmen.**	On va vous **faire une prise de sang.**
Sie können sich wieder **anziehen.**	Vous pouvez vous **rhabiller.**

5

Gut zu wissen – bon à savoir

Dekubitus ist der deutsche Fachbegriff für Druckgeschwür, im Französischen wird das Wort zur Beschreibung der Körperlage verwendet: **Die Rückenlage** – ***décubitus (m) dorsal (DD),*** **die Seitenlage** – ***décubitus (m) latéral (DL).*** Das **Druckgeschwür** heißt – ***escarre (f) de décubitus.***

5.1.7 Die Diagnostik und Therapie – le diagnostic et la thérapie

Die Mitteilung der Diagnose – l'annonce du diagnostic

Ich kann Sie **beruhigen.**	Je peux vous **rassurer.**
Sie haben nichts Schwerwiegendes. Machen Sie sich keine Sorgen.	Vous n'avez rien de grave. Ne vous inquiétez pas !
Die **Untersuchungsbefunde** sind in Ordnung.	Les **résultats** sont satisfaisants.
Sie haben eine **ernsthafte/ansteckende Erkrankung.**	Vous avez une **maladie sérieuse/contagieuse.**
Wir müssen weitere Untersuchungen durchführen.	Il nous faut effectuer d'autres examens.
Sie müssen geröntgt werden.	Vous allez passer des radios/radiographies.
Sie müssen stationär aufgenommen werden.	Je vais devoir vous hospitaliser.

Nachdem wir die Diagnostik abgeschlossen haben, werde ich Sie über die Ergebnisse und das weitere Vorgehen informieren.	Après avoir établi le diagnostic, je vais vous donner les résultats et vous informer des étapes suivantes.
Ich werde Sie an einen **Spezialisten oder eine Spezialistin** überweisen.	Je vais vous envoyer chez un(e) **spécialiste.**

Die Verordnung – la prescription

Ich werde Ihnen ein **Rezept** ausstellen.	Je vais vous faire une **ordonnance.**
Schlucken Sie diese **Tablette.**	Avalez ce **comprimé/cachet** !
Nehmen Sie diese Medikamente **nüchtern** ein!	Prenez ces médicaments **à jeun** !
Jeden dritten Tag.	Tous les trois jours.
Nehmen Sie die Tabletten vor/während/nach dem Essen ein.	Prenez ces comprimés avant/pendant/après le repas.
Nehmen Sie davon **10 Tropfen** morgens/mittags/abends/vor dem Schlafengehen.	Prenez-en **dix gouttes** le matin/à midi/le soir/avant le coucher.
Nehmen Sie bitte diese Medikamente genau nach Vorschrift ein.	Prenez ces médicaments en respectant bien l'ordonnance.

Die Ratschläge und die Verabschiedung – les conseils et la fin de consultation

5

Sie dürfen nicht arbeiten. Ich werde Sie **krankschreiben.**	Vous ne pouvez pas travailler. Je vais vous **mettre en arrêt maladie.**
Ich werde Ihnen ein **Attest** ausstellen.	Je vais vous faire un **certificat médical.**
Sie müssen Bettruhe einhalten.	Vous devez rester au lit.
Sie müssen noch einmal zur **Verlaufskontrolle** wiederkommen.	Vous devrez revenir pour le **suivi médical.**
Kommen Sie am … wieder in die Sprechstunde.	Revenez le … en consultation.
Rufen Sie uns an, wenn Sie noch Fragen haben sollten.	N'hésitez pas à nous appeler si vous avez encore des questions !
Gute Besserung!	Bon rétablissement !

5.1.8 Die Abkürzungen – les abréviations

re	rechts	**d/D**	droit(e)
li	links	**g/G**	gauche
d *day*	Tag (m)	**j**	jour (m)
	seit	**dps**	depuis
	viel	**bcp**	beaucoup
	sogar	**mˆ**	même
	während	**pdt**	pendant

manchmal	**pfs**	parfois
warum	**pq**	pourquoi
für	**pr**	pour
einige	**qq**	quelques
Zeit (f)	**tps**	temps (m)
bevor, vorher	**avt**	avant
vor, davor, vorne	**dvt**	devant
hinter	**arr**	arrière

5.1.9 Das Vokabular – le vocabulaire

Nützliches Vokabular – mots utiles

Krankenkasse (f)	caisse (f) d'assurance maladie
regionale Krankenversicherung (f) *Frankreich*	caisse (f) régionale d'assurance maladie (CRAM)
Krankengeld (n)	prestations (fpl) d'assurance maladie/ indemnités (fpl) journalières
Krankmeldung (f), Arbeitsunfähigkeits-bescheinigung (f)	arrêt (m) maladie
Krankheitsbild (n)	maladie (f) déclarée/tableau (m) clinique
Unterstützung (f), psychologische	soutien (m) psychologique
Beratung (f), psychosoziale	soutien (m) psychosocial

Die medikamentöse Therapie – le traitement medicamenteux

Originalpräparat (n)	princeps (m), médicament (m) original protégé, préparation (f) originale
Generikum (n)	générique (m)
Fachinformation (f)	résumé (m) des caractéristiques du produit (RCP)
Anwendung (f), zulassungsüberschreitende *(„off-label-use")*	utilisation (f) hors de l'autorisation de mise sur le marché (AMM)
Packungsbeilage (f)	notice (f)
in erster Linie (f) *(„first line")*	en première intention (f)
Erneuerung (f), Verlängerung (f)	renouvellement (m), prolongement (m)
Notfallmedikament (n)	médicament (m) d'urgence
Verabreichungsform (f)	mode (m) d'administration, posologie (f)
Vorsichtsmaßnahme (f)	précaution (f)

Nebenwirkung (f)/Wirkung (f), unerwünschte	effet (m) secondaire, effet (m) indésirable
Medikamentensaft (m)	médicament (m) liquide
Zäpfchen (n)	suppositoire (m)
Kügelchen (n)	granulé (m)
Schmelztablette (f)	comprimé (m) orodispersible
Tropfen (m)	goutte (f)
Zerstäuber (m), Vernebler (m)	nébuliseur (m)
Inhaliergerät (n)	inhalateur (m)
Beutel (m)	sachet (m)

5.2 Die Krankenakte – le dossier médical

Die **Krankenakte** – ***dossier (m) médical*** zu führen ist eine der Hauptaufgaben der französischen Medizinstudierenden im Krankenhausbetrieb. Sie müssen die Akten anlegen, Anamnese und Krankheitsverläufe eintragen sowie Befunde einsortieren. Auf den ersten Blick sehen die Akten ziemlich unübersichtlich aus. Dabei ist es gar nicht schwer, den Aufbau nachzuvollziehen, da die Struktur der *dossiers* überall recht ähnlich ist.
Natürlich kommt in größeren Krankenhäusern mittlerweile auch die elektronische Krankenakte – *dossier (m) médical informatisé/éléctronique (DME)* zum Einsatz, deren Aufbau stark vom zugrundeliegenden Computerprogramm abhängig ist. In vielen Krankenhäusern gibt es jedoch noch oder zumindest teilweise die klassische Krankenakte aus Papier.
In Deutschland nicht flächendeckend umgesetzt, aber im französischsprachigen Ausland bereits eingeführt, ist das *dossier (m) médical personnel/partagé* (DMP, in Frankreich) oder das *dossier (m) médical en ligne* (in der Schweiz oder Quebec). Es ist eine elektronische Krankenakte im Internet, die durch alle zugangsberechtigten Personen (betroffene Personen und medizinisches Fachpersonal) eingesehen und erweitert werden kann. Es ermöglicht einen schnellen Austausch u. a. über Vorerkrankungen, erfolgte Diagnostik und Arztbriefe. In Frankreich ist das *dossier médical partagé* im Portal *« Mon espace santé »* integriert. In diesem Portal können die Dokumente und Gesundheitsdaten gespeichert, ein sicherer Nachrichtendienst und Terminplaner genutzt sowie eine Liste an vom Staat zugelassenen digitalen Gesundheitsdiensten eingesehen werden. eHealth („*e-santé*") ist eine der politischen Prioritäten des französischen Staats. Die „*Agence du numérique en santé*" (ANS) ist verantwortlich für die digitale Transformation des französischen Gesundheitssystems und die Bereitstellung der hierfür benötigten Dienstleistungen und Produkte. Ziele sind die bessere Vorsorge und Versorgung, ein leichterer Zugang zu Gesundheitsdiensten sowie die Schaffung eines geeigneten Rahmens zur Entwicklung digitaler Dienste für das französische Gesundheitswesen. Das Gesundheitsministerium verabschiedete 2019 eine mit mehreren Milliarden Euro dotierte nationale eHealth-Strategie; aktuell wird die Strategie für 2023–2027 finalisiert.

5

Das Deckblatt – la couverture

Hier ein Beispiel für die Angaben, die auf die erste Seite, also auf das Deckblatt der klassischen Krankenakte in Papierform gehören:

Etablissement : Hôpital Bicêtre, Assistance Publique des Hôpitaux de Paris
Service du Pr LATEX, chirurgie cardiaque
Mme DUPONT Marie, née SCHMIDT
17, rue Quincampoix, 75 003 Paris, 01.16.04.39.87
Née le 3 mars 1972 à Toulouse
N° de dossier: 73 962 947

Gut zu wissen – bon à savoir

Bei jedem Krankenhausaufenthalt sollte kontrolliert werden, ob die Adresse noch korrekt ist. Der Geburtsort ist ebenfalls von großer Wichtigkeit, da Todesfälle dem dortigen Meldeamt angezeigt werden müssen.

Die Rückseite – le verso

Auf die Rückseite der Umschlagseite gehören die Namen der behandelnden Ärzte und Ärztinnen sowie Kontaktdaten von Angehörigen.

5

Assistant/Chef de clinique : Dr SAVANT
Interne : Dr IGNARE
Externe : Plus QUIGNARE
Médecin traitant : Dr MARTIN François
Famille : M. DUPONT Joseph 06.11.46.35.98

Gut zu wissen – bon à savoir

Formulare werden in Krankenakten relativ wenig eingesetzt. Auf den Blättern befindet sich in der Regel nur der Briefkopf des Krankenhauses. Anamnesebögen, wie man sie aus deutschen Krankenhäusern kennt, sieht man kaum. Die Befunde von Zusatzuntersuchungen – *examens (mpl) complémentaires* werden in der Regel in einem getrennten Ordner abgeheftet.

Die Dokumentation – la documentation

Der Grund der Krankenhauseinweisung – le motif d'hospitalisation (MDH)

Datum (n) der Einweisung	date (f) d'arrivée
Stationäre Aufnahmen (fpl) in der Vergangenheit auf derselben Station	hospitalisations (fpl) précédentes dans le service

Die Vorgeschichte – les antécédents (ATCD)

Vorerkrankungen (fpl) des Patienten • internistische ~ • chirurgische ~ mit Beginn (m), Art (f) und Behandlung (f)	ATCD (mpl) personnels • ATCD médicaux • ATCD chirurgicaux avec date (f) du début, nature (f) et traitement (m) (ttt)
Allergien (fpl)	allergies (fpl)
Fernreisen (fpl)/Auslandsreisen (fpl)	voyages (mpl) à l'étranger
Erkrankungen (fpl) in der Familie	ATCD (mpl) familiaux
Alter (n) und gegebenenfalls Todesursache (f) der Eltern und Geschwister	âge (m) et éventuellement cause (f) du décès des parents, des frères et sœurs
Stammbaum (m)	arbre (m) généalogique

Die Sozialanamnese – le mode de vie (MDV)

Risikofaktoren (mpl) • Tabak (m) *py = pack years* • Alkohol (m) • Drogen (fpl)	facteurs (mpl) de risque (FDR) • tabagisme (m) *PA = paquet-année* • alcool (m) • drogues (fpl)
E-Zigarette (f)	vapoteuse (f)
Entspannungsdroge (f)	drogue (f) récréative
Schuss (m)	shoot (m)
abhängig *süchtig ugs.*	dépendant *accro fam.*
Drogensüchtige/r (f/m) *Junkie ugs.*	toxicomane (m) *junkie fam.*
magische Pilze (mpl)	champignons (mpl) hallucinogènes
Essgewohnheiten (fpl)	habitudes (fpl) alimentaires
Nahrungsmittelunverträglichkeiten (fpl)	intolérances (fpl) alimentaires
Medikamenteneinnahmen (fpl) und Dosierungen (fpl)	prises (fpl) médicamenteuses et posologies (fpl)
Wohnverhältnisse (npl)	conditions (fpl) de logement
Beruf (m)	profession (f), métier (m)
Familienverhältnisse (npl)	contexte (m) socio-familial

Die aktuelle Krankengeschichte – l'histoire de la maladie (HDM)

Ankunft (f)/Einlieferung (f) • selbstständig • von seinem Hausarzt überwiesen • notfallmäßig	mode (m) d'arrivée • de sa propre initiative • adressé(e) par son médecin traitant • en urgence

Beginn (m) der Beschwerden	date (f) du début des troubles
Art (f) und Weise (f) des Auftretens der Beschwerden	modalités (fpl) d'apparition des troubles
Verlauf (m) der Beschwerden	évolution (f) des troubles
klinische Symptome (npl)	signes (mpl) cliniques
vom Hausarzt oder Hausärztin festgestellte Befunde (mpl)	signes (mpl) physiques constatés par le/la médecin traitant(e)
bereits durchgeführte Zusatzuntersuchungen (fpl)	examens (mpl) complémentaires déjà réalisés
Medikamenteneinnahme (f) und deren Wirkungen (fpl)	prise (f) de médicaments et leurs effets (mpl)

Gut zu wissen – bon à savoir

Hat man **Schwierigkeiten mit der Anamneseerhebung,** z. B. wenn kein Französisch gesprochen wird oder man Zweifel an der Glaubwürdigkeit hat, sollte man dies notieren: Anamneseerhebung schwierig – *interrogatoire (m) difficile* oder ungenaue Angaben – *réponses (fpl) imprécises lors de l'interrogatoire.*

5

Die Untersuchung – l'examen clinique

Zu Beginn werden das Datum, der Name des Untersuchenden und die Funktion notiert, z. B. ***13/04/24, Plus QUIGNARE (externe).*** Es folgen dann allgemeine Angaben zum Gesundheitszustand des Patienten.

Allgemeinzustand (m) (AZ)	état (m) général (EG)
wach oder komatös	conscient(e) ou comateux/-se
allseits orientiert/desorientiert	bien orienté(e)/confus(e)
adipös, kachektisch	pléthorique, cachectique
Verhalten (n)	comportement (m)
Körperbau (m)	carrure (f)
gesund/bettlägerig	en bonne santé/grabataire
Gesichtsausdruck (m)	faciès (m)
Hautfarbe (f) und Behaarung (f)	coloration (f) cutanée et pilosité (f)
Missbildungen (fpl)	malformations (fpl)
Gewicht (n) und Größe (f)	poids (m) actuel et taille (f)
Morgentemperatur (f)	température (f) le matin

Als Nächstes erfolgt eine **Untersuchung nach Körpersystemen** – ***examen (m) par appareil.*** Begonnen wird mit dem System, weswegen der Patient aufgenommen wurde. Ansonsten bietet sich folgende Reihenfolge an:

Herz-Kreislauf	cardio-vasculaire
Lunge	respiratoire
Abdomen	digestif
Neurologie	neurologique
Endokrinologie	endocrinien
Urogenital	urogénital
Bewegungsapparat	appareil (m) locomoteur
Haut und Lymphknoten	cutané et ganglionnaire
Zahnstatus, Mund, Ohren, Augen, Nase	état (m) dentaire, de la bouche, des oreilles, des yeux, du nez

HISTOIRE DE LA MALADIE - ANTECEDENTS

(maladie - antécédents pathologiques, familiaux, génétiques - ethnie - cadre familial et professionnel)

Mme DUPONT Marie, âgée de 51 ans, est admise dans le service du Pr LATEX le 13 avril 2007 pour prise en charge diagnostique et thérapeutique d'une dissection aortique.

ATCD personnels :

- médicaux : HTA (HyperTension Artérielle) équilibrée depuis 1993 par bêta bloquants, diabète de type II traité par ADO (anti diabétiques oraux)
- chirurgicaux : appendicectomie en 1979
- gynécologiques et obstétricaux : G1P1 (Gestité 1, Parité 1)
- allergies non connues

ATCD familiaux :

mère : dcd (décédée) à l'âge de 45 ans d'un cancer du sein
père : père diabétique de type II découvert à l'âge de 32 ans ttt (traitement) actuel = insuline

HDM:

Patiente de 51 ans victime d'une douleur thoracique, est amenée par les pompiers le 12.04.2007 depuis son domicile suite à un appel de son mari. Cette douleur est d'apparition soudaine et brutale à point de départ rétro sternal haut et irradiant dans le dos au niveau de l'omoplate. Elle est immédiatement transportée en salle de déchoquage puis au bloc opératoire devant l'instabilité hémodynamique, l'absence de pouls distaux et le tableau évoquant fortement une dissection aortique.

Abb. 5.1 Beispiel einer französischen Krankenakte [P1360]

Klinischer Fall – cas clinique
Die 35-jährige Patientin Frau Marie Dupont wurde am 13. April 2023 in der Abteilung von Prof. Latex wegen einer Aortendissektion aufgenommen.
Diagnosen:
- arterieller Hypertonus, seit 2013 mit Betablockern behandelt
- Typ-2-Diabetes, Behandlung mit oralen Antidiabetika
- Z. n. (Zustand nach) Appendektomie 2009

Keine Allergien bekannt. Ein Kind.
Familienanamnese: Mutter im Alter von 45 an Brustkrebs verstorben. Vater seit dem 32. LJ (Lebensjahr) an Typ-2-Diabetes erkrankt, zurzeit insulinpflichtig.
Aktuelle Anamnese: Die 35-jährige Patientin wurde am 13.4.2023 aufgenommen, nachdem ihr Mann wegen akuter Brustschmerzen den Notarzt gerufen hatte. Der starke retrosternale Schmerz begann plötzlich und strahlte in die hintere Schulterregion aus. Aufgrund des klinischen Eindrucks mit hämodynamischer Instabilität und Fehlen peripherer Pulse wurde die Patientin sofort mit dringendem Verdacht auf Aortendissektion in den Schockraum und nachfolgend in den OP gebracht.

5.2.1 Die Abkürzungen – les abréviations

	Lymphknotenschwellung (f)	**ADP**	adénopathie (f)
	Verschlechterung (f) des Allgemeinzustandes	**AEG**	altération (f) de l'état général
	guter Allgemeinzustand (m)	**BEG**	bon état (m) général
	Therapie (f)	**ttt**	traitement (m)
	weiteres Vorgehen (n)	**CAT**	conduite (f) à tenir
	verstorben	**dcd**	décédé(e)
	Schmerzen (mpl)	**dl**	douleur (f)
bds	beidseits	**bl**	bilatéral
NW	Nebenwirkungen (fpl)	**ES**	effets (mpl) secondaires
	behandelnde/r Arzt (m)/Ärztin (f)	**MT**	médecin (m) traitant(e)
	Hausarzt (m), Hausärztin (f) Allgemeinmedizin (f)	**MG**	médecin (m/f) généraliste
o. p. B.	ohne pathologischen Befund (m)	**RAS**	rien à signaler
o. p. B.	ohne pathologischen Befund (m)	**sp**	sans particularités (fpl)
	Blutdruck (m)	**TA**	tension (f) artérielle
	Konsultation (f)	**cs**	consultation (f)
BMI	*body mass index (m)*	**IMC**	indice de masse (f) corporelle

5

6 Die klinischen Fächer – les spécialités médicales

6.1 Die Kardiologie – la cardiologie

6.1.1 Die Anatomie – l'anatomie

Herz (n)	cœur (m)
Herzbeutel (m)	péricarde (m)
Herzkammer (f)	ventricule (m)
Vorhof (m)	oreillette (f)
Herzklappe (f)	valve (f) cardiaque
Klappensegel (n)	feuillet (m) valvulaire
Herzmuskel (m)	myocarde (m)
Papillarmuskel (m)	muscle (m) papillaire
Vorhof-/Kammerscheidewand (f)	cloison (f) inter-auriculaire/inter-ventriculaire
Sinusknoten (m)	nœud (m) sinusal (NS)
AV-Knoten (m)	nœud (m) atrioventriculaire (NAV)
Reizleitungssystem (n)	système (m) de conduction
His-Bündel (n)	faisceau (m) de His
Aortenbogen (m)	crosse (f) aortique

Gut zu wissen – bon à savoir

Im Französischen nennt man den **linken Ventrikel** – ***chambre (f) de chasse*** und die **Auswurfbahn** – ***voie (f) de chasse!***

6.1.2 Die Pathophysiologie – la physiopathologie

Zeit (f) der Erregungsausbreitung	temps (m) de propagation
Erregungsbildung (f)	formation (f) de l'excitation
Ruhe-/Aktionspotential (n) (AP)	potentiel (m) de repos/d'action (PA)
Überleitungszeit (f)	temps (m) de conduction
Überleitungsstörung (f)	trouble (m) de conduction
Erregungsbildungsstörung (f)	trouble (m) d'excitation
Kammerfüllung (f)	remplissage (m) ventriculaire
Kontraktionsphase (f)	phase (f) de contraction
Auswurffraktion (f) (EF)	fraction (f) d'éjection (FE)
Relaxationszeit (f)	temps (m) de relâchement
Repolarisationszeit (f)	temps (m) de repolarisation *Suisse: temps de récupération*
absolute/relative Refraktärzeit (f)	période (f) réfractaire absolue (PRA)/ relative (PRR)
Vorlast (f)	précharge (f)
Nachlast (f)	postcharge (f)
venöser Rückfluss (m)	retour (m) veineux
Blutrückstrom (m) *Klappeninsuffizienz*	régurgitation (f) sanguine
Druck-/Volumenbelastung (f)	surcharge (f) en pression/volume
peripherer Widerstand (m)	résistance (f) périphérique
Blutstrom (m)	flux (m) sanguin

6

6.1.3 Die Anamnese – l'histoire de la maladie

Für die allgemeine Anamnese und die Sozialanamnese bitte in ▶ Kap. 5. 1 nachlesen.

Haben Sie manchmal **Luftnot?**	Avez-vous parfois du **mal à respirer ?**
Haben Sie ab und zu **Schmerzen in der Brust?** Wenn ja: • Welcher Art? Ein **Engegefühl** oder ein **Stechen?** • Tritt er in Ruhe auf, nach dem Essen oder bei körperlicher Anstrengung? • Wo ist der Schmerz? Hinter dem Brustbein, lokalisiert oder diffus? • Strahlt er in den Kiefer, den Hals oder den Arm aus?	Sentez-vous parfois une **douleur à la poitrine** ? Si oui : • De quel type ? Une sensation de serrement, d'oppression ou d'élancement ? • Survient-elle au repos, après le repas ou à l'effort ? • Où est-elle située ? Derrière le sternum, localisée ou diffuse ? • Irradie-t-elle dans la mâchoire, le cou, les bras ?
Haben Sie **Herzklopfen?**	Avez-vous des **palpitations ?**
Haben Sie das Gefühl, Ihr Herz rast?	Avez-vous la sensation que votre cœur bat très vite ?

Haben Sie manchmal Herzstolpern?	Avez-vous quelquefois la sensation que votre cœur bat de façon irrégulière avec des pauses ou des battements en plus ?
Sind Sie schon einmal **ohnmächtig** geworden?	Avez-vous déjà **perdu conscience/connaissance ?**
Wie viele **Treppenstufen** können Sie gehen, ohne **aus der Puste** zu kommen?	Combien de **marches d'escalier** pouvez-vous monter sans être **essoufflé(e) ?**
Müssen Sie nachts häufig auf die Toilette gehen?	Est-ce que vous vous réveillez souvent pour aller aux toilettes la nuit ?
Müssen Sie ab und zu husten oder abhusten?	Est-ce que ça vous arrive de tousser ou de cracher ?
Schlafen Sie mit erhöhtem Oberkörper? Wie viele **Kissen** brauchen Sie?	Dormez-vous avec le buste surélevé ? De combien d'**oreillers** avez-vous besoin ?
Bekommen Sie leicht Nasenbluten?	Est-ce que vous saignez facilement du nez ?
Haben Sie zurzeit einen Infekt oder Fieber?	Avez-vous actuellement des infections ou de la fièvre ?
Wurde Ihre Schilddrüse schon einmal untersucht?	Avez-vous déjà eu un examen de la thyroïde ?

Gut zu wissen – bon à savoir

Vous êtes déjà tombé(e) dans les pommes ?
Umgangssprachlich kann man für **in Ohnmacht fallen – s'évanouir** oder ***perdre connaissance (f)*** auch ***tomber dans les pommes*** sagen (wörtlich: in die Äpfel fallen).

6

Der Gefäßstatus – le bilan vasculaire

Folgend werden nur einige spezielle Schmerzfragen aufgeführt. Weitere Fragen zur Schmerzanamnese bitte in ▶ Kap. 5. 1 nachlesen.

Haben Sie Schmerzen in den **Waden?**	Avez-vous des douleurs dans les **mollets ?**
Verändern sich die Schmerzen, wenn Sie Ihre Lage ändern oder mit der Außentemperatur?	Est-ce que les douleurs changent quand vous changez de position ou avec la température extérieure ?
Werden Sie besser, wenn Sie die Beine **herunterhängen** lassen?	Est-ce qu'elles s'améliorent quand vous laissez **pendre** vos jambes ?
Wie viele Meter können Sie gehen, ohne stehen bleiben zu müssen? **(Gehstrecke)**	Combien de mètres pouvez-vous marcher sans avoir besoin de vous arrêter ? **(périmètre de marche)**
Haben Sie manchmal kalte Hände oder Füße?	Avez-vous parfois les mains ou les pieds froids ?
Haben Sie manchmal **geschwollene Beine?** Eher morgens oder abends?	Avez-vous parfois les **jambes enflées ?** Plutôt le matin ou le soir ?

Haben Sie das Gefühl, dass Ihnen abends die Schuhe drücken?	Avez-vous l'impression d'être serré(e) dans vos chaussures le soir ?
Haben Sie ein **Schweregefühl in den Beinen?**	Avez-vous l'impression d'avoir les **jambes lourdes ?**
Haben Sie das Gefühl, vermehrt zu **schwitzen?**	Avez-vous la sensation de **transpirer** plus qu'avant ?
Haben Sie gelegentlich **Krämpfe** in den Beinen?	Avez-vous parfois des **crampes** dans les jambes ?
Haben Sie **Krampfadern?**	Avez-vous des **varices ?**
Hatten Sie einmal einen **Gefäßverschluss?** Eine **Thrombose?** Eine **Embolie?**	Avez-vous déjà eu une **occlusion d'un vaisseau ?** Une **thrombose ?** Une **embolie ?**

Fragen zur Drogen-, Alkohol-, Nikotin-Anamnese bitte in ▶ Kap. 5. 1 und Fragen zur neurologischen Untersuchung in ▶ Kap. 6.12 nachlesen.

6.1.4 Die Untersuchung – l'examen clinique

Gut zu wissen – bon à savoir

Zur ausführlichen kardiologischen Untersuchung gehören immer das **Blutdruckmessen** – ***mesure (f) de la pression artérielle*** und die **Gewichtskontrolle** – ***contrôle (m) du poids*** zur Abschätzung von **Wassereinlagerungen** – ***œdème (m).***

Das Herz – le cœur

Ich werde nun Ihr Herz abhören.	Je vais ausculter vos bruits de cœur.
Ich suche nun den **Herzspitzenstoß.**	Je cherche le **choc de pointe cardiaque.**
Ich fühle mit der flachen Hand nach einem **Schwirren.**	Je vérifie avec le plat de la main si je peux sentir un **frémissement.**
Jetzt atmen Sie bitte durch den offenen Mund tief ein und aus. Halten Sie jetzt bitte die Luft an. Atmen Sie bitte weiter.	Respirez profondément, la bouche ouverte, svp. Ne respirez plus/Coupez la respiration. Continuez à respirer, svp.
Können Sie sich bitte nach vorne beugen.	Pourriez-vous vous pencher en avant, svp.

Bitte die Untersuchung der Leber in ▶ Kap. 6.3 nachlesen.

Die Zusatzuntersuchungen – les examens complémentaires

Elektrokardiogramm (n) (EKG)	électrocardiogramme (m) (ECG)
24-Stunden-EKG (n)	holter (m) cardiaque
Belastungs-EKG (n)	électrocardiogramme (m) d'effort
Kardioechografie (f), Herzecho (n)	échographie (f) cardiaque, écho (f) cœur

Farbdoppler (m)	doppler (m) couleur
Myokardszintigrafie (f)	scintigraphie (f) myocardique
Herzkatheter(untersuchung) (m)	cathétérisme (m) cardiaque
Fahrradergometer (n)	bicyclette (f) ergométrique
Herzkammerkontrastdarstellung (f)	ventriculographie (f) isotopique
Myokard-Perfusionsszintigrafie (f) (SPECT)	tomoscintigraphie (f) de perfusion myocardique (SPECT)
Trendelenburg-Test (m)	manœuvre (f) de Trendelenburg

6.1.5 Der Normalbefund – l'observation normale

Inspektion: • keine Dys-, Poly-, Orthopnoe • keine peripheren Ödeme • keine Zeichen einer Zyanose	**inspection :** • pas de dys-, poly-, orthopnée • pas d'œdèmes des membres inférieurs (OMI) • pas de signes de cyanose
Palpation: • kein präkordiales Schwirren oder Vibrieren • keine Anzeichen für ein akutes Lungenödem • keine Leberstauungszeichen • keine Aszites • kein Zeichen einer Thrombose	**palpation :** • pas de frémissement ou thrill • pas de signes d'œdème aigu pulmonaire (OAP) • pas de signes droits *(= signes d'insuffisance cardiaque droite)* • pas d'ascite • mollets souples
Auskultation: • reine, regelmäßige Herztöne • Systole/Diastole rein • keine Herzgeräusche	**auscultation :** • bruits du cœur (BDC) réguliers • sans bruits surajoutés • pas de souffles perçus

Falsche Freunde – faux amis
Herzgeräusch – *souffle (m) cardiaque*, Herztöne – *bruits (mpl) du cœur*

Das EKG – l'ECG : savoir décrire les ondes

Ableitung (f)	dérivation (f)
Brustwandableitungen (fpl)	dérivations (fpl) précordiales
Herzfrequenz (f)	fréquence (f) cardiaque (FC)
Herz-/Sinusrhythmus (m)	rythme (m) cardiaque/sinusal
P-, T-Welle (f)	onde (f) P, ~ T
PR-Intervall (n)	espace (m) PR
QRS-Komplex (m)	complexe (m) QRS
ST-Strecke (f)	segment (m) ST
QT-Strecke (f)	espace (m) QT

ST-Senkung (f)	sous-décalage (m) du segment ST
ST-Hebung (f)	sus-décalage (m) du segment ST
überhöhte T-Welle (f)	onde (f) T anormalement haute et pointue
T-Wellen-Negativierung (f)	inversion (f) des ondes T
supra-/ventrikuläre Extrasystole (f) (VE)	extrasystole (f) auriculaire (ESA)/ventriculaire (ESV)
Verkürzung (f)	raccourcissement (m)
Verzögerung (f)	allongement (m)

6.1.6 Der pathologische Befund – l'observation pathologique

Die Inspektion – l'inspection

Blässe (f)	pâleur (f)
Stauung (f)	turgescence (f)
Atemhilfsmuskel (m)	muscles (mpl) respiratoires accessoires
Stammfettsucht (f)	obésité (f) tronculaire
Hockstellung (f)	position (f) accroupie
Herzbuckel (m)	voussure (f) précordiale
Verformung (f)	déformation (f)

Gut zu wissen – bon à savoir

Wenn man mit seinem Daumen eine Delle in das Ödem drückt und diese sichtbar bleibt, sagt man auf Französisch l'*œdème garde le godet (wörtlich: Das Ödem behält das Näpfchen [die Delle] bei).*

Die Auskultation – l'auscultation

erster Herzton (m) (1. HT)	premier bruit (m) (B1)
zweiter Herzton (m) (2. HT)	deuxième bruit (m) (B2)
Verstärkung (f) *Herztöne*	accentuation (f) des bruits du cœur (BDC)
Ausstrahlung (f)	irradiation (f)
gedämpft	assourdi(e)
Systolikum (n), Diastolikum (n)	souffle (m) systolique/diastolique
Schwirren (n)	frémissement (m) péricardique
Auswurfgeräusch (n)	souffle (m) d'éjection
Perikardreiben (n)	frottement (m) péricardique

Mitralöffnungston (m) (MÖT)	claquement (m) d'ouverture de la mitrale (COM)
Ejektionsklick (m)	clic (m) d'éjection
Knisterrasseln (n) *beim Lungenödem* (fein, trocken, beidseits, unverändert nach dem Husten, während der Inspiration, beide Lungenbasen betroffen)	râles (mpl) crépitants *de l'œdème pulmonaire* (fins, secs, bilatéraux, persistant après la toux, pendant l'inspiration, aux niveaux des deux bases pulmonaires)

Die Stauungszeichen – les signes de stase hépatique

Leberschmerzen (mpl) bei körperlicher Anstrengung	hépatalgie (f) d'effort
Hepatomegalie (f) (HM)	hépatomégalie (f) (HM)
hepatojugulärer Reflux (m)	reflux (m) hépato-jugulaire (RHJ)

Der Gefäßstatus – le bilan vasculaire

systolische/diastolische Differenz (f)	pression (f) différentielle
Haut (f) (blass, livide/aschgrau, marmoriert, glänzend, pigmentiert, mit hervorgetretenen Venen, gespannt)	peau (f) (pâle, livide/violacée, marbrée, luisante, pigmentée, avec veines très apparentes, tendue)
Puls (m)	pouls (m)
Venenstauung (f)	stase (f) veineuse *Suisse : congestion veineuse*
Venenfüllung (f)	remplissage (m) veineux
Strömungsgeräusch (n)	souffle (m) vasculaire

6

6.1.7 Das Vokabular – le vocabulaire

Die pathologischen Befunde – les observations pathologiques

Bluthochdruck (m)	hypertension (f) artérielle (HTA)
Angina (f) pectoris	angor (m), angine (f) de poitrine
akutes Koronarsyndrom (n) (ACS)	syndrome (m) coronarien aigu (SCA)
Myokardinfarkt (m) (MI)	infarctus (m) du myocarde (IDM)
Herzinsuffizienz (f) (HI)	insuffisance (f) cardiaque (IC)
Kreislaufversagen (n)	défaillance (f) circulatoire
koronare Herzkrankheit (f) (KHK)	maladie (f) coronarienne
Ischämie (f)	ischémie (f)
absolute Arrhythmie (f)	arythmie (f) complète (AC)
Vorhof-/Kammerflimmern (n)	fibrillation (f) auriculaire (FA)/ventriculaire (FV)
Vorhof-/Kammerflattern (n)	flutter (m) auriculaire/ventriculaire

kreisende Erregung (f)	circuit (m) de réentrée *Suisse : tournoiement*
Mitralklappen-/Aortenklappeninsuffizienz (f) (MI/AI)	insuffisance (f) de la valve mitrale/aortique (IM/IA)
Aorten-/Mitralklappenstenose (f) (AS/MS)	rétrécissement (m) aortique/mitral (RA/RM)
Mitralklappenprolaps (m)	prolapsus (m) de la valve mitrale
Lungenstauung (f)	stase (f) pulmonaire
Stauungsödem (n)	œdème (m) congestif
juguläre Venenstauung (f)	turgescence (f) jugulaire
Papillarmuskelabriss (m)	rupture (f) de cordages
Koronarspasmus (m)	spasme (m) coronaire
Perikardverdickung (f)	épaississement (m) du péricarde
oberflächliche/tiefe Venenthrombose (f) (TVT)	thrombose (f) veineuse superficielle/profonde (TVP)
Venenklappeninsuffizienz (f)	insuffisance (f) des valvules veineuses
Gefäßverschluss (m)	occlusion (f) vasculaire
periphere arterielle Verschlusskrankheit (f) (pAVK)	artériopathie (f) oblitérante des membres inférieurs (AOMI)

Die Behandlung – le traitement

Sauerstoffgabe (f)	administration (f) d'oxygène
Defibrillation (f)	choc (m) électrique externe, défibrillation (f)
kardiopulmonale Reanimation (f)	réanimation (f) cardio-pulmonaire
perkutane transluminale Kardioangioplastie (f) (PTCA)	angioplastie (f) coronaire percutanée (ACP)
Bypass (m)	pontage (m)
Herzschrittmacher (m)	stimulateur (m) cardiaque, pacemaker (m) (PM)
interner Defibrillator (m) (ICD)	défibrillateur (m) automatique implantable (DAI)

6

6.1.8 Die Abkürzungen – les abréviations

	Herz-Kreislauf-Stillstand (m)	**ACR**	arrêt (m) cardiorespiratoire
R-/LSB	Rechts-/Linksschenkelblock (m)	**BBD/G**	bloc (m) de branche droit/gauche
	Sinusknotenblock (m)	**BSA**	bloc (m) sinoatrial
	atrioventrikulärer Block (m)	**BAV**	bloc (m) auriculo-ventriculaire

HZV	Herzzeitvolumen (n)	**DC**	débit (m) cardiaque
HRST	Herzrhythmusstörungen (fpl)	**TdR**	troubles (mpl) du rythme
	rechts-/linksventrikuläre Dysfunktion (f)	**DVD/G**	dysfonction (f) ventriculaire droite/gauche
ICR	Interkostalraum (m)	**EIC**	espace (m) intercostal
	kardiovaskulärer Risikofaktor (m)	**FRCV**	facteur (m) de risque cardiovasculaire
	linksventrikuläre Hypertrophie (f)	**HVG**	hypertrophie (f) ventriculaire gauche
	Rechts-/Linksherzinsuffizienz (f)	**IVD/G**	insuffisance (f) ventriculaire droite/gauche
	häusliche Blutdruckmessung (f)	**MAPA**	mesure (f) ambulatoire de la pression artérielle
	tiefe Venenthrombose (f) und Lungenembolie (f)	**MTEV**	maladie (f) thromboembolique veineuse
SVT	supraventrikuläre Tachykardie (f)	**TSV**	tachycardie (f) supraventriculaire

6.2 Die Pneumologie – la pneumologie

6.2.1 Die Anatomie – l'anatomie

Respirationstrakt (m)/Atemapparat (m)	appareil (m) respiratoire
obere/untere Atemwege (mpl)	voies (fpl) aériennes supérieures (VAS)/ inférieures (VAI)
Trachea (f), Luftröhre (f)	trachée (f)
Lunge (f)	poumon (m)
Lungenlappen (m)	lobe (m) pulmonaire
Hauptbronchus (m)	bronche (f) souche
Lappenbronchus (m)	bronche (f) lobaire
Bronchiolus (m)	bronchiole (f) lobulaire
Lungenbläschen (n)	alvéole (f)
Hilus (m)	hile (m)
Randwinkel (m), Rezessus (m)	récessus (m)
Pleura (f)	plèvre (f)
Brust (f)	poitrine (f)
Brustkorb (m)	cage (f) thoracique
Brustwand (f)	paroi (f) thoracique
Rippen (fpl)	côtes (fpl)
Zwerchfell (n)	diaphragme (m)

Die anatomischen Hilfslinien – les lignes anatomiques

Sternallinie (f)	ligne (f) sternale
Medioklavikular~	~ médioclaviculaire
vordere/mittlere/hintere Axillar~	~ axillaire antérieure/moyenne/postérieure
Skapular~	~ scapulaire
Vertebral~	~ vertébrale

6.2.2 Die Anamnese – l'histoire de la maladie

Die Schmerzen – les douleurs

Haben Sie Schmerzen in der Brust/beim Atmen/beim Husten?	Avez-vous mal à la poitrine/pendant la respiration/quand vous toussez ?
Können Sie den Schmerz auslösen (**Husten,** Bewegung, tiefes Einatmen)?	Pouvez-vous déclencher la douleur (**toux,** mouvement, inspiration profonde) ?
Haben Sie **Halsschmerzen?**	Avez-vous **mal à la gorge ?**

Der Husten und der Auswurf – la toux et l'expectoration

Haben Sie einen **Hustenreiz?**	Avez-vous **envie de tousser ?**
Müssen Sie in letzter Zeit vermehrt husten? Wie oft?	Toussez-vous plus que d'habitude depuis quelque temps ? A quelle fréquence ?
Husten Sie vermehrt morgens/abends/nachts?	Toussez-vous plutôt le matin/le soir/la nuit ?
Husten Sie ständig oder kommt der Husten in Form von Anfällen?	Toussez-vous constamment ou par quintes ?
Haben Sie Schmerzen beim Husten?	Avez-vous mal quand vous toussez ?
Ist der Husten trocken oder eher feucht?	La toux est-elle plutôt sèche ou grasse ?
Haben Sie **Auswurf?**	Avez-vous des **crachats/expectorations ?**
Wie sieht der Auswurf aus? (glasig, weißlich, gelblich, grünlich, bräunlich, schleimig, flüssig)	Décrivez l'expectoration (transparente, blanchâtre, jaunâtre, verdâtre, brunâtre, glaireuse, liquide), svp.
Haben Sie **Blutspuren** im Auswurf beobachtet?	Avez-vous remarqué des **traces de sang** dans l'expectoration ?
Sind Sie häufig **erkältet?**	Etes-vous souvent **enrhumé(e) ?**

Die Atemnot – les troubles respiratoires/la détresse respiratoire

Ist die Atemnot plötzlich oder allmählich aufgetreten?	L'essoufflement est-il survenu brusquement ou petit à petit ?
Werden Sie schnell **kurzatmig?**	Etes-vous rapidement **essoufflé(e) ?**
Haben Sie manchmal **Atemnot?**	Avez-vous parfois du **mal à respirer ?**
Haben Sie Atemnot nach Anstrengungen? (Treppensteigen: nach wie vielen Stockwerken?)	Avez-vous du mal à respirer après avoir fait un effort ? (monter les escaliers : à partir de combien d'étages ?)
Haben Sie schon in Ruhe Atemnot?	Avez-vous du mal à respirer au repos ?

Nützliches Vokabular – mots utiles

Atmung (f), Ein-/Ausatmung (f)	respiration (f), inspiration (f)/expiration (f)
Lungenfeld (n)	champ (m) pulmonaire
flüstern	chuchoter
Luft (f) anhalten	retenir son souffle (m)
Gasaustausch (m)	échange (m) gazeux
Schluckauf (m)	hoquet (m)
Schleimlöser (m)	fluidifiants (mpl)
Schleim (m)	glaire (f)
Sputum (n)	crachat (m), expectorations (fpl)

6.2.3 Die Untersuchung – l'examen clinique

Gut zu wissen – bon à savoir

Zur Prüfung des **Stimmfremitus (SF)** – ***vibrations (fpl) vocales*** – werden Patientinnen und Patienten gebeten, mit lauter Stimme „33“ zu sagen *(« Dites à haute voix : trente-trois ! »)*, wobei Untersuchende die Hände auf den Brustkorb legen (entspricht dem deutschen „99“). Um die **Bronchophonie (BP)** – ***bronchophonie (f)*** zu untersuchen, bittet man Patientinnen und Patienten, „66“ zu flüstern *(« Chuchotez soixante-six ! »)*.

Die Inspektion – l'inspection

Atemmuster (n) (langsam, schnell, tief, flach, rhythmisch)	type (m) de respiration (lente, rapide, profonde, superficielle, rythmée)
Atemexkursion (f)	amplitude (f) de la respiration
Atemfrequenz (f) (AF)	fréquence (f) respiratoire (FR)
hecheln	haleter

Einsatz der Atemhilfsmuskulatur (f)	utilisation (f) des muscles respiratoires accessoires
Einziehung (f)	tirage (m)
violette/livide Verfärbung (f)	coloration (f) violacée/livide
Trommelschlägelfinger (mpl)	doigts (mpl) en baguette de tambour
Uhrglasnägel (mpl)	ongles (mpl) en verre de montre
Fassthorax (m)	thorax (m) en tonneau

Gut zu wissen – bon à savoir

Trommelschlägelfinger und Uhrglasnägel werden im Französischen zusammen auch als ***hippocratisme (m) digital*** bezeichnet.

Die Auskultation – l'auscultation

Bitte atmen Sie bei geöffnetem Mund tief ein und aus.	*Respirez profondément la bouche ouverte, svp.*
vesikuläres Atemgeräusch (n) (AG)	murmure (m) vésiculaire (MV)
bronchiales Atemgeräusch (n) (AG)	bruit (m) laryngo-trachéal/trachéo-bronchique/glottique
aufgehobenes Atemgeräusch (n), aufgehoben	silence (m) auscultatoire, aboli(e)
abgeschwächt	diminué(e)

Gut zu wissen – bon à savoir

Der inspiratorische Stridor – ***stridor inspiratoire (m)*** oder auch ***cornage (m)*** ist definiert als ein inspiratorisches pfeifendes Geräusch, das durch eine Obstruktion der oberen Atemwege entsteht.
Der im Deutschen verwendete Begriff **exspiratorischer Stridor** bzw. **Giemen** kann am besten mit ***sifflement (m) expiratoire*** übersetzt werden.

6

Die Nebengeräusche (NG) – les sifflements, ronflements et bruits surajoutés (BS)

Giemen (n)	râles (mpl) sibilants, sibilance (f)
Brummen (n)	râles (mpl) bronchiques ronflants, ronchus (m)/ronchi (mpl)
Pfeifen (n)	sifflement (m) respiratoire, wheezing (m)
Pleurareiben (n)	frottements (mpl) pleuraux

Die feuchten Nebengeräusche (NG) – les râles fins

feinblasige Rasselgeräusche (npl) (RG)	râles (mpl) crépitants
grobblasige Rasselgeräusche (npl) (RG)	râles (mpl) bulleux

Die Perkussion – la percussion

Klopfschall (m)	sonorité (f)
hypersonorer/tympanischer Klopfschall (m)	tympanisme (m)
hyposonorer Klopfschall (m), Klopfschalldämpfung (f)	matité (f)
gedämpft	diminué(e)
zwei Finger breit	large de deux doigts

Die Zusatzuntersuchungen – les examens complémentaires

Blutgasanalyse (f) (BGA)	analyse (f) des gaz du sang
Sauerstoffpartialdruck (m)	pression (f) partielle en oxygène
Lungenfunktion (f) (LuFu)	épreuves (fpl) fonctionnelles respiratoires (EFR)
Spasmolysetest (m)	test (m) de bronchodilatation
Spiroergometrie (f)	ergospirométrie (f)
Provokationstest (m)	test (m) de provocation par inhalation
CO-Diffusionsmessung (f)	capacité (f) de diffusion du CO
Lungen-Röntgen (n)	radio (f) des poumons
Bronchoskopie (f)	fibroscopie (f) bronchique (FB)
bronchiale Gewebeentnahme (f)	prélèvement (m) distal protégé (PDP)
bronchoalveoläre Lavage (f) (BAL)	lavage (m) broncho-alvéolaire (LBA)
transbronchiale Biopsie (f)	biopsie (f) transbronchique (BTB)
Sputumuntersuchung (f)	examen (m) cytobactériologique des crachats (ECBC)
Schlaflabor (n)	laboratoire (m) de sommeil

6.2.4 Der Normalbefund – l'observation normale

Inspektion: kein Husten kein Auswurf keine Einziehungen keine Atemnot	**inspection :** pas de toux pas d'expectoration pas de tirage pas de détresse respiratoire
Perkussion: sonorer Klopfschall beidseits	**percussion :** percussion sonore des deux côtés

6

Auskultation: beidseitig vesikuläres Atemgeräusch über dem gesamten Thorax bronchiales Atemgeräusch über der Trachea Lungenfelder frei auskultatorisch keine Nebengeräusche	**auscultation :** murmure vésiculaire symétrique sur l'ensemble du thorax bruit trachéo-bronchique au niveau de la trachée champs pulmonaires libres pas de bruits surajoutés

6.2.5 Der pathologische Befund – l'observation pathologique

Klinischer Fall – cas clinique

Sie werden zu einer 24-jährigen Patientin mit ausgeprägten Atembeschwerden gerufen. Mit beiden Händen auf den Knien aufgestützt, erzählt sie Ihnen mit leiser Stimme, dass sie ihr Asthma eigentlich gut im Griff habe, aber schon seit einigen Tagen an einer Bronchitis leide. Seit letztem Abend bekomme sie keine Luft mehr. Die Gabe von Ventoline®, einem β_2-Mimetikum, habe keine Linderung verschafft. Ihre Frage auf Infektzeichen wie Fieber und Schüttelfrost wird verneint. Sie untersuchen nun die aufgeregte Patientin und dokumentieren den Befund folgendermaßen:

Vorgeschichte: 24-jährige Patientin mit bekanntem Asthma stellt sich wegen seit gestern anhaltenden Atembeschwerden in der Notaufnahme vor. Keine Besserung durch β_2-Mimetika. Gibt an, seit einigen Tagen eine Bronchitis zu haben. Kein Fieber, kein Schüttelfrost.	**histoire de la maladie :** Patiente âgée de 24 ans, asthmatique connue, se présente aux urgences pour crise d'asthme ayant débutée hier soir, ne cédant pas avec la Ventoline®. Bronchite traînante depuis quelques jours, pas de notion de fièvre ni de frissons.
Untersuchung: Orthopnoe spricht mit leiser Stimme vermindertes AG im oberen, linken Lappen mit einigen trockenen RGs kein Auswurf keine Zeichen respiratorischer Insuffizienz	**examen clinique :** orthopnée parle à voix basse diminution du MV lobaire sup. gauche avec qq. crépitants secs pas d'expectoration pas de signe d'insuffisance respiratoire
Zusammenfassung: 24-jährige Patientin (ängstlich +++) mit Asthmaanfall. Kein Anhalt für einen bedrohlichen Zustand. Stationäre Aufnahme zur Überwachung.	**conclusion :** Patiente âgée de 24 ans consulte pour crise d'asthme et angoisse +++. Pas de signes de gravité pour cette crise. Hospitalisation pour surveillance.

6.2.6 Das Vokabular – le vocabulaire

Die pathologischen Befunde – les observations pathologiques

Asthma (n) bronchiale	asthme (m)
Asthmaanfall (m)	crise (f) d'asthme
Atemlosigkeit (f)	essoufflement (m)

6

Atemnot (f)	détresse (f) respiratoire
Bluthusten (n), Hämoptysen (fpl)	hémoptysie (f)
Bronchiektasie (f)	dilatation (f) des bronches (DDB)
Erkrankung (f) der oberen/unteren Atemwege	affection (f) des voies aériennes supérieures/inférieures
Fremdkörperaspiration (f)	inhalation (f) de corps étranger
Global-/Partialinsuffizienz (f)	insuffisance (f) globale/partielle
Lungenerkrankung (f)	pneumopathie (f)
Lungenentzündung (f)	pneumonie (f)
Lungenembolie (f) (LE)	embolie (f) pulmonaire (EP)
Pleuraschwarte (f)	épaississement (m) pleural
Rippenfellentzündung (f), Pleuritis (f)	pleurésie (f)
Zwerchfellhochstand/-tiefstand (m)	surélévation (f)/aplatissement (m) des coupoles diaphragmatiques
Tuberkulosebakterium (n)	bacille (m) de Koch

Falsche Freunde – faux amis
Achtung! Bei **Atemwegsbehinderung** – ***gêne (f) respiratoire*** nicht den *accent circonflexe* vergessen. Das ähnliche Wort ***gène (m)*** mit *accent grave* bedeutet **Gen.**

6.2.7 Die Abkürzungen – les abréviations

AF	Atemfrequenz (f)	**FR**	fréquence (f) respiratoire
PA	Pulmonalarterie (f)	**AP**	artère (f) pulmonaire
	allergische extrinsische Alveolitis (f)	**AAE**	alvéolite (f) allergique extrinsèque
	hyperreaktives Bronchialsystem (n)	**HRB**	hyperréactivité (f) bronchique
COPD	*chronic obstructive pulmonary disease*	**BPCO**	broncho-pneumopathie (f) chronique obstructive
CP	chronisches Cor (n) pulmonale	**CPC**	cœur (m) pulmonaire chronique
PHT	pulmonale Hypertension (f)	**HTAP**	hypertension (f) artérielle pulmonaire
LuFu	Lungenfunktionsuntersuchung (f)	**EFR**	épreuves (fpl) fonctionnelles respiratoires
	bakteriologische Sputumuntersuchung (f)	**ECBC**	examen (m) cytobactériologique des crachats
	Tuberkulintest (m)	**IDR**	intradermoréaction (f) à la tuberculine

6

6.3 Die Gastroenterologie – la gastro-entérologie

6.3.1 Die Anatomie – l'anatomie

Ösophagus (m)	œsophage (m)
Magen (m)	estomac (m)
Zwölffingerdarm (m)	duodénum (m)
Dünndarm (m)	intestin grêle (m)
Blinddarm (m)	appendice (m)
Dickdarm (m), Kolon (m)	côlon (m)
rechte/linke Kolonflexur (f)	angle (m) colique droit/gauche
Mastdarm (m)	rectum (m)
Bauchspeicheldrüse (f)	pancréas (m)
Leber (f)	foie (m)
Milz (f)	rate (f)
Gallenblase (f)	vésicule (f) biliaire
Gallenwege (mpl)	voies (fpl) biliaires (VB)
Bauchfell (n), Peritoneum (n)	péritoine (m)
Bauchnabel (m)	nombril (m), ombilic (m)

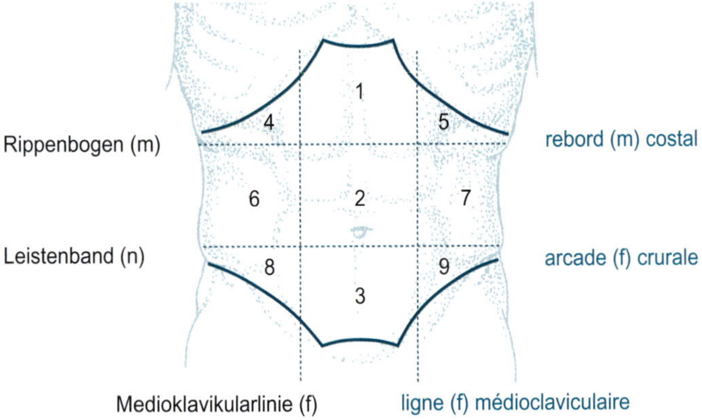

Abb. 6.1 Die Bauchregionen – les quadrants de l'abdomen [L190]
1 Oberbauch (m)/Epigastrium (n) – épigastre (m)
2 Nabelgegend (f)/Umbilikalregion (f) – région (f) ombilicale
3 Unterbauch (m)/Hypogastrium (n) – hypogastre (m)
4, 5 rechtes und linkes Hypochondrium (n) – hypochondre (m) droit et gauche (HID/HIG)
6, 7 rechte und linke Flanke (f) – flanc (m) droit et gauche
8, 9 rechte und linke Inguinalregion (f) – fosse (f) iliaque droite et gauche (FID/FIG)

6.3.2 Die Anamnese – l'histoire de la maladie

Haben Sie **Bauchschmerzen?** Wo genau? Seit wann?	Avez-vous **mal au ventre ?** Où exactement ? Depuis quand ?
Strahlen sie irgendwohin aus? Nach hinten, zur Seite? Oder sind sie diffus?	Est-ce que les douleurs s'étendent ? Vers le dos, sur les côtés ? Ou alors sont-elles diffuses ?
Wie sind die Schmerzen genau? Sind sie **brennend, krampfartig, drückend, kolikartig** oder **zerreißend?**	Quelle est la qualité de la douleur ? De type **brûlure, crampe, pesanteur, colique** ou **déchirement ?**
Wann haben Sie das letzte Mal etwas gegessen?	Quand avez-vous mangé la dernière fois ?
Sind die Schmerzen direkt nach dem Essen oder erst ein paar Stunden später **(nüchtern)** aufgetreten?	Les douleurs sont-elles apparues juste après le repas ou à distance **(à jeun) ?**
Gibt es etwas, was die Schmerzen **auslöst/beruhigt?** (Nahrung, Stress, Medikamente, Körperpositionen)	Est-ce qu'il y a des **facteurs déclenchants/calmants ?** (aliments, stress, médicaments, positions)
Ist Ihnen übel? **(Übelkeit)**	Avez-vous des **nausées ?**
Mussten Sie **erbrechen?** Wann genau? Wie oft?	Avez-vous eu des **vomissements ?** Quand ? Combien de fois ?
Wie sah das Erbrochene aus? (weißlich hell, gelblich gallig, blutig)	Quel aspect avaient vos vomissures ? (pâle-mousseux, jaune-verdâtre, présence de sang)
Wie ist Ihre **Verdauung?**	Comment est votre **transit/digestion ?**
Können Sie gut auf die Toilette gehen? Wie häufig am Tag?	Est-ce que vous allez bien à la selle ? Combien de fois par jour ?
Wann waren Sie das letzte Mal auf der Toilette?	Quand êtes-vous allé(e) à la selle la dernière fois ?
Haben Sie **Verstopfung/Durchfall?**	Est-ce que vous êtes **constipé(e) ?** Avez-vous la **diarrhée ?**
Wie ist Ihr **Stuhl?** (geformt, hart, weich, flüssig, schleimig, fettig, blutig, schwarz, hell)	Comment sont les **selles ?** (moulées, dures, molles, liquides, glaireuses, graisseuses, sanglantes, noires, décolorées)
Haben Sie häufig **Stuhldrang?**	Avez-vous souvent des **envies pressantes** d'aller à la selle ?
Haben Sie Schmerzen beim Stuhlgang?	Avez-vous mal en faisant vos besoins ?
Haben Sie **Blähungen?**	Avez-vous des gaz ?
Nehmen Sie **Abführmittel** ein?	Prenez-vous des **laxatifs ?**

Nützliches Vokabular – mots utiles

Nahrungsaufnahme (f)	ingestion (f)/prise (f) alimentaire
Ernährungsgewohnheiten (fpl)	habitudes (fpl) alimentaires

Appetitverlust (m)	perte (f) d'appétit
Mahlzeit (f)	repas (m)
feste/flüssige Nahrungsmittel (npl)	aliments (mpl) solides/liquides
Ballaststoffe (mpl)	fibres (fpl) alimentaires
Diät (f)	régime (m)
Abmagerung (f)/Gewichtsverlust (m)	amaigrissement (m)
Speichel (m)	salive (f)
Speichelfluss (m)	sialorrhée (f)
Aufstoßen (n)	éructation (f)
Sodbrennen (n)	remontées (fpl) acides, pyrosis (m)
Schluckauf (m)	hoquet (m)
sich verschlucken	faire des fausses routes
Mundgeruch (m), Foetor (m) ex ore	haleine (f) fétide, halitose (f)
Magenschmerzen (mpl)	aigreurs (fpl) d'estomac
Druckgefühl (n)	pesanteur (f)
Bluterbrechen (n)	hématémèse (f)
übermäßig, reichlich	abondant(e)
Stuhlgang (m)	défécation (f)
Stuhl (m), Kot (m)	selles (fpl)
Teerstuhl (m)	méléna (m)
rektaler Blutabgang (m)	rectorragie (f)
Gastrointestinalblutung (f) (GITB)	hémorragie (f) intestinale

6.3.3 Die Untersuchung – l'examen clinique

Die Inspektion – l'inspection

Die Mundhöhle – la cavité buccale

Bitte strecken Sie die Zunge raus! (trocken, belegt, glänzend, verdickt)	*Tirez la langue, svp !* (sèche, saburrale, brillante, augmentée de volume)
Zahnstatus (m)	état (m) dentaire
Karies (f)	carie (f)
Soor (m)	muguet (m)

Der Bauch – l'abdomen

Narben (fpl)	cicatrices (fpl)
Striae (fpl)	vergetures (fpl)
Hautausschlag (m)	éruption (f) cutanée

Ikterus (m)	ictère (m)
Caput (n) medusae	circulation (f) collatérale (CC)
Leberhautzeichen (npl) • Lackzunge (f) • Bauchglatze (f) • Palmar-/Plantarerythem (n) • Spider-Nävi (mpl) • Juckreiz (m), Kratzspuren (fpl) • Teleangiektasien (fpl) • Weißnägel (mpl)	signes (mpl) cutanéo-muqueux • langue (f) brillante • dépilation (f) de l'abdomen • érythrose (f) palmaire/plantaire • angiome (m) stellaire • prurit (m), lésions (fpl) de grattage • tâche (f) rubis • ongles (mpl) blancs, leuconychies (fpl)

Die Auskultation – l'auscultation

Magen-Darm-Geräusche (npl), Magenknurren (n)	bruits (mpl) hydroaériques (BHA), clapotage (m) de l'estomac/de l'intestin
Totenstille (f)	silence (m) complet
Strömungsgeräusch (n)	souffle (m) vasculaire
Leberkratzauskultation (f)	auscultation (f) du foie par la technique du grattage

Die Perkussion – la percussion

sonorer Klopfschall (m)	percussion (f) sonore
Klopfschalldämpfung (f)	matité (f)
tympanischer Klopfschall (m)	tympanisme (m) abdominal
Schenkelschall (m)	matité (f) de bois

Die Palpation – la palpation

Die Bauchuntersuchung erfolgt in **Rückenlage** – *décubitus (m) dorsal (DD)* mit halb angewinkelten Knien – *les genoux (mpl) demi-fléchis* und am Körper angelegten Armen – *bras (mpl) le long du corps*. Es wird Quadrant für Quadrant – *quadrant (m) par quadrant* untersucht.

Ich werde jetzt Ihren Bauch untersuchen.	Je vais examiner votre ventre.
Atmen Sie entspannt ein und aus und sagen Sie mir, wenn es weh tut.	Respirez calmement et dites-moi si je vous fais mal.
Tut es weh, wenn ich plötzlich hier loslasse?	Est-ce que ça vous fait mal quand je relâche ici brusquement ?
Ich möchte Ihre Leber tasten: Bitte atmen Sie jetzt tief aus und dann wieder tief ein.	Je vais palper votre foie : expirez, puis inspirez profondément, svp !
Bleiben Sie entspannt liegen, ich taste Ihre Milz.	Restez allongé(e), détendez-vous, je vais examiner votre rate.

Nützliches Vokabular – mots utiles

Abwehr (f)	défense (f)
Abwehrspannung (f)	contracture (f)
bretthharter Bauch (m)	ventre (m) de bois
Auftreibung (f), geblähter Bauch (m)	ballonnement (m)
Bauchumfang (m)	volume (m) abdominal
Aszites (f)	ascite (f)
undulierende Wellen (fpl)	signe (m) du flot
tastbare Resistenz (f)	masse (f) abdominale
Leberrand (m)	bord (m) du foie
Leber-Milz-Vergrößerung (f)	hépatosplénomégalie (f) (HSM)
Leistenring (m)	orifice (m) inguinal
Leistenhernie (f)	hernie (f) inguinale (HI)
Schenkelhernie (f)	hernie (f) crurale (HC)

Gut zu wissen – bon à savoir

Signe (m) du glaçon – *das „Eiswürfel-Zeichen"* ist im Französischen ein weiteres gebräuchliches Asziteszeichen. Man spürt bei der Palpation des oberen rechten Quadranten, wie die Leber auf der Flüssigkeit schwimmt.

Die rektale Untersuchung – le toucher rectal (TR)

Sphinkterfunktion (f)	fonction (f) sphinctérienne
Schleimhautzustand (m)	état (m) de la muqueuse
Beschaffenheit (f) der Prostata	aspect (m) de la prostate
Rückstände (mpl) auf dem Fingerling (Stuhl, Blut, Eiter, Schleim)	substances (fpl) restant sur le doigtier (selles, sang, pus, glaires)
Hämorrhoiden (fpl)	hémorroïdes (fpl)
Analfissur (f)	fissure (f) anale

Die Zusatzuntersuchungen – les examens complémentaires

Stuhlkultur (f), Stuhlprobe (f)	coproculture (f)
Ultraschalluntersuchung (f)	échographie (f)
Abdomenleeraufnahme (f)	abdomen (m) sans préparation (ASP)
Darmspülung (f)/Einlauf (m)	lavement (m)
Kontrasteinlauf (m)	lavement (m) opaque/baryté

Magen-Darm-Spiegelung (f)	fibroscopie (f) œsogastroduodénale (FOGD)
Endosonografie (f)	échoendoscopie (f)
Dickdarmspiegelung (f)	coloscopie (f)
endoskopische retrograde Cholangiopankreatikografie (f) (ERCP)	cholangiographie (f) pancréatique rétrograde endoscopique (CPRE)

6.3.4 Der Normalbefund – l'observation normale

Inspektion: guter Zahnzustand keine Hautveränderungen	**inspection :** bon état dentaire pas de signes cutanés
Auskultation: Magen-Darm-Geräusche vorhanden	**auscultation :** bruits hydroaériques (BHA) présents
Perkussion: sonorer Klopfschall	**percussion :** percussion sonore
Palpation: Abdomen weich, eindrückbar, schmerzlos, keine Resistenz tastbar Leber 1 cm unter dem Rippenbogen tastbar, nicht verhärtet keine Hepatosplenomegalie kein Hinweis auf Hernien	**palpation :** abdomen souple, dépressible, indolore, pas de masse abdominale palpable foie palpable à 1 cm du rebord costal, pas d'induration pas de HSM orifices herniaires libres
Rektale Untersuchung: keine schmerzhafte Resistenz tastbar, keine auffälligen Rückstände Prostata glatt, regelmäßig, schmerzlos	**toucher rectal (TR) :** pas de masse douloureuse palpable, pas de substances anormales sur le doigtier prostate lisse, régulière, non douloureuse

6.3.5 Der pathologische Befund – l'observation pathologique

Klinischer Fall – cas clinique

Eine 45-jährige Frau stellt sich bei Ihnen wegen starker **Bauchschmerzen** – ***douleurs (fpl) abdominales*** *intenses* vor. In der Anamnese finden Sie drei problemlose Schwangerschaften – *grossesses (fpl) non compliquées*, eine komplette Hysterektomie – *hystérectomie (f) totale*, eine Appendektomie – *appendicectomie (f)* in der Kindheit und eine leichte Hypertonie – *hypertension (f) artérielle (HTA) modérée*. Sie klagt über starke Schmerzen im mittleren Oberbauch, die seit 3 Stunden bestehen und in die rechte Seite ausstrahlen – *irradiantes vers l'hypochondre droit* sowie über Erbrechen – *vomissements (mpl)*. Sie hat kein Fieber. Bei der klinischen Untersuchung finden Sie eine **Empfindlichkeit** – ***sensibilité (f)*** im mittleren und rechten Oberbauch.

Sie notieren den Befund in etwa folgendermaßen:

Aktuelle Beschwerden: starke anhaltende Bauchschmerzen seit 3 Stunden mit Ausstrahlung in die rechte Seite Übelkeit und Erbrechen kein Fieber	**signes fonctionnels (SF) :** douleurs abdominales intenses depuis 3 heures avec irradiation dans l'hypochondre droit nausées et vomissements pas de fièvre
Bauchuntersuchung: Empfindlichkeit und leichte Abwehr im mittleren und rechten Oberbauch	**palpation abdominale :** sensible à la palpation et défense légère au niveau de l'épigastre et de l'hypochondre droit

Sie vermuten eine Gallenkolik und veranlassen eine **Ultraschalluntersuchung** – ***échographie (f) abdominale*** und aus dem Labor beantragen Sie ein **kleines Blutbild** – ***numération (f) formule sanguine (NFS)***, **Lebertransaminasen** – ***bilan (m) hépatique*** und die **Lipase** – ***lipasémie (f)***.

Falsche Freunde – faux amis
Die Gallenkolik – ***colique (f) hépatique*** hat primär nichts mit der Leber zu tun.
Das Gallensteinleiden, die Cholezystolithiasis – *lithiase (f) vésiculaire*
Die Gallensteine – *calculs (mpl) vésiculaires*

6.3.6 Das Vokabular – le vocabulaire

Hiatushernie (f)	hernie (f) hiatale (HH)
axiale Gleithernie (f)	hernie (f) hiatale par glissement
paraösophageale Hernie (f)	hernie (f) hiatale par roulement
eingeklemmte/inkarzerierte Hernie (f)	hernie (f) étranglée
Narbenstriktur (f), Bridenileus (m)	sténose (f) cicatricielle
Alkoholhepatitis (f)	hépatite (f) alcoolique
virale Hepatitis (f)	hépatite (f) virale
Leberzirrhose (f)	cirrhose (f)
Gallenstau (m)	cholestase (f)
Galle (f)	bile (f)
Ösophagusvarizen (fpl)	varices (fpl) œsophagiennes (VO)
Reisekrankheit (f), Kinetose (f)	mal (m) des transports
bakterielle Darmbesiedelung (f)	pullulation (f) microbienne
Reizdarm (m)	côlon (m) irritable
Wurmerkrankung (f)	parasitose (f)
Bilharziose (f)	bilharziose (f), schistosomiase (f)
Nebenniereninsuffizienz (f) (NNI)	insuffisance (f) surrénale
Pankreasinsuffizienz (f)	insuffisance (f) pancréatique

6.3.7 Die Abkürzungen – les abréviations

GIT	Gastrointestinaltrakt (m)		appareil (m) digestif
GÖR	gastro-ösophagealer Reflux (m)	**RGO**	reflux (m) gastrœsophagien
	oberer/unterer Ösophagussphinkter (m)	**SSO/ SIO**	sphincter (m) supérieur/inférieur de l'œsophage
	Barrett-Ösophagus (m)	**EBO**	endobrachyœsophage (m), oesophage de Barrett
	akute/chronische Pankreatitis (f)	**PA/PC**	pancréatite (f) aiguë/chronique
CED	chronisch entzündliche Darmerkrankung (f)	**MICI**	maladie (f) inflammatoire chronique de l'intestin
MC	Morbus (m) Crohn		maladie (f) de Crohn
CU	Colitis (f) ulcerosa	RCH	rétrocolite (f) hémorragique, colite (f) ulcéreuse
OGIB/ UGIB	obere/untere Gastrointestinalblutung (f)	**HDH/ HDB**	hémorragie (f) digestive haute/basse
	akuter Darmverschluss (m)/ Ileus (m)	**OIA**	occlusion (f) intestinale aiguë
PHT	portale Hypertension (f)	**HTP**	hypertension (f) portale
LCC	Leberzellkarzinom (n)		cancer (m) du foie
KRK	kolorektales Karzinom (n)	**CCR**	cancer (m) colorectal

6.4 Die Hämatologie und Onkologie – l'hématologie et la cancérologie

Dieses riesige Fachgebiet beinhaltet neben den **Erkrankungen des blutbildenden Systems** – *maladies (fpl) du sang* auch die Behandlung der Tumorerkrankungen aller anderen Organsysteme, also der **soliden Tumore** – *cancers (mpl) solides.* In diesem Kapitel werden ein paar spezielle Anamnesefragen, Untersuchungsbefunde, die Diagnostik und das therapeutische Vorgehen bei hämatologischen und onkologischen Erkrankungen orientierend aufgeführt oder zu den anderen Kapiteln ergänzt. Daher ist es auf Grund der vielfältigen Überlappungen mit den anderen klinischen Fachbereichen unabdingbar, insbesondere in der Onkologie, die allgemeinen Anamnesefragen, die Normalbefunde, die pathologischen Befunde und das gesamte Vokabular des jeweiligen Fachbereiches im Kapitel 6 nachzuschlagen.

Gut zu wissen – bon à savoir

Im Französischen trifft man zusätzlich zu den gängigen Fachbezeichnungen wie **die Hämatologie** – *hématologie (f),* **die Hämatoonkologie** – *oncohématologie (f)* und **die Onkologie** – *oncologie (f)* auch noch auf den häufig auftauchenden Begriff *cancérologie (f),* der synonym zur Onkologie gebraucht wird und für den es kein gebräuchliches Äquivalent gibt. Mögliche Übersetzungen wären *Krebsmedizin* oder *Lehre und Erforschung der Krebserkrankungen.*

Einrichtungen und nützliche Begriffe – les institutions et termes utiles

Die Diagnostik und Behandlung hämatoonkologischer Erkrankungen erfolgt immer und fast überall nach einer **multidisziplinären Strategie** – *stratégie (f) multidisciplinaire.* Daher findet man auch überall ähnliche Einrichtungen und Begriffe:

Tumorzentrum (n)	centre (m)/institut (m) de cancérologie
Tagesklinik (f)	hôpital (m) de jour
Tumorreferenzzentrum (n)	centre (m) régional de lutte contre le cancer (CLCC)
Tumorkonferenz (f)	réunion (f) de concertation pluridisciplinaire (RCP)
Staging (n), TNM-Staging (n)	classification (f), classification (f) TNM
medizinische Leitlinien (fpl)	recommandations (fpl) *de bonnes pratiques* (RBP)
Studienassistent (m)	réferent (m) de protocole
Früherkennung (f)	dépistage (m) précoce
Risikofaktoren (mpl)	facteurs (mpl) de risque
Patientenverfügung (f)	directives (fpl) anticipées

6.4.1 Die Anamnese – l'histoire de la maladie

Die allgemeine Anamnese, die Schmerzanamnese und die Vorgeschichte bitte in ▸ Kapitel 5. 1 nachlesen.

Wann haben Sie bemerkt, dass irgendetwas grundlegend nicht mehr stimmt? Dass sich ihr **Allgemeinzustand** verändert/verschlechtert hat?	Quand avez-vous remarqué que quelque chose n'allait plus ? Que votre **état général** a changé/s'est dégradé ?
Seit wann fühlen Sie sich **müde/erschöpft/schwach?**	Depuis quand vous sentez-vous **fatigué(e)/épuisé(e)/faible** ?
Haben Sie in letzter Zeit **ungewollt Gewicht verloren?**	Avez-vous récemment **involontairement perdu du poids** ?
Hatten Sie in letzter Zeit **Fieber ohne ersichtlichen Grund?**	Avez-vous récemment eu de la **fièvre sans raison apparente** ?
Waren Sie in letzter Zeit häufig **erkältet?**	Etiez-vous souvent **enrhumé(e)** ces derniers temps ?
Hatten Sie in letzter Zeit **Nasen-** oder **Zahnfleischbluten?** Veränderungen der **Mundschleimhaut** wie **Brennen, Entzündungen** oder **Aphten?**	Avez-vous eu récemment des **saignements de nez ou de gencives** ? Des modifications de la **muqueuse buccale** telles qu'une sensation de **brûlure,** des **inflammations** ou **aphtes** ?
Wie lange haben Sie schon diese **Einblutungen in die Haut/blaue Flecken?** Wo sind ihnen die **roten Pünktchen/Petechien** zum ersten Mal aufgefallen?	Depuis combien de temps avez-vous ces **saignements sous la peau/hématomes** ? Où avez-vous remarqué les **points rouges/pétéchies** pour la première fois ?

Wann ist Ihnen das erste Mal das **Blut im Stuhl** aufgefallen?	Quand avez-vous remarqué pour la première fois du **sang dans vos selles** ?
Wann ist Ihnen dieser **Knoten**/die **Schwellung** aufgefallen?	Quand avez-vous remarqué cette **grosseur**/cette **tuméfaction** ?

6.4.2 Die Zusatzuntersuchungen – les examens diagnostiques

Die allgemeine **Labordiagnostik** – *examens (mpl) biologiques* und **apparative Diagnostik** – *examens (mpl) complémentaires* werden in ▶ Kap. 7 vorgestellt.

Hier finden sich zahlreiche Bezeichnungen, die sich nahtlos vom Deutschen ins Französische übersetzen lassen wie: **die Biopsie** – ***biopsie (f)*****, die Punktion** – ***ponction (f)*****, die Mikroskopie** – ***microscopie (f)*** oder **die Histologie** – ***histologie (f)*** u. v. m.

Blutausstrich (m) • trocknen, fixieren, färben • zytologische Färbung (f)	frottis (m) sanguin • sécher, fixer, colorer • coloration (f)/marquage (m) cytologique
Zellstatus (m)	état (m) cellulaire
Zellmarker (mpl), Tumormarker (mpl)	marqueurs (mpl) cellulaires/tumoraux
immunologische Diagnostik (f) Antigen-/Antikörpernachweis (m)	examen (m) immunologique détection (f) des antigènes/des anticorps
Knochenmarksuntersuchung (f), -punktion (f), -aspiration (f), -histologie (f)	examen (m), ponction (f), aspiration, histologie (f) de la moelle osseuse
Zytogenetik (f)	analyse (f) cytogénétique
Molekulargenetik (f)	génétique (f) moléculaire

6.4.3 Die Befunde und Erkrankungen – les résultats et maladies

Gut zu wissen – bon à savoir

Bei den **Anämien** – ***anémies (fpl)*** finden sich im Französischen manchmal mehrere Übersetzungen mit Eigennamen und medizinisch-lateinische Bezeichnungen: Die Eisenmangelanämie – *l'anémie ferriprive/l'anémie par carence martiale,* die makrozytäre Anämie – *l'anémie macrocytaire,* die hämolytische Anämie – *l'anémie hémolytique,* die Thalassämie – *la thalassémie,* die Sichelzellanämie – *la drépanocytose/l'anémie falciforme,* aplastische Anämie – *l'anémie aplasique.*

Die Leukämien – ***leucémies (fpl)*****, die Lymphome** – ***lymphomes (mpl)*** und **die myeloproliferativen Erkrankungen (CMPE)** – ***syndromes (mpl) myéloprolifératifs*** lassen sich überwiegend über die medizinischen Termini übersetzen und haben sowohl im Deutschen als auch im Französischen prominente und gern genutzte Abkürzungen.

Tumorwachstum (n), -ausbreitung (f)	croissance (f)/extension (f) tumorale
Tumordurchbruch (m), -infiltration (f)	effraction (f)/infiltration (f) tumorale
Metastasierung (f) Lymphknoten-, Leber-, Nieren-, Knochen-, Weichteilmetastasen (fpl)	dissémination (f) tumorale métastases (fpl) ganglionnaires, hépatiques, rénales, osseuses, tissulaires
Lymphknotenpaket (n)	paquet (m) ganglionnaire
Zufallsbefund (m)	découverte (f) fortuite
Tumorlyse-Syndrom (n)	syndrôme (m) de lyse tumorale (SLT)

6.4.4 Die Behandlungen – les traitements

Chirurgische Maßnahmen • diagnostisch, explorativ, kurativ, subtotal, total, radikal	interventions (fpl) chirurgicales • diagnostiques, exploratives, curatives, subtotales, totales, radicales
Strahlentherapie (f) • konventionelle/externe Bestrahlung (f) • Brachytherapie (f)/interne Bestrahlung (f) • Kontaktbestrahlung (f)	radiothérapie (f) • radiothérapie (f) conventionelle, externe • curiethérapie (f), radiothérapie (f) interne • irradiation (f) par contact
Chemo(therapie) (f) • Alkylantien (fpl), • Antimetabolite (mpl) • Interkalantien (fpl), Topoisomerasehemmer (mpl) • Mitosehemmstoffe (mpl), Spindelgift (n)	chimio(thérapie) (f) • agents (mpl) alkylants • antimétabolites (mpl) • agents (mpl) intercalants, inhibiteurs (mpl) de topoisomérase • agents (mpl) inhibiteurs de la mitose, poison (m) du fuseau
Stammzelltransplantation (f) (SCT)	greffe (f) de cellules souches (GCS)
Knochenmarktransplantation (f) (KMT)	greffe (f) de moelle osseuse (GMO)
Zellstimulation (f) mit Wachstumsfaktoren	stimulation (f) cellulaire par des facteurs de croissance
Hormontherapie (f)	hormonothérapie (f)
Immuntherapie (f), Immunmodulation (f)	immunothérapie (f), modulation (f) immunitaire
supportive Therapiemaßnahmen (f) • Vollbluttransfusion (f) • Thrombozytentransfusion (f) • Blutplasmatransfusion (f) (fresh frozen plasma, FFP) • Immunglobulin-Gabe (f) • Schmerztherapie (f) • Antiemese (f)	soins (mpl) oncologiques de support *Belgien: traitement (m) supportif* • transfusion (f) sanguine • transfusion (f) de plaquettes • transfusion (f) de plasma frais congelé (PFC) • don (m) d'immunoglobulines • traitement (m) de la douleur • thérapie (f) antiémétique

6

Weiteres zu den chirurgischen Maßnahmen in ▶ Kap. 6.5. Weiterführendes Vokabular zur Bluttransfusion ▶ Kap. 6.5.1.

Weiteres nützliches Vokabular – autres mots utiles

Therapieplanung (f)	planification (f) thérapeutique *Suisse/Canada: planification (f) du traitement*
Therapieprotokoll (n) • Induktions-/Konsolidierungs-/Erhaltungstherapie (f)	protocole (m) thérapeutique • traitement (m) d'induction, de consolidation, d'entretien
Krankheitsverlauf (m)	évolution (f) de la maladie
Tumorprogression (f) *unter Therapie*	échappement (m) tumoral
Therapieversagen (n)	échec (m) thérapeutique
Wächterlymphknoten (m)	ganglion (m) sentinelle
Membrandefekt (m)	défaut (m) membranaire
Strahlendosis (f)	dose (f) d'irradiation (Kanada: dose (f) de rayonnement)
Überlebensrate (f)	taux (m) de survie
künstliche Lebensverlängerung (f)	acharnement (m) thérapeutique
Behandlungsverzicht (m)/Therapieverzicht (m)/Therapieabbruch (m)	renoncement (m) thérapeutique

6.4.5 Die Abkürzungen – les abréviations

AIHA	autoimmunhämolytische Anämie (f)	**AHAI**	anémie (f) hémolytique auto-immune
ALL/ AML	akute lymphatische/myeloische Leukämie (f)	**LAL/ LAM**	leucémie aiguë lymphoïde/ myéloïde
CLL/ CML	chronische lymphatische/ myeloische Leukämie (f)	**LLC/ LMC**	leucémie (f) lymphoïde/ myéloïde chronique
GvH	graft-versus-host-disease	**GVH, MGCH**	maladie du greffon contre l'hôte
HIT	heparin-induzierte Thrombozytopenie (f)	**TIH**	thrombopénie induite par l'héparine
HL, NHL	Hodgkin-, Non-Hodgkin-Lymphom(n)	**LH, LNH**	lymphome (m) de Hodgkin, non hodgkinien
ITP	idiopathische thrombozytopenische Purpura (f)	**PTI**	purpura (m) thrombopénique immunologique
MDS	Myelodysplastisches Syndrom (n)	**MDS**	myélodysplasie (f)
CUP	*cancer of unknown primary*	**COI**	cancer (f) d'origine indéterminée

6

6.5 Die Chirurgie – la chirurgie

Dieses Kapitel befasst sich mit den allgemeinchirurgischen Grundlagen als Basis aller anderen operativen Fächer. Dabei wird besonders auf die praktische Anwendung auf Station und im Operationssaal eingegangen. Die allgemeine Anamnese sowie die körperliche Untersuchung sollten in den entsprechenden Kapiteln nachgelesen werden.

Nützliche Vokabeln – mots utiles

Chirurg (m), Chirurgin (f)	Chirurgien/-ne (m/f)
Assistent (m), Assistentin (f)	Assistant/-e (m/f) d'intervention
Chirurgie (f) • Allgemein~ • Viszeral~ • Gefäß~ • Thorax~ • Herz~	chirurgie (f) • ~ générale • ~ viscéreale et digestive • ~ vasculaire • ~ thoracique • ~ cardiaque
Hilfskraft (f) im OP *Hakenhalter*	Aide opératoire (m/f) *aide-op*

6.5.1 Vor dem Eingriff – avant l'intervention

Gut zu wissen – bon à savoir

Vor der Operation sollten gegebenenfalls eine **Rasur** – ***rasage (m)*** und das Entfernen von **Zahnprothesen** – ***prothèses (fpl) dentaires,*** **Schmuck** – ***bijoux (mpl), Piercings*** – ***piercing (m)*** und **Hörgeräten** – ***appareils (mpl) auditifs*** nicht vergessen werden.

Nützliche Vokabeln – mots utiles

Bettruhe (f)	repos (m) au lit
nüchtern	à jeun
Diät (f)	régime (m)
parenterale Ernährung (f)	alimentation (f), nutrition (f) parent-érale
Thromboseprophylaxe (f)	prophylaxie (f) antithrombotique
Schmerzmittel (n)	antalgique (m)
peripherer Zugang (m)	voie (f) veineuse périphérique (VVP)
zentraler Venenkatheter (m) (ZVK)	voie (f) veineuse centrale (VVC)
Beruhigungsmittel (n)	calmant (m)
Abführmittel (n)	laxatif (m), purge (f)
OP-Aufklärung (f)	formulaire (f) de consentement éclairé
Einwilligung (f)	autorisation (f) préalable

Einverständniserklärung (f)	déclaration (f) de consentement (éclairé)
OP-Vorbereitung (f)	bilan (m) préopératoire
Notfalloperation (f)	opération (f) d'urgence, operation (f) à chaud
elektive Operation (f)	opération (f) élective, operation (f) à froid
Schockraum (m)	salle (f) de déchoquage, *déchoc*

Die Bluttransfusion – la transfusion sanguine

Blutkonserve (f)	culot (m) sanguin/globulaire
Blutspender/in (m/f)	donneur/-euse (m/f) de sang
Vollblut (n)	sang (m) complet
Erythrozytenkonzentrat (n) (EK)	concentré (m) d'hématies, de globules rouges
Thrombozytenkonzentrat (n) (TK)	concentré (m) de plaquettes, plaquettaires (CP)
gefrorenes Frischplasma (n) (FFP)	plasma (m) sanguin frais congelé (PFC)
Kreuzprobe (f)	épreuve (f) de compatibilité croisée (EC)
Blutgruppenbestimmung (f)	détermination (f) du groupe sanguin
Blutgruppen (fpl)	groupes (mpl) sanguins
Antikörpersuchtest (m)	recherche (f) d'agglutinines irrégulières (RAI)
Transfusionsreaktion (f)	accident (m) transfusionnel
Plasmaexpander (m)	soluté (f) de remplissage plasmatique
mehrfach transfundiert	polytransfusé(e)
Blutbank (f)	banque (f) de sang Etablissement (m) français du sang (EFS)

6.5.2 Der Operationssaal – le bloc opératoire

Gut zu wissen – bon à savoir

Nicht vergessen: **OP-Hemd** und **-Hose** – ***pyjama (m) de bloc*, OP-Mütze** – ***calot (m)/charlotte (f)*** und **Mundschutz** – ***masque (m).***

Nützlichen Vokabeln – mots utiles

OP-Schwester (f)/-Pfleger (m), operationstechnische/-r Assistent/-in (m/f) (OTA)	instrumentiste (m/f), infirmier/-ère (m/f) de bloc opératoire (IBODE)
Springer (m)	panseur (m), panseuse (f)

6

Trage (f)	brancard (m)
Aufenthaltsraum (m) für das Personal	salle (f) de détente
Schleuse (f)	sas (m)
Aufwachraum (m)	salle (f) de réveil
Operationstisch (m)	table (f) d'opération
Operationslampe (f)	scialytique® (m)
Handschuhe (mpl)	gants (mpl)
steriler Operationskittel (m)	blouse (f) d'opération stérile
steriles Tuch (n)	drap (m) stérile
Operationsset (n)	kit (m) opératoire
Operationsgebiet (n)	champ (m) opératoire
Desinfektionsmittel (n) *Betaisodona®*	désinfectant (m) *bétadine®*
Instrumententisch (m)	table (f) à instruments
Operationsbesteckkasten (m)	boîte (f) à instruments chirurgicaux

Gut zu wissen – bon à savoir

In Frankreich erfolgt die **chirurgische Händedesinfektion** durch das Waschen der Hände mit einer **desinfizierenden Seife** – ***savon (m) désinfectant*** und **Bürste** – ***brosse (f)*** nach einem bestimmten Schema. Auch die sterilen Handschuhe werden einem nicht von der OP-Schwester oder OP-Pfleger zum Hineingleiten hingehalten, sondern müssen oft alleine angezogen werden.

Die operativen Lagerungen – les positions opératoires

Rückenlage (f)	décubitus (m) dorsal
Bauchlage (f)	décubitus (m) ventral
Seitenlage (f)	décubitus (m) latéral
Froschlage (f) *Heidelberger Lagerung*	position (f) genu-pectorale
Steinschnittlagerung (f) (SSL)	position (f) gynécologique

6.5.3 Die Operation – l'opération

Gut zu wissen – bon à savoir

Bis vor kurzem gehörte zu den Aufgaben eines Studierenden – *externe* in der Chirurgie regelmäßig auch das **Anreichen der Instrumente** – ***passer les instruments*** während der Operation. Inzwischen wird das von dem ***instrumentiste*** übernommen. Allerdings kann es in einem kleineren Krankenhaus passieren, dass diese Aufgabe dennoch übernommen werden muss. Deshalb finden Sie hier eine Liste mit den wichtigsten und am häufigsten verwendeten Instrumenten.

Die Operationsinstrumente – les instruments opératoires

Die Skalpelle und Scheren – les bistouris et les ciseaux

anatomisches Skalpell (n)	scalpel (m) de dissection
Diathermiemesser (n) *bipolar*	*bipolaire (f),* bistouri (m) électrique
kleine gerade spitze Schere (f) *Iris*	pince (f) ciseaux
Präparierschere (f)	ciseaux (mpl) à disséquer

Gut zu wissen – bon à savoir

Der Chirurg wird während der Operation nicht nach dem Diathermiemesser verlangen, sondern nach dem **Strom** – ***feu (m)*** (wörtlich: Feuer).

Die Haken – les crochets

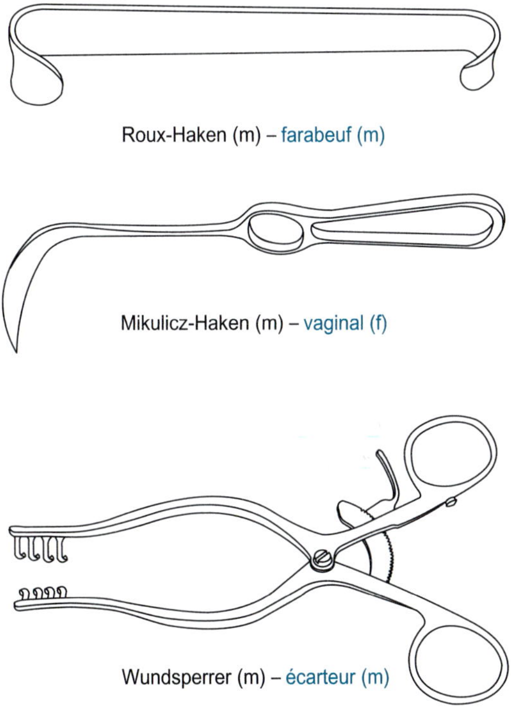

Abb. 6.2 Die Haken – les crochets [L253]

Die Klemmen – les pinces

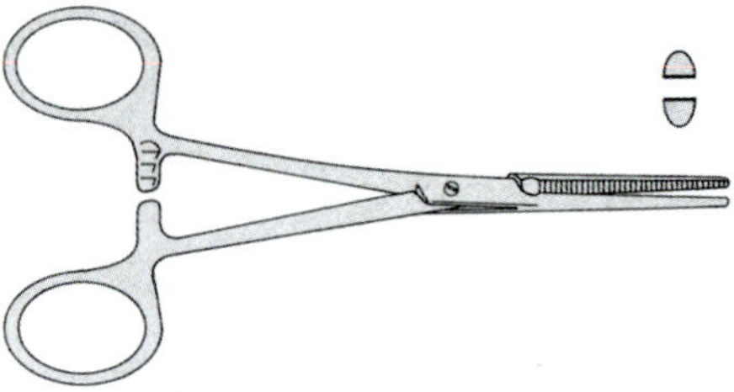

Péan-Klemme (f) – petite pince (f), *Christophe*

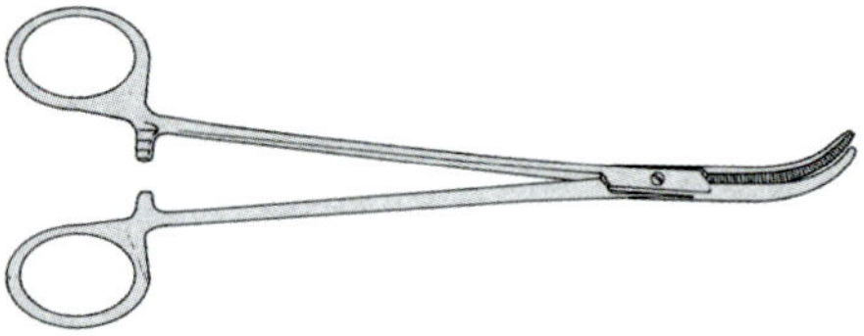

Overholt-Klemme (f) – dissecteur (m)

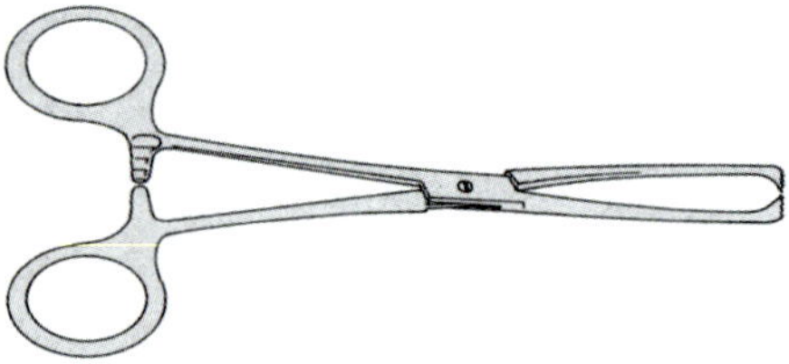

Mezinker-Klemme (f) – multi-doigt (m)

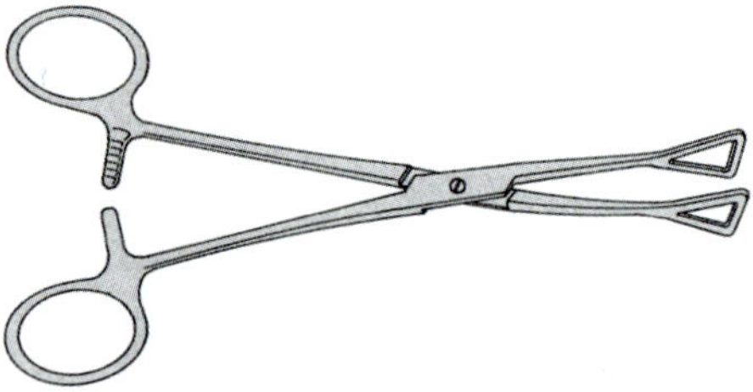

Colin-Klemme (f) – pince (f) triangulaire

Abb. 6.3 Die Klemmen – les pinces [L106]

Das Nahtmaterial – le matériel à suturer

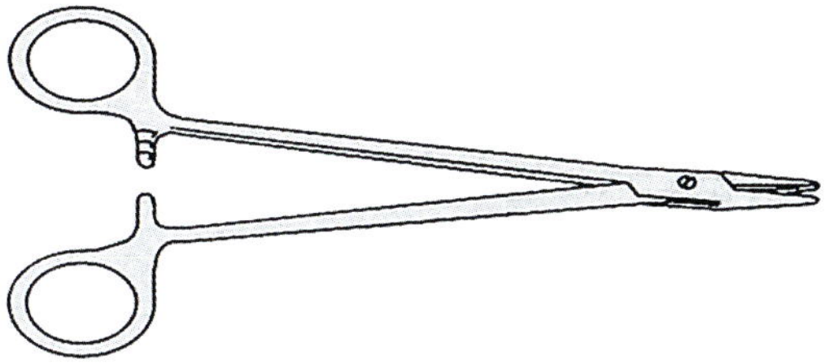

Nadelhalter (m) – porte-aiguille (m)

Abb. 6.4 Nadelhalter (m) – porte-aiguille (m) [L106]

Das zusätzliche Material – le matériel complémentaire

atraumatische Nadel (f)	aiguille (f)
Tuchklemme (f)	pince (f) à drap
Absauger (m)	aspirateur (m)
Spritze (f)	seringue (f)
Tupferzange (f)	pince (f) à tampon
Gefäßklemme (f)	pince (f) hémostatique

Die Schnittführung – la méthode d'incision

Schnitt (m) • Kragen-~ • Bogen-~ • Quer-~ • Wechsel-~	incision (f) • ~ en cravate • ~ arciforme/en étrier • ~ transversale • ~ alternée

Die Wundbehandlung – le traitement de la plaie

Die Blutstillung – l'hémostase

blutstillend	hémostatique
blutleer	exsangue
Kompression (f)	compression (f)
Tamponade (f)	tamponnement (m)
Elektrokoagulation (f)	électrocoagulation (f)
Fibrinkleber (m)	colle (f) hémostatique
Esmarch-Blutsperre (f)	Esmarch tourniquet (m)

Die Drainagen – les drainages

Saugdrainage (f) *Redon®*	drainage (m) aspirant *Redon®*
Dauerdrainage (f)	drain (m) à demeure
Easy-flow (m)	drain (m) capillaire
T-Drain (m)	drain (m) en T, ~ de Kehr
Bülau-Drainage (f)	drainage (m) pleural
Monaldi-Drainage (f)	drainage (m) endocavitaire
Spüllösung (f)	solution (f) de lavage

Der Wundverschluss – la fermeture des plaies

Naht (f) • Einzelknopf~ • fortlaufende ~ • Rückstich~ *Donati* • Rückstich~ *Allgöwer* • Intrakutan~ • U-Rückstich~ • Tabaksbeutel~ • versenkte ~ • Vereinigungs~ • Klammer~ • Sehnen-Durchflechtungs~ • Kürschner~ • Entspannungs~ • Entlastungs~	suture (f) • ~ point par point • ~ continue • ~ en boutonnière • ~ en arrière-point • ~ intradermique • ~ en double surjet à points en U • ~ en bourse • ~ à points perdus, enfouissante • ~ d'affrontement • ~ par agrafes • ~ croisée en huit • ~ de pelletier • ~ de rapprochement • ~ de relâchement
Wundverschluss (m) durch Steristrips	suture (f) adhésive par Stéri-Strips®
Kleber (m)	colle (f)

Der Substanzdefekt – la perte de substance cutanée

Lappenplastik (f)	plastie (f) par lambeau
Schwenklappen (m)	lambeau (m) pivotant
Rotationslappen (m)	lambeau (m) de rotation
gestielter Lappen (m)	lambeau (m) pédiculé

Die Knoten – les nœuds

chirurgischer Knoten (m)	nœud (m) chirurgical
Kreuzknoten (m) *Schifferknoten*	nœud (m) plat
Weiberknoten (m)	nœud (m) d'ajustement
Schlinge (f)	anse (f)
Zugrichtung (f)	direction (f) de la traction
Zugfaden (m)	fil (m) de tension

Das Verbandsmaterial – le matériel de pansement

Verbandsschere (f)	ciseaux (mpl) à pansement
Mullbinde (f), -kompresse (f)	bande (f), compresse (f)
Pflaster (n)	tricostéril® (m), pansement (m) adhésif
Pflasterverband (m), Rollenpflaster (n)	sparadrap® (m)

6.5.4 Nach dem Eingriff – après l'intervention

Die postoperative Nachsorge – la prise en charge post-opératoire

Stützstrumpf (m)	bas (m) de contention
Kompressionsverband (m)	bandage (m) compressif
Intensivstation (f)	unité (f) de soins intensifs (USI)
Spätfolgen (fpl)	séquelles (fpl) tardives
Spätkomplikationen (fpl)	complications (fpl) tardives
Nachblutung (f)	hémorragie (f) secondaire
Platzbauch (m)	déhiscence (f) après laparotomie
Nahtinsuffizienz (f)	lâchage (m) de la suture

6.5.5 Das Vokabular – le vocabulaire

Die chirurgischen Diagnosen – les diagnostics chirurgicaux

Blinddarmentzündung (f)	appendicite (f)
Magengeschwür (n)	ulcère (m) gastrique
Divertikulitis (f)	diverticulite (f)
Ileus (m)	syndrome (m) occlusif, occlusion (f) intestinale
Leberabszess (m)	abcès (m) hépatique
Kolonkarzinom (n)	cancer (m) du colon
Verschlussikterus (m)	ictère (m) cholestatique
Leistenhernie (f)	hernie (f) inguinale (HI)
akutes Abdomen (n)	abdomen (m) aigu
Milzruptur (f)	rupture (f) de la rate
Aortendissektion (f)	dissection (f) aortique

6.5.6 Die Abkürzungen – les abréviations

Abdomenübersichtsaufnahme (f) ohne Kontrastmittel	**ASP**	abdomen (m) sans préparation
Blutkonserve (f)	**CG**	culot (m) globulaire

	niedermolekulares Heparin (n)	**HBPM**	héparine (f) de bas poids moléculaire
	akute Dünndarm-Invagination (f)	**IIA**	invagination (f) intestinale aiguë
	Pneumothorax (m)	**PNO**	pneumothorax (m)
CU	Colitis (f) ulcerosa (f)	**RCH**	rectocolite (f) hémorragique
	gastro-duodenaler Ulkus (m)	**UGD**	ulcère (m) gastro-duodénal

6.6 Die Orthopädie und Unfallchirurgie – l'orthopédie et la traumatologie

Als *externe* auf der Orthopädie/Unfallchirurgie verbringt man möglicherweise viel Zeit im **Operationssaal** – ***bloc (m) opératoire.*** Nach fleißigem Halten von Haken oder Extremitäten darf man am Ende meist die Haut **nähen** – ***suturer.*** Außerdem kann man Nachtdienste auf der **chirurgischen Notaufnahme** – *urgences (fpl) chirurgicales* absolvieren. Dies ist sehr zu empfehlen, da neben dem Nähen kleiner Wunden auch das Anlegen von Schienen und das Gipsen zu den Aufgaben von Studierenden gehören.

Nützliche Vokabeln – mots utiles

Orthopäde (m), Orthopädin (f)	orthopédiste (m/f)
Unfallchirurg/-in (m/f)	traumatologue (m/f)
Physiotherapeut/-in (m/f)	kinésithérapeute (m/f)
Orthopädietechnik-Mechaniker/-in (m/f)	orthoprothésiste (m/f), prothésiste-orthésiste (m/f)
orthopädietechnische Hilfsmittel (npl)	appareillages (mpl) de compensation *(orthèse)* ou de remplacement *(prothèse)*

6.6.1 Die Anatomie – l'anatomie

Gliedmaße (f)	membre (m), extrémité (f)
Arm (m), Oberarm (m)	bras (m)
Ellenbogen (m)	coude (m)
Unterarm (m)	avant-bras (m)
Handgelenk (n)	poignet (m)
Hand (f)	main (f)
Finger (m)	doigt (m)
Daumen (m)	pouce (m)

Zeigefinger (m)	index (m)
Mittelfinger (m)	majeur (m), médius (m)
Ringfinger (m)	annulaire (m)
kleiner Finger (m)	auriculaire (m)
Hüfte (f)	hanche (f)
Bein (n)	jambe (f)
Unterschenkel (m)	jambe (f)
Oberschenkel (m), Schenkel (m)	cuisse (f)
Knie (n)	genou (m)
Kniescheibe (f)	rotule (f)
Wade (f)	mollet (m)
Fuß (m)	pied (m)
Knöchel (m)	cheville (f)
Ferse (f)	talon (m)
Zeh (m)	orteil (m)
Fußsohle (f)	plante (f) du pied
Nagel (m)	ongle (m)

6.6.2 Die Anamnese – l'histoire de la maladie

Die Schmerzanamnese bei Bedarf in ▸ Kap. 5. 1 nachlesen.

Die aktuelle Anamnese – le motif de consultation (MDC)

In welchen **Gelenken** haben Sie Beschwerden?	Quelles **articulations** vous font souffrir ?
Welche Bewegungen tun Ihnen weh? Werden die Beschwerden besser, wenn Sie sich bewegen?	Quels mouvements vous font mal ? Est-ce que les douleurs s'améliorent quand vous bougez ?
Wann treten die Beschwerden auf? Morgens beim **Aufwachen** oder Aufstehen? Oder eher abends? Nehmen die Schmerzen **in Ruhe** ab oder bleiben sie konstant?	Quand est-ce que les problèmes surviennent-ils? Plutôt le matin au **réveil** ou quand vous vous levez ? Ou plutôt le soir ? **Au repos,** est-ce que les douleurs diminuent ou restent-elles constantes ?
Werden die **Gelenkschmerzen** durch Kälte oder Wärme gebessert?	Vos **douleurs articulaires** sont-elles calmées par le froid ou le chaud ?
Ist das Gelenk manchmal **geschwollen,** gerötet und/oder erwärmt?	Est-ce que l'articulation est parfois **gonflée,** rouge et/ou chaude ?
Ist Ihr Gelenk manchmal blockiert, **steif,** instabil?	Est-ce que l'articulation est parfois bloquée, **raide,** instable ?
Hatten Sie eine Verletzung an einem Gelenk?	Avez-vous déjà eu un traumatisme d'une articulation ? Vous êtes-vous déjà blessé(e) au niveau d'une articulation ?
Wie sind Sie gefallen?	Comment êtes-vous tombé(e) ?

War das Gelenk für längere Zeit ruhig gestellt?	Est-ce que ça fait longtemps que vous n'avez pas bougé l'articulation ?
Seit wann halten Sie sich so nach vorn gebeugt?	Depuis quand êtes-vous penché(e) en avant comme ça ?
Wo sind die Schmerzen genau? An einem bestimmten Punkt der **Wirbelsäule** oder diffus verteilt?	Où avez-vous mal exactement ? A un endroit précis de la **colonne vertébrale** ou plutôt de manière diffuse ?
Strahlen Ihre Rückenschmerzen in das Bein aus? An die **Außenseite** des Beines? Bis zum Knie? Bis zum Fuß?	Est-ce que vos douleurs de dos s'étendent dans la jambe ? Sur la **face externe** de la jambe ? Jusqu'au genou ? Jusqu'au pied ?
Haben Sie in dem Areal auch kein Gefühl mehr?	Avez-vous aussi des problèmes de sensibilité à cet endroit-là ?
Verschlimmern sich die Schmerzen, wenn Sie husten, niesen oder pressen?	Est-ce que les douleurs s'aggravent quand vous toussez, éternuez ou poussez ?
Sind **Lähmungen** aufgetreten?	Est-ce que des **paralysies** sont apparues ?
Werden die Schmerzen besser, wenn Sie sich nach vorne beugen?	Est-ce que les douleurs sont plus supportables quand vous vous penchez en avant ?
Seit wann **hinken Sie?**	Depuis quand **boitez-vous ?**
Haben Sie eine **Verkürzung** Ihres Beines bemerkt?	Avez-vous remarqué un **raccourcissement** de votre jambe ?

Die Familienanamnese – les antécédents familiaux (ATCDf)

Sind in Ihrer Familie erbliche Knochenerkrankungen oder Gelenkerkrankungen bekannt?	Est-ce qu'il y a des cas de maladies osseuses héréditaires ou de maladies articulaires connues dans votre famille ?
Gibt es **Stoffwechselerkrankungen** wie z. B. Diabetes in Ihrer Familie?	Est-ce qu'il y a des **maladies métaboliques** comme le diabète dans votre famille ?

Die Vorerkrankungen – les antécédents personnels (ATCDp)

Hatten Sie als Kind irgendwelche Probleme mit Ihren Gelenken oder der Wirbelsäule?	Avez-vous eu des problèmes articulaires ou de colonne vertébrale pendant votre enfance ?
Haben Sie **Osteoporose?** Seit wann ist sie bekannt?	Avez-vous de l'**ostéoporose ?** Depuis quand est-elle connue ?
Hatten Sie schon mal etwas gebrochen?	Vous êtes-vous déjà cassé quelque chose ?
Hatten Sie als Kind eine **Hüftgelenksluxation?**	Avez-vous eu étant enfant une **luxation de la hanche ?**
Haben Sie **Plattfüße** oder **Spreizfüße?**	Avez-vous des **pieds plats** ou des **pieds étalés ?**

6.6.3 Die Untersuchung – l'examen clinique

Zur ausführlichen orthopädischen Untersuchung gehört natürlich auch die Testung des **Muskeltonus** – *tonus (m)*, der **Muskelkraft** – *force (f) musculaire* und der **Sensibilität** – *sensibilité (f)* in allen Qualitäten. Bitte lesen Sie dies in ▶ Kap. 6.12 nach.

Bitte gehen Sie ein paar Schritte.	Pourriez-vous faire quelques pas, svp.
Gehen Sie bitte auf einer **Linie.**	Faites comme si vous marchiez sur une **ligne,** svp.
Stellen Sie sich bitte auf ein Bein. Nun auf das andere.	Tenez-vous en équilibre sur une jambe. Maintenant sur l'autre, svp.
Können Sie sich auf die **Ferse/Zehenspitze** stellen und ein paar Schritte gehen?	Essayez de marcher sur les **talons** puis sur la **pointe des pieds,** svp.
Können Sie den Fuß heben und senken?	Est-ce que vous pouvez lever/baisser le pied ?
Drücken Sie bitte Ihr Bein/Ihren Arm/Ihre Hand gegen meine Hand.	Poussez avec votre jambe/bras/main contre ma main.
Beugen Sie sich bitte nach vorne und versuchen Sie mit den Händen den Boden zu berühren. Dann **nach hinten** und nach rechts und links.	**Penchez**-vous en avant et essayez de toucher le sol avec vos mains. Puis **en arrière,** d'un côté et de l'autre.
Heben Sie bitte die Arme und winkeln Sie sie an.	Levez les bras et pliez-les, svp.

Gut zu wissen – bon à savoir

Wenn eine Patientin oder ein Patient Sie nicht versteht, dann bitten Sie ihn: **„Machen Sie mir einfach nach!"** – « *Faites comme moi, svp !* »

Ich teste nun die **Beweglichkeit** Ihrer Gelenke.	Je vais maintenant tester la **mobilité** de vos articulations.
Bitte entspannen Sie sich. Ich bewege nun Ihren Arm/Ihr Bein.	Détendez-vous, svp. Je vais bouger votre bras/votre jambe.

Gut zu wissen – bon à savoir

Wenn Sie im Zweifel sind, immer die Chirurgen oder erfahrene Kollegen oder Kolleginnen hinzuziehen – *demander l'avis du (de la) chirurgien(ne) ou d'un(e) de vos collégues plus expérimenté(e)s !*

Zur Untersuchung – pour l'examen

dynamische Testung (f)	épreuve (f) dynamique
Funktionseinschränkung (f)	impotence (f) fonctionnelle

Längenunterschied (m)	inégalité (f) de longueur
Überdehnbarkeit (f)	laxité (f)
dynamische radiologische Aufnahme (f)	radio (f) dynamique
gesteigerte/verminderte Reflexe (mpl)	réflexes (mpl) exagérés/diminués
motorisch-sensibler Ausfall (m)	déficit (m) sensitivo-moteur

6

6.6.4 Der Normalbefund – l'observation normale

Die Dokumentation der Beweglichkeit der Gelenke erfolgt sowohl in Frankreich als auch Deutschland nach der Neutral-Null-Methode. Hier als Beispiel das gesunde Hüftgelenk:

Der Gelenkstatus – le bilan articulaire

Beugung (f) – *flexion (f)*	130°- 0°- 10°	Streckung (f) – *extension (f)*
Innenrotation (f) – *rotation (f) interne*	30°- 0°- 40°	Außenrotation (f) – *rotation (f) externe*
Abduktion (f) – *abduction (f)*	30°- 0°- 40°	Adduktion (f) – *adduction (f)*

6.6.5 Der pathologischer Befund – l'observation pathologique

Klinischer Fall – cas clinique
Eine Büroangestellte klagt plötzlich nach dem Anziehen der Straßenschuhe über einschießende Rückenschmerzen sowie linksseitige Beinschmerzen, die derart ausgeprägt sind, dass die Einlieferung in die orthopädische Klinik mit dem Krankenwagen notwendig ist.

Die klinische Untersuchung – l'examen clinique

Untersuchung aufgrund der Schmerzen nur eingeschränkt möglich	examen clinique incomplet à cause des douleurs
starke Kreuzschmerzen mit Ausstrahlung in die Oberschenkelrückseite links bis in die laterale Wadenseite	lombosciatalgie importante avec irradiation vers la face postérieure de la cuisse gauche et la face latérale de la jambe
Sensibilitätsprüfung: Defizit am ventro-lateralen Unterschenkel und am Fußrücken bis zur Großzehe	**l'évaluation de la sensibilité** : déficit sensitif ventro-latéral de la jambe et de la face dorsale du pied jusqu'au gros orteil
Lasègue-positiv ab 25°	Lasègue positif à 25°
partielle Parese der Großzehenhebung links (Kraftgrad 2/5)	paralysie partielle du muscle releveur du gros orteil gauche (cotation [de la force musculaire]: 2/5)

Reflexe vorhanden und seitengleich	réflexes ostéotendineux (ROT) présents et symétriques
keine Blasen- und Mastdarmfunktionsstörungen	pas de troubles sphinctériens

Die Diagnostik – les examens complémentaires

Labor unauffällig	valeurs biologiques normales
Röntgen: geringe Höhenminderung des Bandscheibenraums	radio : léger pincement de l'espace discal
MRT zeigt einen mediolateralen Bandscheibenvorfall links (Segment L4/L5)	IRM montre un prolapsus discal gauche (segment L4/L5)

Die Therapie – le traitement

mikrochirurgische Nukleotomie des Segmentes L4/L5	nucléotomie microchirurgicale du segment L4/L5

Nützliche Sätze – phrases utiles

Sie dürfen nach drei Tagen wieder auftreten.	Vous pourrez marcher dans 3 jours.
Sie dürfen mit **Unterarmgehstützen** auftreten.	Marchez avec les **béquilles** pour ne pas vous appuyer complètement sur votre jambe.
Wenn der **Gips** wehtut, eine Gliedmaße anschwillt oder die Zehen/Finger sich verfärben, müssen Sie sofort wiederkommen, da der Gips gelockert werden muss.	Si le **plâtre** vous fait mal, si l'extrémité gonfle ou change de couleur revenez immédiatement pour que l'on vous desserre le plâtre.
Sie dürfen den Gips nicht selbst entfernen.	Vous n'avez pas le droit de retirer le plâtre vous même.
Der Gips muss in zwei Wochen gewechselt werden.	Le plâtre doit être changé dans deux semaines/quinze jours.
Zur Kontrolle müssen wir eine **Röntgenaufnahme** machen. Danach entscheiden wir, ob Sie nochmals einen Gips brauchen.	On va vous faire une **radio** et on décidera ensuite si vous avez encore besoin d'un plâtre.
Ich werde Ihnen einen **elastischen Verband** machen.	Je vais vous faire un **strapping.** *strapp fam.*
Sie müssen operiert werden.	On va devoir vous opérer.
Die Operation muss sofort durchgeführt werden.	On doit vous opérer en urgence.
Um eine Verschlechterung zu vermeiden, rate ich Ihnen zu einer Operation.	Afin d'éviter une aggravation, je vous conseille une intervention chirurgicale.

6

Bitte unterschreiben Sie dieses **Aufklärungsformular.**	Signez ce **formulaire de consentement éclairé (à une intervention chirurgicale),** svp !
Die **Nähte** werden in ... Tagen entfernt.	On vous enlèvera les **points de suture** dans ... jours.
Es wird nicht notwendig sein, die **Fäden** zu ziehen. Sie lösen sich von selbst auf.	Il ne sera pas nécessaire d'enlever les **fils** : ce sont des fils résorbables.
Im Fall einer Verschlechterung, egal welcher Art, kommen Sie sofort wieder.	En cas de complication, quelle qu'elle soit, revenez immédiatement.

6.6.6 Das Vokabular – le vocabulaire

Die Fraktur – la fracture

Winkelbildung (f)	angulation (f)
Achse (f)	axe (m)
Abscherung (f)	déchirure (f)
Dislokation (f)	déplacement (m)
Abweichung (f)	déviation (f)
Kompression (f)	écrasement (m), compression (f)
Verstauchung (f)	entorse (f)
Inklination (f)	inclinaison (f)
Frakturstufe (f)	marche (f) d'escalier *wörtl. Treppenstufe*
offene Fraktur (f)	fracture (f) ouverte
Trümmerbruch (m)	fracture (f) comminutive/plurifragmentaire
nicht zurückführbar	irréductible
reponierbar	réductible
Abriss (m), Ausriss (m)	arrachement (m)
Läsion (f) der Bänder/des Meniskus	lésion (f) ligamentaire/méniscale
Knochenkeimgewebe (n), Kallus (m)	cal (m)
Wachstumsknorpel (m)	cartilage (m) de croissance
Sequester (m)	séquestre (m)
Versteifung (f)	raideur (f), raidissement (m)
Muskelkontraktur (f)	contracture (f) musculaire
Fettembolie (f)	embolie (f) graisseuse

Die Wunde – la plaie

Wunde (f)	plaie (f), blessure (f)
Ränder (mpl) der Wunde (glatt, ausgefranst, klaffend)	bords (mpl) de la plaie (lisses/souples, déchirés, béants)

Schürfwunde (f)	excoriation (f)
Schramme (f)	écorchure (f), égratignure (f)
Schnittwunde (f)	coupure (f)
Schusswunde (f)	plaie (f) par balle
Risswunde (f)	blessure (f) lacérée
Stichwunde (f)	blessure (f) perforante
Kruste (f)	croûte (f)
Vernarbung (f)	cicatrisation (f)
Narbe (f)	cicatrice (f)
Weichteile (npl)	parties (fpl) molles
Quetschung (f), Prellung (f)	contusion (f)

Die Entzündung – l'infection

Wundinfektion (f)	infection (f) de la plaie
Abszess (m)	abcès (m)
septischer Schock (m)	choc (m) septique
Gelenkerguss (m)	épanchement (m) articulaire
Erysipel (n)	érysipèle (m)
Gangrän (n/f)	gangrène (f)
Sehnenscheidenentzündung (f)	péritendinite (f)
Sehnenentzündung (f)	tendinite (f)
Handphlegmone (f)	phlegmon (m) de la main

Die konservative Behandlung – le traitement conservateur

Kühlung (f)	glaçage (m)
Tetanusprophylaxe (f)	prophylaxie (f) anti-tétanique
Entspannung (f)	relaxation (f)
Ruhigstellung (f)	immobilisation (f)
Dauer (f) der Ruhigstellung	durée (f) de l'immobilisation
Binde (f)	bande (f)
Krücke (f)	canne (f), béquille (f)
Korsett (n)	corset (m)
Rehabilitation (f)	rééducation (f) fonctionnelle
Krankengymnastik (f), Physiotherapie (f)	kinésithérapie (f)
Lymphdrainage (f)	drainage (m) lymphatique
Armschlinge (f), Armtragetuch (n)	écharpe (f)

Arm-Halsschlinge (f)	méthode (f) de Blount
Ferseneinlage (f)	talonnette (f)

Die Gipsformen – les plâtres

Unterarmgips (m)	antébrachiopalmaire (m), manchette (f)
Schiene (f)	attelle (f)
Beingips (m)	botte (f) suro-pédieuse
Gehgips (m)	botte (f) plâtrée de marche
Armgips (m)	brachio-antébrachiopalmaire (m)
spezieller Schulterverband (m) *Desault®*	Desault® (m)
Fingerverband (m)	gantelet (m)
Ruheschiene (f) *in Rinnenform*	gouttière (f) de repos
Skaphoid-Unterarmgips (m)	manchette (f) type scaphoïde
Verbandswatte (f)	ouate (f) orthopédique/pour pansement
Kreppbinde (f)	bande (f) de crêpe

Die chirurgische Behandlung und das chirurgisches Material – le traitement chirurgical et le matériel chirurgical

Darstellung (f)	exploration (f)
Spülung (f)	lavage (m)
Ausräumung (f)	évacuation (f)
Debridement (n)	débridement (m)
schonende Exzision (f)	résection (f) économique
Osteosynthese (f)	ostéosynthèse (f)
Platte (f) *Osteosyntheseplatte*	plaque (f) d'ostéosynthèse
Schraube (f)	vis (f)
transdermale Verschraubung (f)	vissage (m) percutané
transdermale Bohrung (f)	brochage (m) percutané
Klammer (f)	agrafe (f)
Spickdraht (m)	broche (f)
Marknagel (m)	clou (m) centromédullaire
Durchbohrung (f)	embrochage (m)
Knochennagelung (f)	enclouage (m)
Knochenschere (f)	sécateur (m)
Zement (m)	ciment (m)
Versteifung (f)	consolidation (f)
Nekrektomie (f)	parage (m)

Hautverschluss (m)	fermeture (f) cutanée
resorbierbarer Faden (m)	fil (m) résorbable
Naht (f), einfache Naht (f)	suture (f), points (mpl) simples
Klammernaht (f)	suture (f) par agrafes

Andere Länder, andere Eigennamen! – autres pays, autres expressions !

Patellatanzen (n)	ballottement (m) de la rotule, choc (m) rotulien
Fischwirbel (m)	vertèbre (f) aplatie-concave
Keilwirbel (m)	vertèbre (f) cunéiforme, vertèbre (f) en coin
Grünholzfraktur (f)	fracture (f) en bois vert
Mottenfraßfraktur (f)	fracture (f) en motte de beurre
Korbhenkelfraktur (f)	rupture (f) du ménisque en anse de seau
Hammerfinger (m)	mallet-finger (m), doigt (m) en maillet
Knopflochfinger (m)	doigt (m) en boutonnière
Schwanenhalsfinger (m)	doigt (m) en col de cygne
springender Finger (m) *Schnapp-daumen*	doigt (m) à ressort
Watschelgang (m)	démarche (f) en canard
Klaviertastenphänomen (n)	touche (f) de piano
Trichterbrust (f)	thorax (m) en entonnoir
Genum varum (n), O-Bein (n)	genoux (mpl) arqués
Genum valgum (n), X-Bein (n)	genoux (mpl) cagneux
Krallenfuß (m)	orteils (mpl) en griffe
Hammerzeh (m)	orteil (m) en marteau

6.6.7 Die Abkürzungen – les abréviations

	äußerer Meniskus (m)	**ME**	ménisque (m) externe
	innerer Meniskus (m)	**MI**	ménisque (m) interne
Aro	Außenrotation (f)	**RE**	rotation (f) externe
Iro	Innenrotation (f)	**RI**	rotation (f) interne
Lig	Ligamentum (n)	**Lgt**	ligament (m)
	vorderes Kreuzband (n)	**LCA**	ligament (m) croisé antérieur
	hinteres Kreuzband (n)	**LCP**	ligament (m) croisé post-érieur
	Fraktur (f)	**Fx**	fracture (f)

	Zervikobrachialgie (f)	NCB	névralgie (f) cervico-brachiale
SHT	Schädel-Hirn-Trauma (n)	TC	traumatisme (m) crânien
TEP	Totalendoprothese (f) *der Hüfte*	PTH	prothèse (f) totale de hanche
	Alkoholverband (m)	PA	pansement (m) alcoolisé
NB	Nachbehandlung (f)	CPU	consultation (f) post urgence
AHB	Anschlussheilbehandlung (f)	SSR	Soins (m) de suite et de réadaptation
AU	Arbeitsunfähigkeit (f)	ITT	incapacité (f) totale de travail
	Verkehrsunfall (m)	AVP	accident (m) de la voie publique
	Arbeitsunfall (m)	AT	accident (m) du travail

6

6.7 Die Anästhesiologie und Intensivmedizin – l'anesthésie-réanimation

Wie auch in Deutschland werden verschiedene Schwerpunkte in der Intensivmedizin unterschieden, wie beispielsweise die **medizinische Intensivmedizin – *réanimation (f) médicale*** oder die **chirurgische Intensivmedizin – *réanimation (f) chirurgicale.*** In Frankreich wird die notfallmedizinische Versorgung im Rettungsdienst – *Service (m) d'Aide Médicale Urgente (SAMU)* häufig von Fachärztinnen und Fachärzten für Allgemeinmedizin übernommen, die über eine entsprechende Weiterbildung verfügen – *diplôme (m) d'études spécialisées complémentaires.*

6.7.1 Die Geräte – les appareils

Der Anästhesiewagen – le chariot d'anesthésie

Venenverweilkanüle (f)/Branüle®/ Flexüle®	cathéter (m) veineux periphérique (CVP), cathlons® (mpl)
zentraler Venenkatheter (m) (ZVK)	cathéter (m) veineux central (CVC)
Drei-Wege-Hahn (m)	robinet (m) à trois voies
Spritzenpumpe (f), Perfusor® (m)	pompe (f) à seringue
Elektrolytlösung (f)	soluté (mpl) électrolytique
Rollenpflaster (n) *weißes/braunes Pflaster (n)*	sparadrap® (m)
Magensonde (f)	sonde (f) gastrique
Absaugkatheter (m)	sonde (f) d'aspiration
Gesichtsmaske (f)	masque (m) facial
Beatmungsbeutel (m), Ambu®-Beutel (m)	ballon (m)

Guedel-/Wendel-Tubus (m)	canule (f) de Guedel/Wendel
Larynxmaske (f) (LMA)	masque (m) laryngé
Laryngoskop (n)	laryngoscope (m)
Tubus (m)	tube (m)
Doppellumentubus (m) (DLT)	tube (m) à double lumière
Magill-Zange (f)	pince (f) de Magill
Blockerspritze (f)	seringue (f) de gonflement du ballonnet

Das Narkosegerät – l'appareil d'anesthésie

Monitor (m), Überwachungsmonitor (m)	moniteur (m), écran (m) monitorage
Frischgasanschluss (m)	sortie (f) de gaz frais externe
O_2-Flush (m)	bypass (m) d'O_2
Wasserfalle (f)	piège (m) à eau
Atemkalkbehälter (m)	bac (m) à chaux sodée
Atembeutel (m)	ballon (m)
Vapor (m)	évaporateur (m)
Narkosegas (n)	gaz (m) d'anesthésie
zusätzlicher Sauerstoffanschluss (m)	débitmètre (m) d'O_2 auxiliaire
Schlauch (m)	tuyau (m)

Gut zu wissen – bon à savoir

In der Intensivmedizin werden im Französischen wie auch im Deutschen viele englische Begriffe verwendet, z. B. *monitoring (m)*. Diese werden hier nicht aufgeführt.

Die Überwachungsgeräte – les appareils de surveillance

EKG-Gerät (n)	moniteur (m) ECG
Blutdruckmessgerät (n)	appareil (m) de mesure automatique de la pression artérielle
Kapnometer (n), Kapnograf (m)	appareil (m) de mesure de la concentration en CO_2 de fin d'expiration
Pulsoxymeter (n)	saturomètre (m)

6.7.2 Die Anamnese – l'histoire de la maladie

Befanden Sie sich in letzter Zeit in ärztlicher Behandlung? Wenn ja, weswegen?	Est-ce que vous suiviez un traitement médical ces derniers temps ? Si oui, pourquoi ?
Nehmen Sie regelmäßig Medikamente ein?	Prenez-vous régulièrement des médicaments ?
Wurden Sie bereits einmal operiert? Wenn ja, woran und wann?	Est-ce que vous avez déjà été opéré(e) ? Si oui, pourquoi et quand ?
Ergaben sich bei der Anästhesie Besonderheiten?	Avez-vous déjà eu des complications à la suite d'une anesthésie ?
Kam es bei Familienangehörigen zu Zwischenfällen im Zusammenhang mit einer Anästhesie?	Est-ce qu'il y a eu des incidents lors d'une anesthésie dans votre famille?
Wie gut sind Sie körperlich belastbar? Wie viele Etagen schaffen Sie beim Treppensteigen ohne Probleme? Haben Sie manchmal Schmerzen in der Brust, wenn Sie sich belasten?	Etes-vous résistant(e) sur le plan physique ? Combien d'étages pouvez-vous monter sans difficulté ? Avez-vous parfois mal à la poitrine quand vous faites un effort ?
Haben Sie schon mal eine Bluttransfusion bekommen? Wenn ja, ergaben sich dabei Komplikationen?	Avez-vous déjà été transfusé(e) ? Si oui, est-ce qu'il y a eu des complications ?
Bluten Sie auffallend lange, wenn Sie sich schneiden?	Saignez-vous particulièrement longtemps lorsque vous vous coupez ?
Bekommen Sie leicht blaue Flecken?	Est-ce que vous avez facilement des bleus ?
Tragen Sie ein Hörgerät/Kontaktlinsen?	Avez-vous un appareil auditif/des lentilles de contact ?
Tragen Sie Zahnprothesen?	Avez-vous un dentier amovible ?
Haben Sie lockere Zähne?	Avez-vous des dents qui bougent un peu ?
Frauen im gebärfähigen Alter: Könnten Sie schwanger sein?	Chez les femmes en âge de procréer : Est-ce qu'il se peut que vous soyez enceinte ?

Gut zu wissen – bon à savoir

In der **Prämedikationsvisite** – ***visite (f) préopératoire*** wird festgelegt, welches Anästhesieverfahren – *type (m) d'anesthésie souhaité* bevorzugt wird, und es erfolgt die Erklärung, wie das Betäubungsverfahren abläuft – *déroulement (m) de l'anesthésie* und die Überwachung funktioniert – *explication (f) de la surveillance.*

6.7.3 Die Untersuchung – l'examen clinique

Die perioperative Überwachung – la surveillance peropératoire

Inspektion/Palpation:	**inspection/palpation :**
Durchmesser/Form der Pupillen und Lichtreaktion	diamètre/forme et réflexe des pupilles
Farbe der Konjunktiven beim Herunterziehen des Unterlides (Anämiezeichen)	coloration de la conjonctive lors de l'abaissement de la paupière inférieure (signe d'anémie)
Tasten der Pulse, Rekapillarisierungszeit (periphere Durchblutungssituation)	palpation du pouls, temps de recapillarisation (TRC) (circulation periphérique)
Hautturgor (Dehydratationszeichen)	pli cutané (signe de déshydratation)
Hauttemperatur, Schweißabsonderung	température cutanée, sudation
Überwachung des Operationsgebietes (Blutverlust)	surveillance du champ opératoire (perte sanguine)
Atemexkursion (symmetrische Belüftung beider Lungen)	ampliation thoracique (ventilation symétrique des poumons)
Auskultation:	**auscultation :**
Prüfung auf beidseitige Beatmung	contrôle de la symétrie de la ventilation
Prüfung des Atemgeräusches	contrôle du murmure vésiculaire et des bruits associés

6.7.4 Der Normalbefund – l'observation normale

Die präoperative Untersuchung – l'examen préopératoire

Auskultation von Herz und Lunge unauffällig	auscultation pulmonaire et cardiaque RAS
gute kardiopulmonale Belastbarkeit; z. B. mind. 2 Etagen Treppensteigen ohne Angina-Pectoris(AP)-Beschwerden oder Atemnot	capacité cardiopulmonaire satisfaisante; par exemple, monter deux étages sans signes d'AP ou dyspnée
Halswirbelsäule (HWS) normal beweglich	mobilité de la colonne cervicale normale
Mundöffnung ohne Einschränkung möglich	degré d'ouverture de la bouche normal
normaler Zahnstatus	état dentaire normal
guter Status der peripheren Venen	bon état des veines périphériques
bei Regionalanästhesie: Inspektion der Einstichstelle o. B.	en cas d'anesthésie régionale : inspection du site d'injection RAS

Die postoperative Untersuchung – l'examen postopératoire

wacher, kooperativer Patient	patient éveillé et coopératif
beantwortet Fragen	répondant aux questions

6

zu Ort und Zeit orientiert	orienté dans l'espace et le temps
hämodynamische Stabilität	stabilité hémodynamique
gute Spontanatmung	bonne ventilation spontanée
Abwehrreflexe vorhanden	réflexes de défense présents

6

6.7.5 Der pathologische Befund – l'observation pathologique

Klinischer Fall – cas clinique
Sie begleiten die **Intensivmedizinerin** – *réanimatrice (f)*, die in der Notaufnahme Dienst hat. Der erste Fall an diesem Tag ist ein **anaphylaktischer Schock** – *choc (m) anaphylactique* bei einem Patienten mit einer bekannten Allergie gegen Insektenstiche. Der Patient wurde zunehmend kreislaufinstabil. Die Diagnose ist schnell gestellt und unter 0,1 mg Adrenalin kommt es zu einer Stabilisierung des Blutdrucks. Zur Überwachung wird der Patient auf die Intensivstation verlegt. Sie werden nun gebeten, den Vorfall in der Krankenakte festzuhalten. Sie notieren:

Konsultationsgrund: 21-jähriger Patient mit Insektenstich bei bekannter Allergie	**motif de consultation :** patient de 21 ans avec allergie connue consulte pour une piqûre d'insecte
Untersuchung: ansprechbar und allseits orientiert Herz und Lunge auskultatorisch unauffällig keine Dysphonie Schleimhäute unauffällig	**examen clinique :** conscient et bien orienté auscultation cardio et pneumo RAS pas de dysphonie pas d'atteinte des muqueuses
Verlauf: Verschlechterung des Kreislaufs mit Auftreten einer Bradykardie und Hypotension, behandelt mit 0,1 mg Adrenalin	**évolution :** dégradation de l'état hémodynamique avec bradycardie et hypotension artérielle traitée par 0,1 mg d'adrénaline
Zusammenfassung: 21-jähriger Patient mit anaphylaktischem Schock, ausgelöst durch einen Insektenstich. Die Gabe von Adrenalin führte zu einer Besserung der Symptomatik. Verlegung zur weiteren Überwachung auf die Intensivstation.	**conclusion :** homme de 21 ans admis pour un choc anaphylactique suite à une piqûre d'insecte. Evolution favorable après traitement par adrénaline. Hospitalisation en réanimation pour surveillance.

6.7.6 Das Vokabular – le vocabulaire

Nützliche Vokabeln – mots utiles

Anästhesiepflegekraft (f), Fachkrankenpfleger/in (m/f) für Intensivpflege und Anästhesie	infirmier (m)/infirmière (f) anesthésiste diplômé/e d'état (IADE)
Intensivmediziner/in (m/f)	réanimateur (m)/réanimatrice (f)
nüchtern sein	être à jeun

einen Zugang legen	poser/mettre une voie
Zugang (m)	garde-veine (m)
Beatmungsgerät (n)	respirateur (m)
Nervenstimulator (m)	neurostimulateur (m)
Ultraschallgerät (n)	échographe (m)
Dialysegerät (n)	appareil (m) de dialyse
Dialyse (f), Hämodialyse (f) (HD)	épuration (f) extra-rénale (EER)

Die Anästhesieverfahren – les types d'anesthésie

Vollnarkose (f), Allgemeinanästhesie (f) (AA)	anesthésie (f) générale (AG)
• rückenmarksnahe Regionalanästhesie (f) Spinalanästhesie (f) (SPA) • Periduralanästhesie (f) (PDA)	anesthésie régionale à proximité de la moelle • rachianesthésie (f) *rachi* • anesthésie (f) péridurale
Lokal-/Regionalanästhesie (f)	anesthésie (f) loco-régionale
Armplexusanästhesie (f)	bloc (m) du plexus brachial axillaire
intravenöse Regionalanästhesie (f) (IVRA)	anesthésie (f) loco-régionale intraveineuse (ALRIV)

Die Notfälle – les urgences

Herz-Kreislauf-Stillstand (m)	arrêt (m) cardiaque
Schock (m) • hypovolämischer ~ • kardiogener ~ • septischer ~ • anaphylaktischer ~	choc (m) • ~ hypovolémique • ~ cardiogénique • ~ septique • ~ anaphylactique
Herzbeuteltamponade (f)	tamponnade (f) cardiaque
Herzinfarkt (m) (HI)	infarctus (m) du myocarde (IDM)
Aortenaneurysmadissektion (f)	anévrysme (m) disséquant de l'aorte
schwerer Asthmaanfall (m)	asthme (m) aigu grave (AAG)
akute/chronische Ateminsuffizienz (f)	insuffisance (f) respiratoire aiguë/chronique (IRA/IRC)
akutes Lungenödem (n)	œdème (m) aigu du poumon (OAP)
Lungenarterienembolie (f) (LAE)	embolie (f) pulmonaire (EP)
Pneumothorax (m)	pneumothorax (m) (PNO)
akutes Nierenversagen (n) (ANV)	insuffisance (f) rénale aiguë (IRA)
Subarachnoidalblutung (f) (SAB)	hémorragie (f) sous-arachnoïdienne (HSA)
Status (m) epilepticus	état (m) de mal épileptique (EME)
maligne Hyperthermie (f) (MH)	hyperthermie (f) maligne (HM)

6

Störungen (fpl) im Säure-Basen-Haushalt	troubles (mpl) de l'équilibre acido-basique
Multiorganversagen (n) (MOV)	syndrome (m) de défaillance multiviscérale (SDMV)

6.7.7 Die Abkürzungen – les abréviations

DIC	disseminierte intravaskuläre Koagulation (f)	**CIVD**	coagulation (f) intravasculaire disséminée
ARDS	*acute respiratory distress syndrome*	**SDRA**	syndrome (m) de détresse respiratoire aiguë de l'adulte
RR	arterieller Blutdruck (m)	**PA**	pression (f) artérielle
		TA	tension (f) artérielle
ITS	Intensivstation (f)	**USI**	unité (f) de soins intensifs
	peripherer Zugang (m)	**VVP**	voie (f) veineuse périphérique
ITN	Intubationsnarkose (f)		anesthésie (f) générale
	(orotracheale) Intubation (f)	**IOT**	intubation (f) oro-trachéale
PAK	pulmonalarterieller Katheter (m)	**CAP**	cathéter (m) artériel pulmonaire
ZVD	zentralvenöser Druck (m)	**PVC**	pression (f) veineuse centrale
ZVK	zentralvenöser Katheter (m)	**KTC**	cathéter (m) central
LAE	Lungenarterienembolie (f)	**EP**	embolie pulmonaire (f)

Falsche Freunde – faux amis

IRA kann im Französischen sowohl **akute respiratorische Insuffizienz** – *insuffisance (f) respiratoire aiguë* als auch **akutes Nierenversagen** – *insuffisance (f) rénale aiguë* heißen.

Ähnlich wie im Deutschen HWI entweder **Hinterwandinfarkt** – **infarctus (m) du myocarde postérieur** oder **Harnwegsinfekt** – *infection (f) urinaire* bedeuten kann.

6.8 Die Nephrologie – la néphrologie

6.8.1 Die Anatomie – l'anatomie

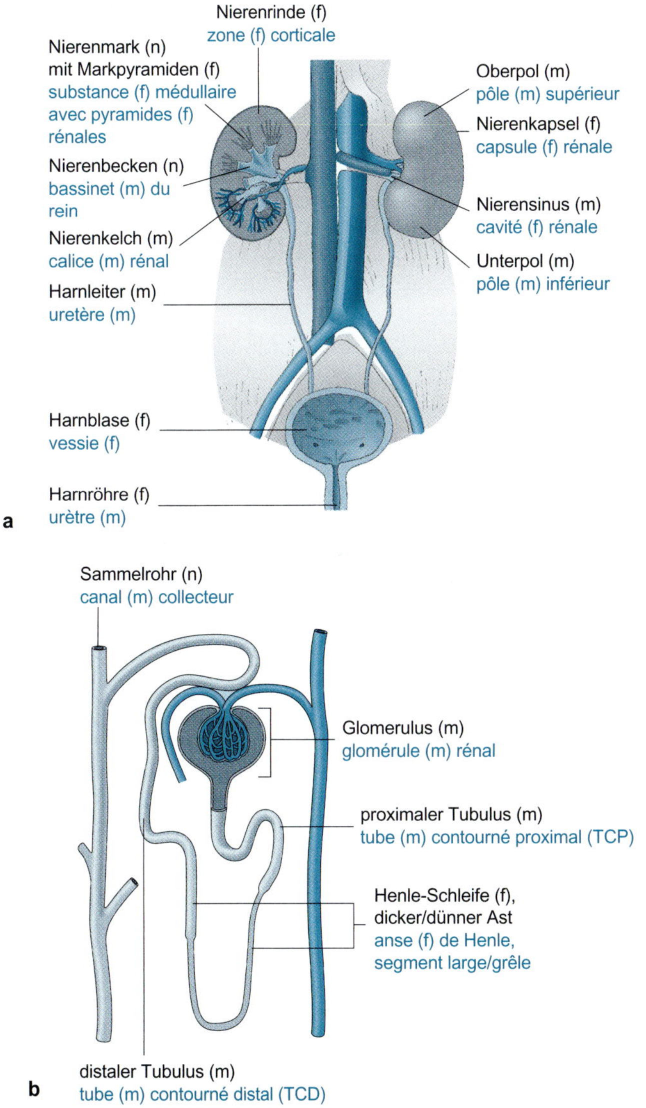

Abb. 6.5 Die Nieren und die Ausscheidungswege – les reins et les voies excrétrices [L190]

Gut zu wissen – bon à savoir

Im Französischen nennt man die **Markpyramiden (fpl)** – ***les pyramides (fpl) de Malpighi***.

6.8.2 Die Pathophysiologie – la pathophysiologie

In der Nephrologie sind viele Begriffe im Französischen und Deutschen sehr ähnlich wie z. B. die nebeneinanderliegenden Schichten der Filtrationsbarriere - ***couches (fpl) juxtaposées de la barrière (f) de filtration***: die Fußfortsätze der Podozyten – *pédicelles (mpl) des podocytes*, die Basalmembran – *membrane (f) basale* und die Endothelzellen – *cellules (fpl) endothéliales*.

glomerulärer Filtrationsdruck (m)	pression (f) de filtration glomérulaire (PFG)
Ultrafiltrationsdruck (m)	pression (f) d'ultrafiltation (Puf)
Diffusion (f)	transfert (m) diffusif
Triebkraft (f)	force (f) motrice
Ladung (f)	charge (f)
Schwelle (f)	seuil (m)
renaler Plasmafluss (m) (RPF)	débit (m) plasmatique rénal (DPR)
glomeruläre Filtrationsrate (f) (GFR)	débit (m) de filtration glomérulaire (DFG)
tubuloglomeruläre Rückkopplung (f)	rétrocontrôle (m) tubulo-glomérulaire (RTG)

6.8.3 Die Anamnese – l'histoire de la maladie

Für die allgemeine Anamnese bitte in ▸ Kap. 5. 1 und für zusätzliche nephrologisch-urologische Fragen in ▸ Kap. 6.9 nachlesen.

Haben Sie in kurzer Zeit **Gewicht zugenommen** oder ein **Anschwellen** in bestimmten Körperteilen bemerkt?	Avez-vous constaté une **prise de poids** rapide ou un **gonflement** au niveau de certaines parties du corps ?
Wie ist Ihr **reguläres Gewicht?**	Quel est votre **poids habituel** ?
Wie oft gehen Sie am Tag auf die Toilette?	Combien de fois allez-vous aux toilettes par jour ?
Haben Sie in den letzten Tagen **weniger Wasser gelassen** als gewöhnlich oder gar nicht?	Avez-vous **uriné moins** que d'habitude ou pas du tout ces derniers jours ?
Haben Sie einen **gefärbten Urin** bemerkt? Wenn ja: • dunkelbraun, dunkel, schwarz (auch *Colafarbend*) oder weiß • rosa, rot, orange, blau oder grün	Avez-vous remarqué une **coloration des urines** ? Si oui : • brunâtres foncées, sombres, noires ou blanches • rosées, rouges, oranges, bleues ou vertes
Haben Sie **trüben oder schlecht riechenden Urin?**	Avez-vous des **urines troubles ou malodorantes** ?

Haben Sie **schäumenden Urin** bemerkt?	Avez-vous remarqué **des urines mousseuses** ?
Haben Sie **krampfartige Schmerzen?**	Avez-vous des **douleurs spasmodiques** ?
Haben Sie manchmal **Krämpfe?**	Avez-vous parfois **des crampes** ?
Nehmen Sie **Wassertabletten** oder **Blutdruckmedikamente?**	Prenez-vous des **médicaments diurétiques ou antihypertenseurs** ?

6.8.4 Die Untersuchung – l'examen clinique

In der Nephrologie muss man immer eine komplette klinische Untersuchung durchführen. Insbesondere da eine Niereninsuffizienz viele Bereiche einschränkt und es bei vielen Systemerkrankungen eine renale Beteiligung gibt. Bitte deshalb auch das ▶ Kap. 5. 1 beachten.

Gut zu wissen – bon à savoir

Zur ausführlichen nephrologischen Untersuchung gehört immer das **Blutdruckmessen** – ***mesure (f) de la pression artérielle.*** Bei nierenkranken Patienten ist der **Zielblutdruck (m)** – **cible (f) tensionnelle** deutlich niedriger als bei Gesunden. Außerdem darf die **Gewichtskontrolle** – ***contrôle (m) du poids*** zur Abschätzung von **Wassereinlagerungen** – ***œdème (m)*** nicht fehlen.

6

Die Zusatzuntersuchungen – les examens complémentaires

Blutgasanalyse (f)	gaz(ométrie) (f) artérielle
Störung (f) des Säure-Basen-Haushaltes	troubles (mpl) acido-basiques
nicht gemessene Anionen (npl)	anions (mpl) indosés, non mesurés
Anionlücke (f)	trou (m) anionique
osmotische Lücke (f)	trou (m) osmotique
Wasser- und Elektrolythaushalt (m)	bilan (m) hydro-électrolytique
Uringewinnung (f) mit einem sterilen Beutel	receuil (m) urinaire par poche stérile
Urin-Probe (f)	échantillon (m) d'urine
Urin-Zytologie (f)	examen (m) cytologique quantitatif des urines
Urinsediment (n)	sédiment (m) urinaire, culot (m) urinaire
24-h-Sammelurin (m)	recueil (m) des urines de 24 h
Eiweiß-Elektrophorese (f)	électrophorèse (f) des protéines sériques (EPS)
Albumin/Kreatinin-Quotient (m)	rapport (m) albumine/créatinine urinaire (RAC)
Eiweiß/Kreatinin-Quotient (m)	rapport (m) protéinurie/créatinine urinaire (RPC)
Trägerprotein (n)	protéine (f) porteuse

Ein- und Ausfuhrkontrolle (f)	bilan (m) des entrées et des sorties
Durstversuch (m)	test (m) de privation d'eau
Nierenbiopsie (f)	biopsie (f) rénale
Immunfloureszenzuntersuchung (f)	examen (m) par immunoflourescence
Elektronen-, Lichtmikroskop (m)	microscope (m) électronique (ME), optique (MO)

Zur Untersuchung der Miktion und des Urins gehören auch eine **Uroflowmetrie** – ***débitmétrie (f) urinaire*** und eine **mikrobiologische Urinuntersuchung** – ***examen (m) cytobactériologique des urines (ECBU)***. Bitte hierfür in ▶ Kap. 6.9 nachschlagen.

Falsche Freunde – faux amis

Im Französischen gibt es für die Dehydrierung wie im Deutschen auch den Begriff der Dehydratation, jedoch wird diese im Französischen mit einem zusätzlichen ‚s' geschrieben – ***déshydratation (f)***. Man unterscheidet ***déshydratation intracellulaire (DIC)*** und ***extracellulaire (DEC)***.

6

Die Sonographie der Nieren und ableitenden Harnwege – l'échographie rénale et des voies urinaires excrétrices

Länge (f), Breite (f), Dicke (f)	longueur (f), largeur (f), épaisseur (f)
Nierenbecken (n) quer	diamètre (m) antéropostérieur (DAP) du pyélon
Parenchymdicke (f) *Parenchymsaum*	épaisseur (f) du parenchyme rénal

Bitte zur allgemeinen Ultraschalluntersuchung und zum Farbdoppler in ▶ Kap. 7.2.2 nachlesen.

Gut zu wissen – bon à savoir

In Deutschland wird der Ultraschall der Nieren grundsätzlich durch ärztliches Personal ausgeführt, in Frankreich gibt es darüber hinaus den Beruf des/der **manipulateur/trice d'électroradiologie médicale.**

6.8.5 Der Normalbefund – l'observation normale

Untersuchung: • keine Flankenschmerzen • kein Blasenhochstand	**examination :** • pas de douleurs au niveau des flancs • vessie non palpable
Urin: • Dichte unauffällig • pH sauer/alkalisch • keine roten Blutkörperchen, Erythrozytenzylinder oder deformierten Erythrozyten • keine Proteinurie/Albuminurie • keine Leukozyturie • Nitrit negativ	**urine :** • densité normale • pH acide/basique • pas de globules rouges, de cylindres hématiques ou d'hématies déformées • pas de protéinurie/d'albuminurie • pas de leucocyturie • pas de nitrites

Sonographie: • orthotope Lage • Volumen bds. normal • Keine **Nierenbeckenkelcherweiterung** • Mark-Rinden-Differenzierung unauffällig • Keine **Nierenzysten** • Echogenität regelrecht • Nierenkontur glatt berandet • Blase gefüllt, kein Megaureter, **kein Restharn** • keine Aszites	**échographie :** • position anatomique normale • volume rénal normal • pas de **dilatation pyélocalicielle** (DPC) • différenciation corticomédullaire régulière • pas de **kystes rénaux** • échogénicité normale • contour du rein est net • vessie pleine, pas d'urétère dilaté, pas d'**urine résiduel** • pas d'ascite

6.8.6 Der pathologische Befund – l'observation pathologique

Die pathologischen Befunde – les observations pathologiques

Einzelniere (f)	rein (m) unique
Schwebeteilchen (npl)	échos (mpl) fins tourbillonnant s
Urothelzeichen (n)	épaississement (m) des parois pyéliques
Nieren-, Blasen-, Ureterstein (m)	calcul (m) rénal, vésical, urétéral
Ausfällung (f)	précipitation (f)
Überwässerung (f)	hyperhydratation (f)
Pleura-, Perikarderguß (m)	épanchement (m) pleural, péricardique
Aktivierung (f) des klassischen/alternativen Weges des Komplementsystems	activation (f) de la voie classique/alterne du système du complément
Hyperzellularität (f)	prolifération (f) cellulaire

6.8.7 Das Vokabular – le vocabulaire

Die Nierenerkrankungen – les maladies rénales

Nierenbeteiligung (f)	atteinte (f) rénale
Lupusnephritis (f)	néphrite (f) lupique
Nieren-/Harn-/Blasensteinleiden (n)	lithiase (f) rénale, urétérale ou vésicale
postobstruktive Diurese (f)	syndrome (m) de levée d'obstacle (SLO)
kongenitale Anomalien (fpl) der Nieren und ableitenden Harnwege	anomalies (fpl) congénitales de l'appareil génito-urinaire
Nierenbeckenabgangsstenose (f)	syndrome (m) de la jonction urétéro-pyélique
renale Osteodystrophie (f)	maladie (f) osseuse rénale, ostéodystrophie (f) rénale
Pyonephrose (f)	suppuration (f) intrarénale
orthostatische Proteinurie (f)	protéinurie (f) en clinostatisme
Proteinurie (f) bei körperlicher Anstrengung	protéinurie (f) d'effort

psychogene Polydipsie (f)	potomanie (f)
Rückfall (m), Recurrence (f)	rechute (f)

Die Behandlung – le traitement

Eiweiß- und salzarme Ernährung (f)	régime (m) hypoprotidique, hyposodé
kaliumsparende Diuretika (npl)	diurétiques (mpl) épargneurs de potassium (DEK)
Schleifendiuretika (npl)	diurétiques (mpl) de l'anse (DA)
Angiotensin-Rezeptor-Antagonist (m)	antagoniste (m) des récepteurs de l'angiotensine II (ARA2)
ACE-Hemmer (m) *angiotensin converting enzyme*	inhibiteurs (mpl) de l'enzyme de conversion de l'angiotensine (IECA)
Trockengewicht (n)	poids (m) sec
Nettoverlust (m)	perte (f) nette
Heimtherapie (f)	traitement (m) à domicile
Nierenersatztherapie (f)	épuration (f) extrarénale
Nierenersatztherapie (f) • Nierentransplantation (f) • Hämodialyse (f) • Peritonealdialyse (f)	traitement (m) de suppléance de la fonction rénale • transplantation (f) rénale ou greffe de rein • hémodialyse (f) (HD) • dialyse (f) péritonéale (DP)
Dialyseflüssigkeit (f), Dialysat (n)	bain (m) de dialyse
Hämodialysegerät (n)	générateur (m) d'hémodialyse
Dialysator (m), Hämodialysefilter (m)	dialyseur (m) à fibres capillaires
Umkehrosmose (f) *Gerät*	osmoseur (m)
Tenckhoff-Katheter (m)	cathéter (m) de dialyse péritonéale
Muffe (f)	manchon (m)
Gefäßzugang (m): • Cimino-Shunt (m)/Fistel (f) • Prothesenshunt (m)	abord (m) vasculaire : • fistule (f) artério-veineuse • prothétique (m) artério-veineuse
Nettoverlust (m)	perte (f) nette
Volumenersatzlösungen (fpl)	solutés (mpl) de remplissage
Organmangel (m)	pénurie (f) d'organes
Organvergabe (f)	attribution (f) d'organes
Verstorbenenspender/-in (m/f) nach Herz-Kreislaufstillstand/nach Hirntod	donneur/-euse (m/f) décédé(e) après arrêt circulatoire (DDAC)/en état de mort cérébrale
Lebendspender/-in (m/f)	donneur/-euse (m/f) vivant(e)

Falsche Freunde – faux amis

Im Französischen bezeichnet man den **Blutspiegel** – ***taux (m) sanguin*** eines Medikaments in der Regel als *dosage (m) plasmatique.* Dieses Wort erinnert sehr an das deutsche Wort **Dosierung (f).** Im Französischen benutzt man dafür jedoch den Begriff ***posologie (f)***, der neben der Menge auch die Darreichungsform, Verteilung über den Tag und Einnahmedauer eines Medikaments umfasst. Die **Dosis (f)** – ***dose (f)*** bezeichnet die Menge eines Medikaments einer einzelnen Gabe.

Gut zu wissen – bon à savoir

In Frankreich und bald auch in der Schweiz gilt für eine Organspende die Widerspruchslösung, d. h. wer vor seinem Tod nicht einer Organspende widerspricht, wird ggf. Organspender. Diesen Widerspruch müssen die Franzosen im **nationalen Register des Widerspruchs einer Organspende** – *Registre (m) national des refus (RNR) de dons d'organes* vornehmen. Ansonsten gilt der **Grundsatz der mutmaßlichen Einwilligung** – *principe (m) du consentement présumé.* Die *Agence (f) de la biomédecine* organisiert die Organverteilung, ähnlich wie Eurotransplant für Deutschland und die anderen Mitgliedsstaaten. In Deutschland gilt die Entscheidungslösung (f) – *principe (m) du consentement explicite.*

6

6.8.8 Die Abkürzungen – les abréviations

CNI	chronische Niereninsuffizienz (f)	**IRC**	insuffisance (f) rénale chronique
MCGN	Minimal-Change-Glomerulonephritis (f)	**SNLGM**	syndrome (m) néphrotique à lésions glomérulaires minimes
FSGS	fokal segmentale Glomerulosklerose (f)	**GSF**	glomérulosclérose (f) segmentaire et focale
TINU	tubulointerstitielle Nephritis (f) mit Uveitis	**NITU**	néphropathie (f) interstitielle et tubulaire avec uvéite
RPGN	rapid progressive Glomerulonephritis (f)	**GNRP**	glomérulonéphrite (f) rapidement progressive
IgAN	IgA-Nephropathie (f)	**N-IgA**	néphropathie (f) à IgA
	Nierenkolik (f)	**CN**	colique (f) néphrétique
NAST	fibromuskuläre Nierenarterienstenose (f)	**SFAR**	sténose (f) par fibrodysplasie de l'artère rénale
	akute Pyelonephritis (f)	**PNA**	pyélonéphrite (f) aiguë
ADPKD/ ARPKD	autosomal dominante/ rezessive polyzystische Nierenerkrankung (f)	**PKRAD/ PKRAR**	polykystose (f) rénale autosomique dominante/ récessive
ATN	akute Tubulusnekrose (f)	**NTA**	nécrose (f) tubulaire aiguë
HUS	hämolytisch urämisches Syndrom (n)	**SHU**	syndrome (m) hémolytique et urémique

RAAS	Renin-Angiotensin-Aldosteron-System (n)	**SRAA**	système (m) rénine-angiotensine-aldostérone
ADH	antidiuretisches Hormon (n)	**ADH**	hormone (f) antidiurétique

6.9 Die Urologie – l'urologie

In der urologischen Fachsprache werden besonders viele Wörter aus dem Lateinischen verwendet. Deshalb ist es hier meist nicht schwer, die medizinischen Ausdrücke zu verstehen. Wenn Sie Bezeichnungen suchen, versuchen Sie einfach das lateinische Wort französisch auszusprechen – meist führt das zum Erfolg!

6.9.1 Die Anatomie – l'anatomie

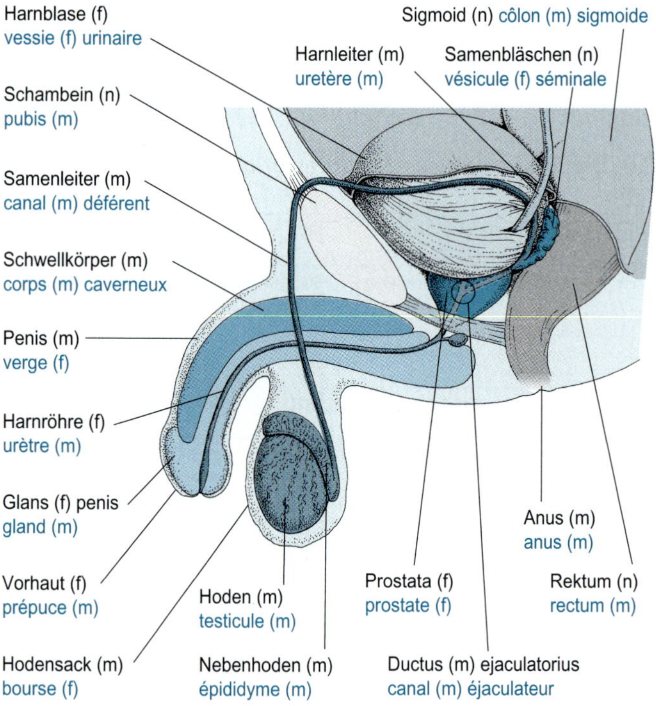

Abb. 6.6 Die männlichen Geschlechtsorgane – les organes génitaux masculins [L190]

6.9.2 Die Anamnese – l'histoire de la maladie

Die urologischen Symptome kann man in drei große Gruppen einteilen: die **Miktionsbeschwerden** – ***troubles (mpl) mictionnels,*** die **Schmerzen** – ***douleurs (fpl)*** und die **Beschaffenheit des Urins** – ***aspect (m) des urines.***
Die allgemeine Anamnese bitte in ▶ Kap. 5. 1 sowie für weitere nephrologisch-urologische Fragestellungen in ▶ Kap. 6.8 nachlesen.

Die aktuelle Anamnese – le motif de consultation (MDC)

Haben Sie Schmerzen im Lendenbereich oder im Unterbauch?	Avez-vous mal dans le bas du dos ou dans le bas-ventre ?
Wie oft müssen Sie pro Tag **Wasser lassen?**	Combien de fois par jour allez-vous **uriner ?**

Gut zu wissen – bon à savoir

Im Deutschen würde man eher nicht während der Anamnese fragen, ob der Patient oder die Patientin „Pipi machen" kann, im Französischen jedoch kommt es durchaus vor, dass man das Verb «faire pipi» nicht nur in der Kinderheilkunde verwendet.

Stehen Sie nachts auf, um Wasser zu lassen? Wenn ja, wie oft?	Est-ce que vous vous levez dans la nuit pour uriner/« faire pipi »? Si oui, combien de fois ?
Trinken Sie tagsüber/nachts viel? Wenn ja, wie viele Gläser?	Buvez-vous beaucoup dans la journée/ dans la nuit ? Si oui, combien de verres ?
Haben Sie häufig **Durst?**	Avez-vous souvent **soif ?**
Haben Sie starken **Harndrang?**	Ressentez-vous un **besoin urgent** d'uriner ?
Haben Sie Schmerzen, **Brennen** oder andere Beschwerden beim Wasserlassen?	Est-ce que ça vous **brûle** ou vous fait mal quand vous urinez ?
Haben Sie **Schwierigkeiten** beim Wasserlassen?	Avez-vous des **difficultés** pour uriner ?
Müssen Sie **pressen,** um Wasser zu lassen?	Devez-vous **pousser** pour uriner ?
Ist der **Harnstrahl** schwach, kräftig oder unterbricht er manchmal?	Est-ce que le **jet urinaire** est faible, fort ou interrompu ?
Kommt Ihr Urin **tröpfchenweise?**	Est-ce que vous urinez en **goutte-à-goutte ?**
Haben Sie ein **Nachtröpfeln** bemerkt?	Avez-vous constaté des **gouttes retardataires** après la miction ?
Welche Farbe hat Ihr Urin? (klar, gelb, rot, braun, **milchig**)	De quel aspect sont vos urines ? (clair, jaune, rouge, marron, **laiteux**)
Hat Ihr Urin einen ungewohnten **Geruch?**	Votre urine a-t-elle une **odeur** anormale ?

Haben Sie das Gefühl, dass Ihre Blase vollkommen geleert wird?	Avez-vous la sensation de vider complètement votre vessie en urinant ?
Können Sie das **Wasserlassen** willentlich unterbrechen?	Pouvez-vous arrêter **d'uriner** si vous le voulez ?
Verlieren Sie manchmal ungewollt Urin? Bei welcher Gelegenheit?	Avez-vous parfois des fuites urinaires ? Dans quelle situation ?
Fühlen Sie, wenn Sie einen **Urinabgang** haben?	Sentez-vous vos **fuites urinaires** ?

Gut zu wissen – bon à savoir

Die **Lachinkontinenz** wird im Französischen als die *Inkontinenz des Lachanfalls* – **l'incontinence (f) au fou rire** bezeichnet. Die **Dranginkontinenz** wird **incontinence (f) urinaire par impériosité** genannt.

Die Vorerkrankungen – les antécédents (ATCD)

Hatten Sie bereits eine urologische Untersuchung oder Operation?	Avez-vous déjà eu un examen ou une opération urologique ?
Hatten Sie schon einmal urologische Erkrankungen? Und in der Pubertät?	Avez-vous déjà eu des problèmes urologiques ? Et pendant de la puberté ?
Hatten Sie in Ihrer Kindheit **Harnwegsinfekte?**	Avez-vous eu des **infections urinaires** dans votre enfance ?
Haben Sie eine **Fehlbildung der Harnwege?**	Avez-vous une **malformation des voies urinaires ?**

Die Sozialanamnese – le mode de vie (MDV)

Werden Sie in Ihrem **täglichen Leben** durch die urologischen Beschwerden stark eingeschränkt?	Est-ce que vos troubles urologiques vous gênent dans la **vie quotidienne ?**
Welche Konsequenzen hat dies für Sie?	Quelles-en sont les conséquences pour vous ?
Haben Sie mit Ihrer Partnerin/Ihrem Partner darüber gesprochen?	En avez-vous parlé avec votre partenaire ?

Die Anamnese bei einem Mann – l'anamnèse chez l'homme

Seit wann hat Ihr **Hoden** an Größe zugenommen?	Depuis quand votre **testicule** a-t-il grossi ?
Wann haben Sie diesen **Knoten** getastet?	Quand avez-vous senti cette **boule ?**
Wie ist seine **Konsistenz?**	Quelle est sa **consistance ?**
Haben Sie Blut im **Ejakulat** bemerkt?	Avez-vous remarqué du sang dans votre sperme lors de **l'éjaculation ?**
Haben Sie **Erektionsprobleme?**	Avez-vous des **problèmes d'érection ?**

6

Sind die Erektionsstörungen plötzlich oder nach und nach aufgetreten?	Est-ce que vos problèmes d'érection sont apparus brutalement ou progressivement ?
Haben Sie gleichzeitig auch weniger Lust mit Ihrer Partnerin/Ihrem Partner zu schlafen? **(Libido)**	Avez-vous moins envie d'avoir des rapports sexuels avec votre partenaire ? **(libido)**
Wann hatten Sie zum letzten Mal **Geschlechtsverkehr** mit Erektion und Ejakulation?	À quand remontent vos derniers **rapports sexuels** avec érection complète et éjaculation ?
Haben Sie überhaupt keine Erektion mehr oder ist diese zu kurz oder zu schwach?	N'avez-vous plus d'érections du tout ou sont-elles trop courtes ou trop faibles ?
Haben Sie **morgendliche Erektionen,** oder sind diese weniger geworden?	Avez-vous des **érections matinales,** sont-elles devenues plus rares ?

6.9.3 Die Untersuchung – l'examen clinique

Können Sie sich bitte unten freimachen.	Pourriez-vous enlever le bas, svp.
Nun untersuche ich Ihre **Nieren,** Ihre **Blase,** Ihre **Geschlechtsorgane.**	J'examine à présent vos **reins,** votre **vessie,** vos **organes génitaux.**
Ich werde jetzt eine **rektale Untersuchung** durchführen. Ich weiß, dass es nicht angenehm ist, aber es ist eine wichtige Untersuchung zur Feststellung von Erkrankungen der Prostata und des Darms.	Je vais maintenant vous faire un **toucher rectal.** Je sais que ce n'est pas très agréable mais c'est un geste important qui permet de dépister de nombreuses maladies au niveau de la prostate et de l'intestin.
Normalerweise ist es nicht schmerzhaft. Wenn es wider Erwarten Schmerzen bereitet, sagen Sie mir bitte Bescheid.	Normalement ce n'est pas douloureux, mais si cela vous fait mal, dites-le-moi.
Drücken Sie gegen meinen Finger.	Serrez mon doigt.
Entspannen Sie sich bitte.	Essayez de vous détendre, svp.

Gut zu wissen – bon à savoir

Auch in der französischen Fachsprache vergleicht man die Prostata mit einer Kastanie, **kastanienförmig** – *en forme de châtaigne.*

Die Zusatzuntersuchungen – les examens complémentaires

Ultraschalluntersuchung (f) der Nieren/der Blase/des Skrotums	échographie (f) rénale/vésicale/scrotale
retrograde Ureteropyelografie (f)	urétéropyélographie (f) rétrograde (UPR)
Ausscheidungsurografie (f) (AUG)	urographie (f) intraveineuse (UIV)
Zystoskopie (f)	endoscopie (f) vésicale
suprapubische Blasenpunktion (f)	ponction (f) sus-pubienne de la vessie

Dauerkatheter (m)	sonde (f) à demeure
Einmalkatheterisierung (f)	sondage (m) aller-retour
Restharnvolumen (n)	volume (m) résiduel de la vessie
Abstrich (m) der Harnröhre	prélèvement (m) intra-urétral
ultraschallgesteuerte Punktionsbiopsie (f)	ponction biopsie (f) écho-guidée
PSA-Screening (n)	dépistage (m) du PSA
Schwellkörperinjektionstest (m) (SKIT)	injection (f) intra-caverneuse

Die Urinuntersuchung – l'examen des urines

U-Stix (m), U-Status (m)	bandelette (f) urinaire (BU) *Suisse: stix*
mikrobiologische Urinuntersuchung (f)	examen (m) cytobactériologique des urines (ECBU)
Urinkultur (f)	culture (f) urinaire
Keime (mpl)	germes (mpl)

6.9.4 Der Normalbefund – l'observation normale

6

Da die Dokumentation im Französischen wie im Deutschen erfolgt, wird sie hier nicht weiter aufgeführt. Als Hilfestellung können die Anamnesefragen dienen. Schwierigkeiten treten meist eher bei speziellen Untersuchungen auf. Deshalb folgen einige nützliche Vokabeln zur **Uroflowmetrie** – *débitmétrie (f) urinaire:*

Miktionsvolumen (n)	volume (m) mictionnel (VUri)
maximale Flussgeschwindigkeit (f)	débit (m) maximum (DMax)
mittlere Flussgeschwindigkeit (f)	débit (m) moyen (DMoy)
Miktionszeit (f)	temps (m) de la miction (TMict)
Restharnvolumen (n)	résidu (m) post-mictionnel (RPM)
Kurve (f) in Glockenform	courbe (f) en cloche
Werte (mpl)	paramètres (mpl)

6.9.5 Der pathologische Befund – l'observation pathologique

Eine sehr häufige Erkrankung des älteren Herrn ist die **benigne Prostatahyperplasie (BPH)** – *hyperplasie (f) bénigne de la prostate (HBP).* Hier ein paar spezielle Anamnesefragen:

Wie oft hatten Sie innerhalb des letzten Monats • das **Gefühl,** dass Ihre Blase nach dem Wasserlassen nicht vollständig geleert war? • den **Drang,** in weniger als 2 Stunden nach dem Urinieren erneut Wasser zu lassen?	Au cours du mois dernier, à quelle fréquence • avez-vous eu la **sensation** que votre vessie n'était pas complètement vide après avoir uriné ? • avez-vous senti un **besoin** d'uriner moins de 2 heures après avoir fini d'uriner ?
• eine **Unterbrechung des Urinstrahls** während des Wasserlassens, das heißt ein Anhalten und Weiterlaufen des Strahls? • Schwierigkeiten, den Drang zurückzuhalten, wenn Sie das Gefühl hatten, auf die Toilette zu müssen?	• avez-vous eu une **interruption du jet d'urine,** c'est-à-dire démarrage du jet, puis arrêt, puis redémarrage ? • après en avoir ressenti le besoin d'uriner, avez-vous eu des difficultés pour vous retenir ?
Wie oft mussten Sie innerhalb des letzten Monats • **Kraft aufbringen oder drücken,** um das Wasserlassen zu beginnen? • **im Durchschnitt** nachts auf die Toilette gehen (zwischen dem abendlichen Ins-Bett-Gehen und dem Aufstehen am Morgen)?	Au cours du mois dernier, • avec quelle fréquence avez-vous dû **forcer ou pousser** pour commencer à uriner ? • combien de fois par nuit, **en moyenne,** vous êtes-vous levé pour uriner (entre votre coucher et votre lever) ?

I-PSS® Score international des symptômes de l'hypertrophie bénigne de la prostate

Gut zu wissen – bon à savoir

Die Goldstandard-Untersuchung – *examen (m) de référence,* die Untersuchung der Wahl – *examen (m) de choix*

Klinischer Fall – cas clinique

Ein 73-jähriger Patient präsentiert sich aufgrund einer **Verschlechterung des Allgemeinzustandes** – ***altération (f) de l'état général (f)*** seit ungefähr vier Monaten mit **Appetitverlust** – ***perte (f) d'appétit,*** **Gewichtsabnahme** – ***perte (f) de poids,*** **Rückenschmerzen** – ***douleurs (fpl) du dos*** und einer **starken Dysurie** – ***dysurie (f) importante.*** Sein **Urinstrahl** – ***jet (m) mictionnel*** ist dünn, er muss die **Bauchpresse** – ***poussées (fpl) abdominales*** verwenden, um die Miktion zu beginnen, und manchmal tritt ein Nachtröpfeln auf. Welche Untersuchungen nehmen Sie vor? Was erwarten Sie?

rektale Untersuchung (f): global verhärtete knotige Prostata	toucher (m) rectal : prostate globalement dure et pierreuse
PSA-Spiegel (m): stark erhöht	taux (m) de PSA : très élevé
Prostatabiopsie (f): Adenokarzinom	biopsie (f) prostatique : adénocarcinome
Knochenszintigrafie (f): Metastasen in der Wirbelsäule	scintigraphie (f) osseuse : métastases rachidiennes

6

6.9.6 Das Vokabular – le vocabulaire

Blasenhalsverengung (f)	maladie (f) du col vésical
Harnröhrenstenose (f)	rétrécissement (m) urétral
Harnblasenersatz (m) aus Darm	entérocystoplastie (f) de substitution
Nierenbeckenplastik (f)	plastie (f) du bassinet
Doppel-J-Schiene (f), Harnleiterschiene (f)	sonde (f) double J, sonde (f) endo-urétérale
Nierenzellkarzinom (n)	carcinome (m) à cellules claires
Nierenbeckenkarzinom (n)	carcinome (m) papillaire
radikale/Teil-Nephrektomie (f)	néphrectomie (f) élargie/partielle
(Nicht-) Seminon (n)	tumeurs (fpl) germinales (non) séminomateuses (TGS/TGNS)
akutes Skrotum (n)	scrotum (m) aigu

6.9.7 Die Abkürzungen – les abréviations

HWI	Harnwegsinfekt (m)	**IU**	infection (f) urinaire
	akuter Harnverhalt (m)	**RAU**	rétention (f) aiguë des urines
gram -	gramnegative Bakterien (fpl)	**BGN**	bacilles (mpl) gram négatif
	multiresistente Bakterien (fpl)	**BMR**	bactéries (fpl) multi-résistantes
KBE	koloniebildende Einheit (f)	**UFC**	unité (f) formant colonie
STD	*sexually transmitted diseases;* sexuell übertragbare Erkrankungen (fpl)	**IST**	infections (fpl) sexuellement transmissibles
ESWL	extrakorporale Stoßwellenlithotripsie (f)	**LEC**	lithotritie/lithotripsie (f) extracorporelle
PNL	perkutane Nephrolitholapaxie (f)	**NLPC**	néphrolitholapaxie (f) percutanée
PNS	perkutane Nephrostomie (f)	**NPC**	néphrostomie (f) percutanée
TURB	transurethrale Resektion (f) der Blase	**RTUV**	résection (f) trans-urétrale de vessie
MZU	Miktionszystourethrografie (f)	**UCRM**	urétrocystographie (f) rétrograde et mictionnelle
	Maß (n) der urologischen Beeinträchtigung	**MHU**	mesure (f) du handicap urinaire

6

6.10 Die Gynäkologie – la gynécologie

In Deutschland ist das Fach Gynäkologie eines der „Beobachtungsfächer", da die Studierenden wenig selbst untersuchen können. Für die französischen Patientinnen scheint es jedoch im Gegensatz dazu ganz selbstverständlich zu sein, dass Studierende die Erstanamnese und auch die Erstuntersuchung durchführen.
Die Aufgaben sind zahl- und abwechslungsreich: von Kaiserschnitt- und OP-Assistenz über das **Ableiten kindlicher Herztöne** – ***monitoring (m)*** auf Station, Hol- und Bringdienste bis zur nächtlichen Erstuntersuchung der ankommenden Patientinnen in der gynäkologischen Notaufnahme.

Nützliche Vokabeln – mots utiles

Arzt/Ärztin (m/f) der Geburtshilfe	obstétricien/-ienne (m/f)
Hebamme (f)	sage-femme (f)
Entbindungspfleger (m), Geburtshelfer (m)	homme sage-femme (m), accoucheur (m)
Kreißsaal (m)	salle (f) d'accouchement/de travail
Wochenbett (n), Wöchnerinnenstation (f)	postpartum (m), service de postpartum (m)
Reproduktionsmedizin (f)	assistance (f) médicale à la procréation (AMP)

Gut zu wissen – bon à savoir

Ähnlich wie in Deutschland gibt es in Frankreich eine eigene Station, das *pré-partum (m)*, auf der sich alle Schwangeren befinden, die kurz vor der Geburt sind, also z. B. während der Wehen oder zur Überwachung bei drohender Frühgeburt oder vorzeitigen Wehen.

6.10.1 Die Anatomie – l'anatomie

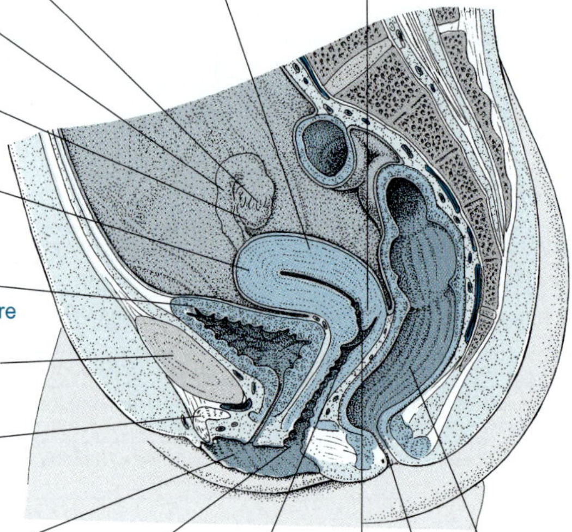

Abb. 6.7 Die weiblichen Geschlechtsorgane des Beckens – les organes génitaux féminins du bassin [L190]

Brust (f)	sein (m)
Brustdrüse (f)	glande (f) mammaire
Brustwarze (f)	mamelon (m)
Eizelle (f)	ovule (m)
Gelbkörper (m)	corps (m) jaune

6.10.2 Die Anamnese – l'histoire de la maladie

Der folgende klinische Fall wird Sie durch die Anamnese und die Untersuchung begleiten.

Klinischer Fall – cas clinique
Sie kommen gerade von einem erfolgreichen Kaiserschnitt zurück in die Notaufnahme. Es ist 3 Uhr früh. Die nette diensthabende Schwester kommt Ihnen schon entgegen: Eine 30-jährige Frau habe sich mit unerwarteten Blutungen vorgestellt. Es wurden schon verschiedene Parameter bestimmt: β-HCG positiv, **U-Stix** – ***bandelette (f) urinaire*** normal, Blutdruck leicht erhöht. Blut wurde auch schon abgenommen und ins Labor geschickt. Sie nehmen die Krankenakte und holen die Patientin im **Wartezimmer** – ***salle (f) d'attente*** ab.

Der Grund des Arztbesuches – le motif de consultation (MDC)

Haben Sie regelmäßig Ihre Menstruation/Regel?	Avez-vous des règles régulieres ?
Haben Sie **Ausfluss** bemerkt? Wenn ja, können Sie ihn beschreiben?	Avez-vous remarqué des pertes/**écoulements ?** Si oui, décrivez-les.
Ist Ihnen ein Unterschied zwischen Ihren Brüsten aufgefallen? Ein **Knoten?** Eine austretende Flüssigkeit? Ein Schmerz?	Avez-vous récemment remarqué une différence au niveau de vos seins ? Une **boule ?** Un écoulement ? Une douleur ?
Haben Sie Zeichen einer **Schwangerschaft** bemerkt: **Übelkeit, Erbrechen, Gewichtszunahme?**	Avez-vous remarqué des signes de **grossesse : nausées, vomissements** ou **prise de poids ?**

Fragen an alle Frauen – questions à toutes les femmes

Wie alt waren Sie, als Ihre Menstruation einsetzte?	A quel âge avez-vous eu vos premières règles ?
Wie lange dauert normalerweise Ihr Zyklus?	Combien de temps dure votre cycle habituellement ?
Sind Ihre Zyklen **regelmäßig** oder **unregelmäßig?**	Est-ce que vos cycles sont **réguliers** ou **irréguliers ?**
Können Sie den **Ablauf** Ihres Zyklus näher beschreiben?	Pourriez-vous préciser le **déroulement** de votre cycle ?
Haben Sie vor oder während Ihrer Regel Schmerzen?	Avez-vous des douleurs avant ou pendant vos règles ?
Spannen Ihre Brüste vor der Regel?	Vos seins augmentent-ils de volume avant vos règles ?
Haben Sie sehr starke Blutungen?	Avez-vous des règles abondantes ?
Benötigen Sie mehr **Binden/Tampons** als üblich?	Utilisez-vous plus de **serviettes hygiéniques/tampons** que d'habitude ?
Wann hatten Sie Ihre **letzte Menstruation?**	Quelle est la date des **dernières règles ?**

6

Mit welchem Alter hatten Sie das erste Mal **Geschlechtsverkehr?**	À quel âge avez-vous eu votre premier **rapport sexuel?**
Umgangssprachlich: Wie alt waren Sie beim **ersten Mal?**	*Familier :* Et votre **première fois,** c'était à quel âge ?
Haben Sie regelmäßigen **Geschlechtsverkehr?**	Avez-vous des **rapports sexuels** régulièrement ?
Verhüten Sie? Wie und seit wann? Vertragen Sie es gut?	Utilisez-vous un moyen de **contraception ?** Si oui : lequel ? Depuis quand ? Vous le tolérez bien ?
Gehen Sie regelmäßig zu einem/r **Gynäkologen/in** oder Allgemeinmediziner/in?	Etes-vous suivie par un(e) **gynécologue** ou un médecin généraliste ?
Hatten Sie schon einmal gynäkologische Erkrankungen?	Avez-vous des **antécédents gynécologiques?**
Haben Sie Kinder? Wie viele? Mädchen oder Jungen?	Avez-vous des enfants ? Combien ? Des filles ? Des garçons ?
Wann wurden diese geboren?	Ils sont nés quand ?
Auf welcher **Geburtenstation?**	Dans quelle **maternité ?**
Wie war ihr **Geburtsgewicht?**	Quel était leur **poids de naissance ?**
Wie sind Ihre Kinder auf die Welt gekommen? Spontan, **natürlich,** per **Zange** oder **Saugglocke** oder per **Kaiserschnitt?**	Quel était le **mode d'accouchement ?** Spontané, par **voie basse** (normal), par **forceps, ventouse** ou **césarienne ?**
War ein **Dammschnitt** notwendig?	Avez-vous eu une **épisiotomie ?**
Gab es Probleme bei der **Nachgeburt?**	Avez-vous connaissance d'un problème avec la **délivrance du placenta ?**
Sind in der **Folge der Geburt** irgendwelche Probleme/Komplikationen aufgetreten?	Avez-vous rencontré un quelconque problème **suite à l'accouchement ?**
Sind die Schwangerschaften ohne Probleme verlaufen?	Les grossesses se sont-elles déroulées sans problèmes ?
Waren es **spontane Schwangerschaften?** Haben Sie eine **Reproduktionsmethode** in Anspruch genommen?	C'étaient des **grossesses spontanées ?** Avez-vous eu recours à la **procréation médicalement assistée ?**
Gibt es in Ihrer medizinischen Vorgeschichte irgendwelche Ereignisse wie **Fehlgeburten,** Schwangerschaften außerhalb der Gebärmutter, **gewollte oder medizinisch indizierte Schwangerschaftsabbrüche?**	Avez-vous des antécédents obstétricaux : des **fausses couches,** des grossesses extra-utérines, des **interruptions de grossesse volontaires ou pour raison médicale ?**

Gut zu wissen – bon à savoir

Dokumentation der Schwangerschaften und Geburten: Anzahl der Schwangerschaften – *gestité/nombre de grossesses (G)* und die Anzahl der Geburten – *parité/nombre d' accouchements (P)*

Eine Frau mit 3 Kindern, einer Fehlgeburt und einem Schwangerschaftsabbruch notiert man mit G5P3, eine Frau mit **Zwillingen** – ***jumeaux (mpl)*** mit G1P2 und eine Frau mit einem totgeborenen Kind (> 500 g) und einem Kind mit G2P2.

Fragen an Schwangere – questions aux femmes enceintes

Sind Sie gegen **Röteln** geimpft?	Etes-vous vaccinée contre la **rubéole ?**
Kennen Sie Ihren **Rhesus-Faktor** und den des Kindesvaters?	Est-ce que votre **facteur Rhésus** et celui du père de l'enfant sont connus ?
Haben Sie **Kontraktionen?** Wenn ja, wie viele pro Tag/Stunde und wann treten sie auf?	Avez-vous des **contractions ?** Si oui, combien par heure/jour et quand arrivent-elles ?
Haben Sie Flüssigkeit verloren?	Avez-vous eu des pertes de liquide ?
Spüren Sie, dass sich Ihr Kind bewegt?	Est-ce que vous sentez votre bébé bouger ?
Ist Ihnen übel? Wenn ja, wann? Müssen Sie auch erbrechen?	Avez-vous des nausées ? Si oui, quand ? Est-ce que vous vomissez ?
Haben Sie oft Kopfschmerzen? **Ohrensausen?** Schwindel? Oberbauchschmerzen? **Sehstörungen?**	Avez-vous souvent mal à la tête ? Des **bourdonnements d'oreille ?** Des vertiges ? Des douleurs dans le haut du ventre ? Des **troubles visuels ?**
Haben Sie **geschwollene Beine?**	Avez-vous les **jambes enflées ?**
Haben Sie **Gewicht** zugenommen? Wie viel?	Avez-vous pris du **poids ?** Combien ?
Wie oft müssen Sie pro Tag auf die Toilette gehen?	Combien de fois par jour allez-vous aux toilettes ?

Fragen an ältere Patientinnen – questions aux patientes âgées

Wann hatten Sie Ihre letzte Menstruation?	À quel âge étiez-vous ménopausée ?
Haben Sie eine Blutung aus der Scheide bemerkt oder den Abgang einer **übelriechenden Flüssigkeit?**	Avez-vous remarqué un saignement par le vagin ou une perte de **liquide nauséabond ?**
Haben Sie **Hitzewallungen, Schweißausbrüche, Herzrasen** oder **Schwindel?**	Avez-vous des **bouffées de chaleur,** des **sueurs,** des **palpitations** ou des **vertiges ?**
Sind Sie **gereizt, nervös** oder **depressiv?**	Etes-vous **irritable, nerveuse** ou **dépressive ?**
Haben Sie **Urinabgang,** wenn Sie husten, laufen oder lachen?	Avez-vous des **fuites urinaires** lorsque vous toussez, courez ou riez ?
Haben Sie gleichzeitig auch **Harndrang?**	Avez-vous des **besoins urgents d'uriner/des impériosités ?**
Nehmen Sie ein **Hormonpräparat?** Machen Sie eine Hormontherapie?	Prenez-vous un **traitement hormonal substitutif** (THS) ?

Klinischer Fall – cas clinique

Während der Anamnese erfahren Sie, dass die Regel Ihrer Patientin seit mehr als drei Wochen überfällig ist, dass sie vor fünf Jahren geheiratet hat und beide Ehepartner sich ein Kind wünschen. Sie hat vor vier Jahren die Anti-Baby-Pille abgesetzt und sie verhüten seitdem nicht mehr. Leider hatte sie bisher schon zwei Fehlgeburten und nun große Angst, wieder ein Kind zu verlieren. Sie hat noch keinen **Schwangerschaftstest** – ***test (m) de grossesse*** gemacht, ahnt aber schon, schwanger zu sein.

6.10.3 Die Untersuchung – l'examen clinique

Können Sie sich bitte untenherum freimachen?	Pourriez-vous enlever votre bas, svp. ?
Bitte legen Sie sich auf diese **Liege.** Entspannen Sie sich, bitte.	Allongez-vous sur la **table d'examen,** svp. Détendez vous, svp.
Ich werde Sie jetzt vaginal untersuchen und danach einen **Abstrich** machen.	Je vais vous faire un **toucher vaginal** puis un **prélèvement/frottis.**
Sie dürfen wieder aufstehen und sich anziehen.	Vous pouvez vous lever et vous rhabiller.
Können Sie nun bitte Ihren Oberkörper frei machen, damit ich Ihre **Brüste** untersuchen kann.	Pourriez-vous dégager le haut du corps, pour que je puisse examiner vos **seins.**
Können Sie bitte zuerst Ihre Arme abwechselnd heben und danach in die Hüfte stemmen.	Levez d'abord les bras l'un après l'autre, puis posez la main sur votre hanche, svp.

6

Gut zu wissen – bon à savoir

Die **Leopold-Handgriffe** zur Untersuchung der Lage des Kindes haben im Französischen keinen Eigennamen. Sie werden aber zur Untersuchung genutzt: **Handgriff** – ***manœuvre (f).***

Klinischer Fall – cas clinique

Bei der Untersuchung mit dem Spekulum stellen Sie fest, dass die Blutung ihren Ursprung im Uterus hat. Glücklicherweise ist sie aber viel schwächer, als Sie nach der Beschreibung der Patientin erwartet haben. Sie können sonst nichts Auffälliges entdecken und rufen daher den diensthabenden Arzt zu Hilfe. Dieser beschließt, eine **Ultraschalluntersuchung** – ***échographie (f)*** durchzuführen. Dabei wird der Verdacht einer **Fehlgeburt** – ***fausse couche (f)*** durch die regelmäßigen **kindlichen Herztöne** – ***bruits (mpl) du cœur fœtal*** und festgestellte **Kindsbewegungen** – ***mouvements (mpl) actifs fœtaux*** ausgeschlossen. Trotzdem wird ausführlich nach Ursachen der Blutung gesucht. Die Patientin wird schließlich mit dem Ratschlag entlassen, sich zu schonen, keinen Geschlechtsverkehr zu haben und bei jeglicher Veränderung wiederzukommen.

Die Zusatzuntersuchungen – les examens complémentaires

Abstrich (m) zur mikroskopischen Untersuchung	frottis (m) du col utérin, prélèvement (m) cervico-vaginal
Abstrich (m) zur bakteriellen Untersuchung	prélèvements (mpl) vaginaux bactériologiques
Stanzbiopsie (f)	microbiopsie (f)
Fruchtwasserpunktion (f)	amniocentèse (f)
Punktion (f) unter Ultraschallkontrolle	ponction (f) écho-guidée
Chorionzottenbiopsie (f)	prélèvement (m) de villosités choriales
Nabelschnurpunktion (f)	cordocentèse (f)
Ultraschalluntersuchung (f) zur Wachstumsüberprüfung	échographie (f) de croissance

6.10.4 Der Normalbefund – l'observation normale

Die gynäkologische Untersuchung ohne pathologischen Befund kann folgendermaßen dokumentiert werden:

Inspektion: keine Zeichen einer Haut-/Schleimhautirritation keine Hautrötung	**inspection :** pas de signes d'irritation cutanée/des muqueuses pas d'éruption cutanée
Spekulum: leichter Ausfluss keine Blutung keine Raumforderung sichtbar oder tastbar keine warzenförmigen Läsionen	**au spéculum :** écoulement léger pas de saignement pas de tuméfaction visible ou palpable pas de lésions condylomateuses
Brustuntersuchung: keine Auffälligkeiten regelmäßige Brustwarzenkonturen keine Raumforderung tastbar kein Ausfluss kein Lymphknoten tastbar	**examen des seins :** aspect global normal contours réguliers de l'aréole pas de tuméfaction palpable pas d'écoulement mamelonnaire pas d'adénopathie palpable

6

Gut zu wissen – bon à savoir

Die Beschreibung des Gebärmutterhalses erfolgt nur bei Schwangeren! Außerhalb der Wehen – *en dehors du travail* erhebt man folgenden Befund: Gebärmutterhals posterior, lang, fest, geschlossen, präsentiert sich hoch und beweglich – *col post, long, dur, fermé, présentation haute et mobile.*

6.10.5 Der pathologische Befund – l'observation pathologique

Als Beispiel eines pathologischen Befundes dient der häufigste Krebs der Frau: der **Brustkrebs** – ***cancer (m) du sein.***

Es handelt sich im Folgenden um eine Raumforderung im oberen äußeren Quadranten der rechten Brust, die linke Brust präsentiert sich im Seitenvergleich – *comparaison (f) des 2 côtés* unauffällig.

Inspektion: 3 cm lange Einziehung im oberen äußeren Quadranten Einziehung der Mamille	**inspection :** tirage d'une longueur de 3 cm dans le quadrant supéro-externe rétraction du mamelon
Palpation: harter Knoten, schmerzlos mit einer Unverschieblichkeit gegenüber der Haut und dem Musculus pectoralis major derbe, schmerzlose Lymphknoten in der Achselhöhle und über dem Schüsselbein	**palpation :** nodule dur, indolore avec une adhérence cutanée spontanée et au muscle grand pectoral ganglions durs et indolores au niveau du creux axillaire et du creux sus-claviculaire
Bildgebung: heterogene Verdichtung, unregelmäßig begrenzt Krebsfüßchen umgeben von einem hellen ödematösen Hof mit punktförmigen, unregelmäßigen Mikroverkalkungen	**imagerie :** opacité dense, hétérogène, à contours irréguliers image stellaire entourée d'un halo clair œdémateux avec des micro-calcifications punctiformes irrégulières

Weitere pathologische Befunde – d'autres observations pathologiques

Präkanzerose (f)	état (m) précancéreux
Ovarialzyste (f)	kyste (m) ovarien
Eileiterdrehung (f)	torsion (f) d'annexe
Eileiterentzündung (f)	salpingite (f)
Stressinkontinenz (f)	incontinence (f) urinaire d'effort (IUE)
Senkung (f)	descente (f)
Schwangerschaftsdiabetes (m)	diabète (m) gestationnel
Blutgruppenunverträglichkeit (f)	incompatibilité (f) fœto-maternelle
Pseudogestationssack (m)	faux sac (m) gestationnel
Abortei (n), Molenschwangerschaft (f)	œuf (m) clair
Früh-/Spätabort (m)	avortement (m) précoce/tardif
Neuralrohrdefekt (m)	anomalie (f) de fermeture du tube neural
Plazentareifungsstörung (f)	anomalie (f) de l'implantation du placenta
Plazentalösungsstörung (f)	anomalie (f) de la délivrance du placenta
Nabelschnurvorfall (m)	procidence (f) du cordon

6.10.6 Das Vokabular – le vocabulaire

Für die Anamnese – pour l'anamnèse

Brustspannen (n)	tension (f) mammaire
Abgänge (mpl)	pertes (fpl)
Blutung (f)	saignement (m)

Brennen (n), Verbrennung (f)	brûlures (fpl)
Juckreiz (m)	démangeaison (f)
Krämpfe (mpl)	crampes (fpl)
Pille (f), ~ danach	pilule (f), ~ abortive/du lendemain
Zyklusstörungen (fpl)	troubles (mpl) du cycle
Libidoverlust (m)	perte (f) de la libido
Geschlechtskrankheiten (fpl)	maladies (fpl) vénériennes
fortpflanzungsfähiges Alter (n)	âge (m) de procréer
Kohabitationsbeschwerden (fpl)	dyspareunie (f)
Verhütungsmöglichkeit (f)	méthode (f) contraceptive
Spirale (f)	stérilet (m)
Intrauterinpessar (n) (IUP)	dispositif (m) intra-utérin (DIU)
Diaphragma (n), Pessar (n)	diaphragme (m), pessaire (m)
Kondom (n) *Gummi (m/n) ugs.*	préservatif (m) *capote (f) fam.*
Verhütungspflaster (n)	patch (m) contraceptif
Haut-/Gestagenimplantat (n)	implant (m) sous-cutané

Für die klinische Untersuchung – pour l'examen clinique

Spekulum (n)	spéculum (m)
Fingerling (m)	doigtier (m)
Spatel (m)	spatule (f)
vaginale/rektale Untersuchung (f)	toucher (m) vaginal/rectal
Brustuntersuchung (f)	examen (m) sénologique
Zervixschleim (m)	glaire (f) cervicale
Scheidenschleimhaut (f)	muqueuse (f) vaginale
Kratzspuren (fpl)	lésions (fpl) de grattage
Portioschiebeschmerz (m)	douleur (f) à la mobilisation utérine

Die Schwangerschaftsvorsorgeuntersuchung – l'examen clinique au cours de la grossesse

geburtshilfliche Vorsorgeuntersuchung (f)	bilan (m) obstétrical
Schwangerschaftsmonat (m)	mois (m) de grossesse
Schwangerschaftswochen (fpl) (SSW)	semaines (fpl) d'aménorrhée (SA)
Schwangerschaftsbegleitung (f)	suivi (m) de la grossesse
Fruchtblase (f)	poche (f) des eaux
Nabelschnur (f)	cordon (m) ombilical
Wehen (fpl)	contractions (fpl) utérines (CU)
Wehentätigkeit (f)	travail (m)

vorzeitige Wehen (fpl)	contractions (fpl) précoces
Reizwehen (fpl) *Wehen beim Stillen*	tranchées (fpl)
Flüssigkeitsverlust (m)	pertes (fpl) de liquide
Fundusstand (m)	hauteur (f) utérine
Position (f) des Gebärmutterhalses	position (f) du col
Länge (f) des Gebärmutterhalses	longueur (f) du col
Öffnungsweite (f) des Gebärmutterhalses	ouverture (f) du col
Lage (f) des Fetus	présentation (f) du fœtus
Geburt (f)	accouchement (m)
Frühgeburt (f)	accouchement (m) prématuré
Beckenbodentraining (n)	rééducation (f) abdomino-périnéale
Rückkehr (f) des normalen Menstruationszyklus	retour (m) de couches

Nützliches Vokabular – mots utiles

Eisprung (m)	ovulation (f)
Befruchtung (f)	fécondation (f)
Eileiterligatur (f)	ligature (f) des trompes
Pubertät (f)	puberté (f)
Menstruationszyklus (m)	cycle (m) menstruel
Binde (f) Damen-	serviette (f) hygiénique
Wechseljahre (npl)	ménopause (f)

6

6.10.7 Die Abkürzungen – les abréviations

	kindliche Herztöne (mpl)	BDC	bruits (mpl) du cœur fœtal
	Datum (n) der letzten Regelblutung	DDR	date (f) des dernières règles
	Schwangerschaftsbeginn (m)	DG	début (m) de grossesse
	spontane Fehlgeburt (f)	FCS	fausse couche (f) spontanée
	Abstrich (m) zur mikroskopischen Untersuchung	FCU	frottis (m) cervico-utérin
EUG	Extrauteringravidität (f)	GEU	grossesse (f) extra-utérine
	med. indizierter Schwangerschaftsabbruch (m)	IMG	interruption (f) médicale de grossesse
	Schwangerschaftsabbruch (m)	IVG	interruption (f) volontaire de grossesse
FL	Femurlänge (f)	LF	longueur (f) fémorale
	spontane Kindsbewegungen (fpl)	MAF	mouvements (mpl) actifs fœtaux

STD	sexuell übertragbare Krankheiten (fpl)	**MST**	maladies (fpl) sexuellement transmissibles
CTG	Kardiotokografie (f)	**RCF**	rythme (m) cardiaque fœtal
IUGR	intrauterine Wachstumsverzögerung (f)	**RCIU**	retard (m) de croissance intra-utérin
fBS	frühzeitiger Blasensprung (m)	**RPM**	rupture (f) prématurée des membranes

6.11 Die Kinderheilkunde – la pédiatrie

Wichtigster Grundsatz in der Pädiatrie: Erst das Vertrauen des Kindes gewinnen, dann befragen und untersuchen – *d'abord gagner la confiance de l'enfant puis l'interroger et l'examiner !* Und erklären Sie immer, was Sie gerade untersuchen und weshalb. So erreichen Sie ein besseres Verständnis und eine größere Toleranz bei den Kleinen und deren Eltern.

6.11.1 Die Altersstufen – les âges

Frühgeborene (n) (FG)	prématuré (m) *préma fam.*
Neugeborene (n) (NG)	nouveau-né (m) (NN)
Säugling (m)	nourrisson (m)
Kind (n), Kleinkind (n)	enfant (m), enfant (m) en bas âge
Schulkind (n), Schüler/-in (m/f)	écolier(ère) (m/f)
Jugendliche/r (f/m)	adolescent(e) (m/f)

6.11.2 Die Anamnese – l'histoire de la maladie

Gut zu wissen – bon à savoir

Eine der ersten Fragen jeder Pädiaterin und jedes Pädiaters – *pédiatre (m/f)* ist die Frage nach dem **Untersuchungsheft** – ***carnet (m) de santé.*** Dieses Heft bekommt jedes Kind zur Geburt und behält es bis zu seiner Volljährigkeit. In Frankreich werden von Geburt an bei jedem Arztbesuch, jedem Krankenhausaufenthalt und jeder Vorsorgeuntersuchung die medizinisch relevanten Daten einschließlich aller radiologischen Befunde eingetragen. Darüber hinaus enthält es **Wachstumskurven** – ***courbes (fpl) de croissance*** und den **Impfkalender/Impfausweis** – ***calendrier (m) vaccinal.*** Anhand dieser Informationen kann man schnell die Krankheits- und Entwicklungsgeschichte des Kindes nachvollziehen. In Deutschland werden im gelben Untersuchungsheft (U-Heft oder Vorsorgeheft) nur die Vorsorgeuntersuchungen festgehalten und die Wachstumskurven ausgefüllt. Es gibt einen zusätzlichen Impfausweis und einen Röntgenpass.

Die aktuellen Beschwerden – le motif de consultation (MDC)

Seit wann hat Ihr Kind Fieber? Wann und wie haben Sie gemessen?	Depuis quand votre enfant a-t-il de la fièvre ? Quand et comment avez-vous pris sa temperature ?
Weint es viel? Schreit es **kräftig** oder eher **schwach/klagend/wimmernd?**	Est-ce qu'il pleure beaucoup ? Ses cris sont-ils **vigoureux** ou **plaintifs ?**
Isst/trinkt es normal? Meldet es sich zu den Mahlzeiten? Oder schläft es viel und muss zu den Mahlzeiten geweckt werden?	Est-ce qu'il mange/boit comme d'habitude ? Est-ce qu'il réclame ses repas ? Ou dort-il beaucoup et doit être réveillé pour manger ?
Seit wann erbricht Ihr Kind? Erbricht es nach jeder Mahlzeit oder nur ab und zu?	Depuis quand votre enfant vomit-il ? Vomit-il à chaque repas ou seulement quelquefois ?
Erbricht es **im Schwall?**	Est-ce qu'il vomit **en jet ?**
Wiegen Sie Ihr Kind regelmäßig? Seit wann nimmt es nicht mehr zu?	Pesez-vous votre enfant régulièrement ? Depuis quand est-ce qu'il ne prend plus de poids ?
Seit wann hat es **Durchfall?**	Depuis quand a-t-il de la **diarrhée ?**
Ist der Stuhl **breiig, wässrig** oder **blutig?**	Est-ce que les selles sont **molles, liquides, sanglantes ?**
Seit wann ist der **Popo/Hintern** so rot?	Depuis quand les **fesses** sont-elles si rouges ?
Wie häufig wechseln Sie die **Windeln?**	A quelle fréquence changez-vous les **couches ?**
Haben Sie einen **Hautausschlag** bemerkt?	Avez-vous remarqué des **boutons**/une **éruption cutanée ?**
Hört Ihr Kind schlechter? Fasst es sich an die Ohren?	Est-ce que votre enfant entend moins bien ? Est-ce qu'il se touche les oreilles ?

Gut zu wissen – bon à savoir

Die Fragen an das Kind – ***les questions à l'enfant:***
Soweit es das Alter des Kindes zulässt, sollten Sie sich selbstverständlich und unbedingt auch an das Kind wenden. Gerade mit einem gebrochenen Französisch haben Sie es meist nicht schwer, beim Kind Sympathie zu erwecken. Ein geeigneter Einstieg ist auch, sich erst einmal mit **dem Kuscheltier oder Stofftier** des Kindes – **le doudou ou la peluche** zu unterhalten.

Wie geht es dir? Was fehlt dir denn?	Comment vas-tu ? Qu'est-ce qu'il t'arrive ?
Wo tut es dir weh? Zeig mal mit dem Finger darauf.	Où as-tu mal ? Est-ce que tu peux me montrer avec un doigt où tu as mal ?
Hast du heute schon etwas gefrühstückt? Was denn? Hat es geschmeckt?	Est-ce que tu as déjà déjeuné ce matin ? Qu'est-ce que tu as mangé ? C'était bon ?

Babysprache – ***parler bébé:*** schlafen – *faire dodo*, Schmerzen/Aua haben – *avoir bobo*, kuckuck – *coucou.*

6

Die Pränatalperiode und der Geburtsverlauf – la période prénatale et l'accouchement

Fragen zum Schwangerschaftsverlauf – *déroulement (m) de la grossesse,* zu den Schwangerschaftsvorsorgeuntersuchungen – *examens (mpl) au cours de la grossesse* und der Geburt – *accouchement (m)* lesen Sie bitte in ▶ Kap. 6.10 nach.

Hatten Sie (die Mutter) Fieber oder **vorzeitige Wehen** während der Schwangerschaft?	Avez-vous (la mère) eu de la fièvre ou des **contractions précoces** pendant la grossesse ?

Die Neugeborenenperiode – la période néonatale

Wie waren das **Geburtsgewicht,** die **Geburtsgröße** und der **Kopfumfang** bei der Geburt Ihres Kindes?	Quels étaient le **poids,** la **taille** et le **périmètre crânien** à la naissance ?
Gab es Komplikationen direkt nach der Geburt? **(Atemnot,** Blässe, **Bewegungsauffälligkeiten,** Fieber)	Est-ce qu'il y a eu des complications après l'accouchement ? **(détresse respiratoire,** pâleur, **mouvements anormaux,** fièvre)
Haben Sie eine **Vitamin-K-Prophylaxe** durchführen lassen?	Est-ce qu'on a fait une **prophylaxie à la vitamine K ?**
Hatte Ihr Kind **Gelbsucht**/einen Neugeborenenikterus? Wissen Sie noch die Bilirubinwerte?	Votre enfant a-t-il eu une **jaunisse**/un ictère du nouveau-né ? Vous souvenez-vous encore du taux de bilirubine ?
Kennen Sie Ihre Blutgruppe und die Ihres Kindes?	Connaissez-vous votre groupe sanguin et celui de votre bébé ?
Haben Sie die Anti-D-Prophylaxe erhalten?	Avez-vous reçu la prophylaxie anti-D ?

Die Entwicklung – le développement

Was kann Ihr Kind inzwischen?	Qu'est-ce qu'il est capable de faire ?
Lächelt es Sie an?	Vous **sourit**-il ?
Kann es sich auf den Bauch und den Rücken drehen?	Est-ce qu'il peut se tourner sur le ventre puis se retourner sur le dos ?
Kann es **Spielzeuge** von einer Hand in die andere nehmen?	Est-ce qu'il peut faire passer des **jouets** d'une main à l'autre ?
Reagiert es auf Geräusche?	Réagit-il au bruit ?
Haben Sie das Gefühl, dass es Sie erkennt?	Pensez-vous qu'il vous reconnaît ?
Kann es krabbeln?	Marche-t-il à quatre pattes ?
Seit wann sitzt/steht/läuft es frei oder mit Unterstützung?	Depuis quand s'assoit-il/se tient-il debout/marche-t-il sans ou avec soutien ?
Wann hat es angefangen, die ersten Worte zu sagen? Seit wann kann es **Zweiwortsätze** sagen?	Quand a-t-il commencé à dire ses premiers mots ? Depuis quand est-ce qu'il sait dire des **phrases de deux mots ?**
Seit wann ist es **trocken?**	Depuis quand est-il **propre ?**
Spielt es mit anderen Kindern? Wie verhält es sich dabei?	Est-ce qu'il joue avec d'autres enfants ? Comment se comporte-t-il avec eux ?

Nützliches Vokabular – mots utiles

sitzen mit Aufstützen	s'asseoir avec appui
spielen, Spielzeug (n)	jouer, jouet (m)
fremdeln	avoir peur de l'étranger
sauber sein	être propre
bringen	ramasser
greifen	saisir
nachahmen	imiter
zahnen	faire ses dents
krabbeln	ramper, marcher à quatre pattes
sich verschlucken und ersticken	avaler de travers et s'étouffer
plappern, lallen	gazouiller
zusammenhängende/ganze Sätze (mpl)	phrases (fpl) complètes
lispeln	zozoter
trotzen	bouder

Der Impfstatus – les vaccinations

Ist Ihr Kind regelhaft geimpft worden?	Les vaccinations de votre enfant sont-ils à jour ?
Hat es die **Impfstoffe** bisher gut vertragen?	Votre enfant a-t-il bien toléré **les vaccins** ?

Gut zu wissen – bon à savoir

Bereits in den ersten Lebenstagen wird in Frankreich die **Tuberkuloseimpfung** – ***vaccination (f) contre le BCG*** durchgeführt. In Deutschland dagegen ist diese Impfung in den Impfempfehlungen nicht enthalten.

6

Sechsfachimpfung: Diphtherie, Polio, Tetanus, Keuchhusten/Pertussis, Haemophilus, Hepatitis B	**vaccination hexavalente :** diphtérie, poliomyélite, tétanos, coqueluche, hémophilus B, hépatite B
Dreifachimpfung: Masern, Mumps, Röteln (MMR)	**vaccination trivalente :** rougeole, oreillons, rubéole (ROR)
Grundimmunisierung (f)	vaccination (f) de base
Auffrischimpfung (f)	rappel (m) vaccinal
Tot-/Lebendimpfstoff (m)	vaccin (m) inactivé/vivant
Impfschutz (m)	protection (f) vaccinale
Schutzimpfung (f)	vaccination (f) préventive

Die Ernährung – l'alimentation

Was bekommt Ihr Kind momentan zu essen?	Qu'est-ce que vous donnez à manger à votre enfant ?

Stillen Sie oder geben Sie **Formula-Nahrung?** Erhält es bereits Babybrei?	**Allaitez-**vous ou donnez-vous du **lait artificiel ?** Est-ce que vous lui donnez déjà des purées/bouillies pour bébé ?
Nimmt Ihr Kind gleichmäßig an Gewicht zu?	Votre enfant prend-il du poids de façon régulière ?
Wie hat Ihr Kind die **Nahrungsumstellung** vertragen?	Comment votre enfant a-t-il supporté le **changement d'alimentation ?**

Die bisherigen Erkrankungen – les antécédents personnels (ATCDp)

Welche **Kinderkrankheiten** hatte Ihr Kind?	Quelles **maladies infantiles** a-t-il déjà eues ?
War Ihr Kind schon einmal im Krankenhaus?	Votre enfant a-t-il déjà été hospitalisé ?
Nimmt Ihr Kind momentan Medikamente? Welche? Weshalb?	Votre enfant prend-il des médicaments en ce moment ? Lesquels ? Pour quelle raison ?
Hat Ihr Kind ein(e) Allergie/Ekzem/Asthma/**Nahrungsmittelunverträglichkeit?**	Votre enfant a-t-il des allergies/un eczéma/de l'asthme/une **intolérance alimentaire ?**

Die Familienanamnese – les antécédents familiaux (ATCDf)

Wie viele Kinder haben Sie?	Combien d'enfants avez-vous ?
Gibt es irgendwelche **medizinischen Probleme**/chronische Krankheiten bei den **Geschwistern?**	Est-ce qu'il y a des **problèmes de santé particuliers**/maladies chroniques chez les **frères et sœurs ?**
Gibt es **Erbkrankheiten** in Ihrer Familie?	Est-ce qu'il y a des **maladies héréditaires** dans votre famille ?

Weitere Fragen zur Familienanamnese bitte im ▶ Kap. 5. 1 nachlesen.

Die Sozialanamnese – le mode de vie (MDV)

Gut zu wissen – bon à savoir

In Frankreich können die Kinder schon im 1. Lebensjahr (Lj.) in die **Kinderkrippe** – ***crèche (f)*** gebracht werden und ab dem 2.–5. Lj. in den **Kindergarten** – ***école (f) maternelle.*** Ab dem 6. Lj. beginnt dann mit der **Grundschule** – ***école (f) primaire*** die Schulpflicht.

Haben Sie **Haustiere?**	Avez-vous des **animaux domestiques ?**
Wird bei Ihnen zu Hause geraucht?	Est-ce que quelqu'un fume chez vous à la maison ?
Leben Sie zusammen? Sind Sie **verheiratet/getrennt/geschieden?**	Vivez-vous ensemble? Etes-vous **marié(e)/séparé(e)/divorcé(e) ?**
Wer hat das **Sorgerecht**/Aufenthaltsrecht?	Qui a le **droit de garde**/droit de séjour ?

6

6.11.3 Die Untersuchung – l'examen clinique

Gut zu wissen – bon à savoir

Als *externe* ist man dafür verantwortlich, dass die **Wachstumskurven** (**Perzentilen**) – ***courbes (fpl) de croissance*** immer auf dem aktuellen Stand sind. Daher sollte man nicht vergessen, bei jeder Untersuchung die **Körpergröße** – ***taille (f)***, das **Körpergewicht** – ***poids (m)*** und den **Kopfumfang** – ***périmètre (m) crânien (PC)*** zu bestimmen und einzutragen.

Die Neugeborenenuntersuchung – l'examen du nouveau-né

Der Apgar-Index – le score d'Apgar

Atmung (f)	respiration (f)
Puls (m)	pouls (m)
Grundtonus (m)	tonus (m) musculaire
Aussehen (n)	coloration (f)
Reflexe (mpl)	reactivité (f) à la stimulation

Bei der Erstuntersuchung handelt es sich um eine komplette Untersuchung aller Körperregionen einschließlich der psychomotorischen Untersuchung (siehe unten) mit weiterem Augenmerk auf Folgendes:

Fehlbildungen (fpl)	malformations (fpl)
Geburtsverletzungen (fpl)	traumatismes (mpl) lors de la naissance
Hautanhangsgebilde (n)	phanère (m)
Geburtsmal (n)	tache (f) de naissance
kongenitaler Katarakt (f)	cataracte (f) congénitale
Gaumenspalte (f)	fente (f) palatine
Sakralgrübchen (n)	fossette (f) sacrée
Klumpfuß (m)	pied (m) bot varus équin (PBVE)

6

Die Reifezeichen – les signes de maturation

Haut: durchscheinend, rosa, blassrosa	**peau :** translucide, rose, rose pâle
Lanugo-Behaarung: reichlich, keine	**lanugo :** partout, absent
Ohrknorpel: faltbar, fest, gut tastbar	**cartilage de l'oreille :** pliable, ferme, bien palpable
Brustwarze: kaum sichtbar, gut ausgebildet	**nodule mammaire :** peu visible, bien palpable
Fußsohlenfurchung: rote Linien, deutliche Furchung	**striation plantaire :** plis rouges, striation marquée

Gut zu wissen – bon à savoir

In Frankreich gibt es zwei weitere **neurologische Reifezeichen,** für die es im Deutschen keine festen Begriffe gibt:

Angle pied-jambe à 0°, angle poplité à 90° – Spontanhaltung eines reifen Neugeborenen (NG) mit angewinkelten Beinen („Froschhaltung“ – *position (f) en grenouille*).

Manœuvre du foulard – Es wird eine Hand des Kindes auf die gegenüberliegende Schulter gelegt. Bei einem reifen NG überschreitet der Ellenbogen nicht die Mittellinie.

Die Vorsorgeuntersuchungen – les visites médicales

In Frankreich sind die Termine für die Vorsorgeuntersuchungen etwas anders verteilt als die U1 bis U9 in Deutschland. Bis zum 6. Lebensjahr muss das Kind etwa 20-mal ärztlich untersucht werden. Einige der Untersuchungen sind auf Zeiträume festgelegt: innerhalb der ersten Woche nach der Geburt, mit 4, 9 und 24 Monaten, mit 3–4 Jahren und mit 5–6 Jahren. Bei drei der 20 Untersuchungen erhält das Kind ein **Gesundheitszeugnis** – ***certificat (m) de santé*** (direkt nach der Geburt, mit 9 und mit 24 Monaten), das für die Aufnahme in die Kinderkrippe oder den Kindergarten benötigt wird.

Die Untersuchung von Säuglingen, Kleinkindern und Kindern – l'examen clinique du nourrisson et de l'enfant

Die Inspektion – l'inspection

Gesamteindruck (m)/Vitalität (f) • lächelnd, ausgeglichen/entspannt • ängstlich, weinend, schreiend • leidend • schlapp/apathisch, lethargisch	**impression (f) générale/vitalité (f)** • souriant(e), détendu(e) • anxieux(se), pleurant, criant • souffrant(e) • apathique, léthargique
Haut (f)/Hautfarbe (f) • rosig • blass, durchscheinend • marmoriert • bläulich/zyanotisch • Hämangiom (n), Nävus (m) • Ekzeme (npl), Kratzspuren (fpl)	**peau (f)/teint (m)** • rosé(e) • pâle, translucide • marbré(e) • bleuâtre/cyanosé(e) • angiome (m) plan, nævus (m) • eczéma (m), lésions (fpl) de grattage
Rekapillarisierungszeit (f)	**temps (m) de recoloration cutanée (TRC)**
Ernährungszustand (m), Körperpflege (f)	**état (m) nutritionnel, hygiène (f) corporelle**
Auffälligkeiten (fpl) • schnelle Atmung (f), Husten (m) • ausladendes Abdomen (n) • hinken	**signes (mpl) physiques** • tachypnée (f), toux (f) • abdomen (m) ballonné • boiter

Die Untersuchung nach Körperregionen – l'examen par appareil

Wichtig bei Säuglingen ist die Beurteilung der **Fontanelle** – ***fontanelle (f):*** im Niveau – *au niveau,* eingesunken – *déprimée,* vorgewölbt/gespannt – *bombée.*

Die weitere Untersuchung nach Körperregionen unterscheidet sich nur geringfügig von der von Erwachsenen, deshalb entnehmen Sie diese bitte den jeweiligen Kapiteln (für die Herzauskultation ▶ Kap. 6.1, für die Thoraxuntersuchung ▶ Kap. 6.2, für die Bauchuntersuchung ▶ Kap. 6.3, Hals-Nasen-Ohren-Untersuchung ▶ Kap. 6.15).

Die psychomotorische Untersuchung – l'examen psychomoteur

Haltung (f)/Muskeltonus (m) • spontane Bewegungen (fpl) • Extremitätenhaltung (f) in Rückenlage • Kopfkontrolle (f) in Bauchlage Reaktion (f) auf Geräusche/Lichtquellen	**posture (f)/tonus (m) musculaire** • gesticulation (f) spontanée • mouvements (mpl) des extrémités en décubitus dorsal • maintien (m) de la tête en décubitus ventral • réactivité (f) au bruit/à la lumière
Traktionsversuch (m)	**manœuvre (f) du tiré-assis**
Schreitreflex (m)	**manœuvre (f) du redressement, réflexe (m) de marche automatique**
Neugeborenenreflexe (mpl) • Saugreflex (m) • oraler Einstell (Such)~ • Greif~ • Magnet~ • Moro~	**réflexes (mpl) archaïques/primaires** • reflexe (m) de succion • ~ des points cardinaux • ~ d'agrippement *«grasping»* • ~ d'allongement croisé des membres inférieurs • ~ de Moro

Die Pubertätsmerkmale – les signes de la puberté

Wachstumsschub (m)	poussée (f) de croissance
Brustwachstum (n)	développement (m) mammaire
Scham-/Achselbehaarung (f)	pilosité (f) pubienne/axillaire
Hoden-/Penisvergrößerung (f)	augmentation (f) du volume des testicules/de taille de la verge

Die Zusatzuntersuchungen – les examens complémentaires

Neugeborenenscreening (n)	dépistage (m) néonatal
Hörscreening (n)	dépistage (m) de la surdité
Schädel-Sonografie (f)	échographie (f) transfontanellaire (ETF)
Hüft-Sonografie (f)	échographie (f) de la hanche
Schweißtest (m)	test (m) de la sueur
genetische Familienberatung (f)	conseil (m) génétique
Knochenalterbestimmung (f)	détermination (f) de l'âge osseux

6.11.4 Der Normalbefund – l'observation normale

Wie ein Normalbefund in bestimmten Bereichen aussehen könnte, entnehmen Sie bitte den jeweiligen Kapiteln der klinischen Fächer.

6

6.11.5 Der pathologische Befund – l'observation pathologique

Die Schmerzzeichen beim Kind – les signes de la douleur chez l'enfant

weinen, schreien	pleurer, crier
Trinkschwäche (f)	fatigabilité (f) à la succion
Unruhe (f)	agitation (f)
Anhänglichkeit (f)	attachement (m)
Berührungsempfindlichkeit (f)	sensibilité (f) à l'examen/au contact
Herzfrequenzsteigerung (f)	augmentation (f) de la fréquence cardiaque

Die Atemnotzeichen – les signes de lutte

interkostale/subkostale Einziehungen (fpl)	tirage (m) intercostal (TIC)/sous-costal (TSC)
substernale Einziehung (f)	entonnoir (m) xyphoïdien
Stöhnatmung (f), Stridor (m)	geignement (m), cornage (m)
Nasenflügeln (n)	battement (m) des ailes du nez
Bauchatmung (f)	balancement (m) thoraco-abdominal (BTA)
Zyanose (f)	cyanose (f)

Die Dehydrationszeichen – les signes de déshydratation

eingesunkene Fontanelle (f)	fontanelle (f) déprimée
trockene Schleimhäute (fpl)	muqueuses (fpl) sèches
halonierte Augen (npl)	yeux (mpl) cernés
weinen ohne Tränen (fpl)	pleurer sans larmes (fpl)
Hautfalte (f)	pli (m) cutané

Die Krampfzeichen – les signes de convulsion

Blickstarre (f)	fixité (f) du regard
Augenverdrehen (n)	révulsion (f) oculaire
Augenzwinkern (n)	clignement (m) des paupières
Kaubewegung (f), schmatzen	mâchonnement (m), mastiquer bruyamment
Zungenbiss (m)	morsure (f) de la langue
Zuckungen (fpl) der Extremitäten	secousses (fpl) cloniques des membres
Urinabgang (m)	perte (f) des urines

6.11.6 Das Vokabular – le vocabulaire

Nützliches Vokabular – mots utiles

Wachstum (n), körperliche Entwicklung (f)	développement (m) staturo-pondéral
psychomotorische Entwicklung (f)	développement (m) psychomoteur
Inkubator (m) *Neonatologie*	couveuse (f)
Gitterbett (n), Babybett (n)	berceau (m)
Fläschchen (n)	biberon (m)
Schnuller (m)	tétine (f), sucette (f)
Windel (f)	couche (f)
Plüschtier (n), Puppe (f), Kuscheltier (n)	peluche (f), poupée (f), doudou (m)
Kinderwagen (m), Buggy (m)	landau (m), poussette (f)
Kinderfrau (f), Tagesmutter (f)	nourrice (f) *nounou fam.*
Pflegefamilie (f)	famille (f) d'accueil
Gewalt (f), psychische	violence (f) psychologique, mentale
Missbrauch (m), sexueller	abus (mpl) sexuels
Vernachlässigung (f)	négligences (fpl)

Die Erkrankungen des Neu-/Frühgeborenen – les maladies des nouveau-nés/prématurés

Atemnotsyndrom (n) (ANS)	détresse (f) respiratoire (DR)
intraventrikuläre Hirnblutung (f) (IVH)	hémorragie (f) intraventriculaire (HIV)
periventrikuläre Leukomalazie (f) (PVL)	leucomalacie (f) périventriculaire
bronchopulmonale Dysplasie (f) (BPD)	dysplasie (f) bronchopulmonaire (DBP)
Retinopathia (f) praematurorum (ROP)	rétinopathie (f) du prématuré (RP)
Mekoniumaspirationssyndrom (n) (MAS)	inhalation (f) amniotique
nekrotisierende Enterokolitis (f) (NEC)	entérocolite (f) ulcéro-nécrosante (ECUN)
angeborener Leistenbruch (m)	hernie (f) inguinale congénitale (HIC)

Die Herzfehler – les malformations cardiaques

persistierender Ductus (m) arteriosus Botalli (PDA)	persistance (f) du canal artériel (PCA)
Ventrikelseptumdefekt (m) (VSD)	communication (f) interventriculaire (CIV)
Vorhofseptumdefekt (m) (ASD)	communication (f) interauriculaire (CIA)
Transposition (f) der großen Arterien (TGA)	transposition (f) des gros vaisseaux (TGV)

6

Einige Kindererkrankungen – quelques maladies infantiles

Magen-Darm-Infekt (m)	gastroénterite (f)
Bronchitis (f)	bronchite (f)
Dreitagefieber (n)	roséole (f)/exanthème (m) subit
Scharlach (m)	scarlatine (f)
Ringelröteln (pl)	mégalérythème (m) épidémique
Invagination (f)	invagination (f) intestinale aiguë (IIA)
akute Appendizitis (f)	appendicite (f) aiguë
Hodenhochstand (m)	testicules (mpl) non descendus/cryptorchidie (f)
Vorhautverengung (f), Phimose (f)	phimosis (m)
Hodentorsion (f)	torsion (f) testiculaire/du testicule
Zöliakie (f)	maladie (f) cœliaque
Morbus Hirschsprung (m)	maladie (f) de Hirschsprung, mégacôlon (m) congénital

6.11.7 Die Abkürzungen – les abréviations

	kongenitale Hüftluxation (f)	**LCH**	luxation (f) congénitale de la hanche
SIDS	*sudden infant death syndrome*, plötzlicher Kindstod (m)	**MSN**	mort (f) subite du nourrisson
	Kuhmilchproteinintoleranz (f)	**IPLV**	intolérance (f) aux protéines de lait de vache
	Fieberkrampf (m)	**CCH**	crise (f) convulsive hyperthermique
JRA	juvenile idiopathische Arthritis (f)	**AJI**	arthrite (f) juvénile idiopathique
	benötigter Tagesbedarf (m)	**AJR**	apports (mpl) journaliers recommandés
	empfohlener Energiebedarf (m)	**ANC**	apports (mpl) nutritionnels conseillés
	benötigter Energiebedarf (m)	**ANR**	apports (mpl) nutritionnels recommandés

6.12 Die Neurologie – la neurologie

In diesem Kapitel wird besonderer Wert auf die neurologische Untersuchung gelegt, sodass bei weiteren Fragen zur Anatomie oder zu Krankheitsbildern auf das Wörterbuch zurückgegriffen werden muss.

6.12.1 Die Anatomie – l'anatomie

zentrales Nervensystem (n) (ZNS)	système (m) nerveux central (SNC)
Gehirn (n)	cerveau (m)
Frontal-, Parietal-, Temporal-, Okzipitallappen (m)	lobe (m) frontal, pariétal, temporal, occipital
Arteria (f) cerebri media	artère (f) cérébrale moyenne/sylvienne
Sulcus (m)	sillon (m)
Neuroglia (f)	névroglie (f)
Basalganglien (npl)	ganglions (mpl) de la base, noyaux (mpl) gris centraux
Pyramidenbahn (f)	faisceau (m) pyramidal
Mittelhirn (n)	cerveau (m) moyen, mésencéphale (m)
Hirnstamm (m)	tronc (m) cérébral
Kleinhirn (n)	cervelet (m)
Kleinhirnbrückenwinkel (m)	angle (m) ponto-cérébelleux
Rückenmark (n)	moelle (f) épinière
Vorderhorn (n)	corne (f) antérieure de la moelle
Ventrikel (m)	ventricule (m)
Liquor (m)	liquide (m) céphalo-rachidien (LCR)
Plexus (m) choroideus	plexus (m) choroïdes
Hirnhaut (f)	méninge (f)
peripheres Nervensystem (n) (PNS)	système (m) nerveux périphérique (SNP)
Spinalnerv (m)	nerf (m) rachidien/spinal
Nervenwurzel (f)	racine (f) nerveuse
Myelinscheide (f)	gaine (f) de myéline
Aktionspotenzial (n), Nervenimpuls (m)	potentiel (m) d'action, influx (m) nerveux
neuromuskuläre Übertragung (f)	jonction (f) neuromusculaire
Nervenendigung (f), präsynaptische *Axon*	bouton (m) synaptique

Falsche Freunde – faux amis
Le ganglion heißt übersetzt sowohl **Ganglion** als auch **Lymphknoten!**

6.12.2 Die Anamnese – l'histoire de la maladie

Da die Anamnesefragen in der Neurologie in besonderem Maße von den entsprechenden Krankheitsbildern abhängig sind, werden hier nur Anregungen gegeben. Zur Allgemein- und Schmerzanamnese bitte in ▶ Kap. 5. 1 nachlesen.

Wie lange haben Sie schon solche **Kopfschmerzen?**	Depuis combien de temps avez-vous ces **maux de tête ?**
Wie häufig haben Sie **Migräneattacken?**	À quelle fréquence avez-vous des **crises de migraine ?**
Ist das Ihr erster **Krampfanfall?**	Est-ce votre première **crise convulsive ?**
Seit wann haben Sie das **Kribbeln** in den Händen/Armen/Beinen?	Depuis combien de temps avez-vous ces **picotements** aux mains/bras/jambes ?
Seit wann haben Sie bemerkt, dass Ihnen die **Kraft** in den Armen/Beinen fehlt?	Depuis quand avez-vous remarqué une perte de **force** au niveau des bras/jambes ?
Wissen Sie, wann das **Zittern** in den Händen begonnen hat?	Quand est-ce que le **tremblement** a commencé au niveau des mains ?
Haben Sie das Gefühl, dass es für Sie schwieriger wird, Ihr Hemd zuzuknöpfen?	Est-ce que des gestes de la vie quotidienne comme boutonner votre chemise sont devenus plus difficiles ?
Wie lange ist der letzte **Schub** Ihrer **multiplen Sklerose** (MS) her?	À quand remonte votre dernière **poussée** de **sclérose en plaques** (SEP) ?

6.12.3 Die Untersuchung – l'examen clinique

Unabhängig von dem Krankheitsbild und den jeweiligen Beschwerden der Patienten müssen Sie in der Neurologie immer eine komplette klinische Untersuchung durchführen.

Bewusstsein und Orientierung – conscience et orientation

Wie heißen Sie?	Comment vous appelez-vous ?
Wissen Sie, wo Sie sich hier befinden?	Savez-vous où vous êtes actuellement ?
Können Sie mir sagen, welchen Tag wir heute haben? Welches Datum? Welches Jahr? Welche Jahreszeit?	Pouvez-vous me dire quel jour nous sommes aujourd'hui ? Quelle est la date ? En quelle année/saison sommes-nous ?
Seit wann sind Sie in der Klinik?	Depuis quand êtes-vous à l'hôpital ?
In welcher Stadt/welchem Bundesland befinden wir uns?	Dans quelle ville/région sommes-nous ?

Nützliches Vokabular – mots utiles

veränderter Wachheitszustand (m)	état (m) de vigilance (f) altéré
Dämmerzustand (m), Somnolenz (f)	obnubilation (f), somnolence (f)
Stupor (m), stuporös	stupeur (f), stuporeux(se)
Koma (n), komatös	coma (m), comateux(se)

Glasgow-Coma-Scale (GCS) – ***échelle (f) de*** **Glasgow**:
Kriterien dafür sind **Augenöffnung** – ***ouverture (f) des yeux***, **motorische Reaktion** – ***réponse (f) motrice*** und **verbale Reaktion** – ***réponse (f) verbale*** auf Ansprache – *adresser la parole* bzw. **Schmerzreize** – ***stimuli (mpl) douloureux***.

Die Motorik – la motricité

Beobachtung in Ruhe und in Bewegung – inspection au repos et en mouvement

Lähmung (f), unvollständige Lähmung	paralysie (f), parésie (f)
Hemi-, Para-, Tetraplegie (f)	hémi-, para-, tétraplégie (f)
unwillkürliche Bewegungen (fpl)	mouvements (mpl) involontaires
Tremor (m), Zittern (n)	tremblements (mpl)
Dyskinesien (fpl)	dyskinésies (fpl)
Trophik (f)	trophicité (f) musculaire
verminderter Tonus (m)	hypotonie (f)
erhöhter Tonus (m): Spastik (f), Rigor (m)	hypertonie (f) : spasticité (f), rigor (m)/ rigidité (f)

Gut zu wissen – bon à savoir

Taschenmesserphänomen – *spastique en « cran d'arrêt »*
Zahnradphänomen – hypertonie *plastique en « roue dentée »*

Die Kraft – la force musculaire

Grobe Kraft und willkürliche Bewegungen: Können Sie aufstehen und sich wieder hinsetzen, ohne die Hände zu benutzen? Geben Sie mir die Hände und drücken Sie kräftig zu!	**force globale et mouvements volontaires :** Pouvez-vous vous lever et vous asseoir sans l'aide des mains ? Prenez mes mains et serrez-les fort !
Armvorhalteversuch: Halten Sie beide Arme gestreckt nach vorne mit den Handflächen nach oben und schließen Sie die Augen.	**manœuvre de Barré :** Tendez les bras avec les paumes vers le haut. Fermez les yeux et restez comme ça !
Kraft einzelner Muskeln: Zum Testen der einzelnen Muskelgruppen legen Sie Ihre Hand auf die jeweilige Muskelgruppe und bitten Sie den Patienten: **Drücken Sie gegen meine Hand.** Oder: **Halten Sie dagegen!**	**évaluation segmentaire (muscle par muscle) :** Pour tester chaque groupe musculaire vous devez d'abord positionner votre main sur le groupe musculaire à tester puis demandez au patient : **poussez contre ma main – fort, fort, fort !** Ou : **résistez !**

6

Die Reflexe – les réflexes

Die Eigenreflexe – les réflexes ostéotendineux (ROT)

Achillessehnenreflex (m) (ASR)	réflexe (m) achilléen
Patellarsehnen~ (PSR)	~ rotulien, ~ patellaire
Trizepssehnen~ (TSR)	~ tricipital
Bizepssehnen~ (BSR)	~ bicipital
Brachioradialis~ (BRR)	~ stylo-radial
Trömner-Reflex	~ carpométacarpien

Die pathologischen und Fremdreflexe – les réflexes cutanés (RC)

Pyramidenbahnzeichen (n), Babinski-Zeichen (n)	réflexe (m) cutané plantaire (RCP)
Bauchhautreflexe (BHR)	réflexes cutanés abdominaux
Kremasterreflex	réflexe crémastérien
Analreflex	réflexe anal

Reflexe können sein: präsent und seitengleich – *présents et symétriques,* lebhaft – *vifs,* gesteigert – *exagérés,* vermindert – *diminués* oder aufgehoben – *abolis.*

Gut zu wissen – bon à savoir

Die **pathologischen Reflexe** werden wie folgt dokumentiert: im Deutschen „Pyramidenzeichen positiv/negativ“, im Französischen « *Réflexe cutané plantaire (RCP) en extension/flexion/indifférent* ». Von einem Babinski-Zeichen wird im Französischen erst dann gesprochen, wenn dieser Reflex positiv ausfällt!

Die Sensibilität – la sensibilité

neurogene Schmerzen: • radikulärer Schmerz (m) • **Nervendehnungsschmerz** (m): Lasègue-Zeichen (n) • Neuralgie (f) • Ermüdbarkeit (f)	**douleurs neurogènes :** • douleur (f) radiculaire • **douleur** (f) **à l'étirement du nerf :** signe (m) de Lasègue • névralgie (f) • fatigabilité (f)
Parästhesien: • Seit wann haben Sie das **Taubheitsgefühl** in den Händen? • Können Sie mir genau sagen, wo das **Kribbeln** beginnt? • **Ameisenkribbeln/-laufen** (n) • Wärme-/Kältegefühl (n) • einschießende elektrisierende Schmerzen (mpl)	**paresthésies :** • Depuis quand sentez-vous cet **engourdissement** des mains ? • Pouvez-vous décrire exactement où le **picotement** commence ? • **fourmillements** (mpl) • sensation (f) thermique de chaud/de froid • décharge (f) électrique
Dysästhesien: • Überempfindlichkeit (f) • Unterempfindlichkeit (f) • Unempfindlichkeit (f)	**dysesthésies :** • hyperesthésie (f) • hypoesthésie (f) • anesthésie (f)
Oberflächensensibilität: Können Sie unterscheiden, ob ich Sie pike oder berühre? • Berührungsempfindung (f) • Schmerzempfindung (f) • Temperaturempfindung (f)	**sensibilité superficielle :** Pouvez-vous me dire si je vous pique ou si je vous touche ? • sensibilité (f) tactile • sensibilité (f) algique • sensibilité (f) thermique
Tiefensensibilität: • Vibrationsempfinden (n) (mit der **Stimmgabel** zu testen) • Lagesinn (m)	**sensibilité profonde :** • pallesthésie (f) (se teste avec un **diapason**) • sens (m) de position (sens de position du gros orteil, SPGO)

Testen Sie die Sensibilität immer vergleichend – de façon comparative:

Können Sie mir sagen, ob ich Sie links, rechts oder auf beiden Seiten berühre?	Dites-moi si je vous touche à droite, à gauche ou des deux côtés ?
Können Sie unterscheiden, welches Röhrchen das warme und welches das kalte ist?	Pouvez-vous faire la différence entre les tubes d'eau chaude et froide ?

Prüfen Sie die Sensibilität auf alle Modalitäten und zeichnen Sie das Ergebnis in ein **Körperschema** – ***schéma (m) corporel*** ein. Zum einen kann so ein Verlauf beurteilt werden und zum anderen ist eine Zeichnung international verständlich und komplizierte Beschreibungen im Untersuchungsbogen können umgangen werden.

Die Koordination – la coordination

Gangtestung: Gehen Sie ein Stück geradeaus und drehen Sie sich wieder zu mir um. Laufen Sie auf einer Linie, indem Sie einen Fuß vor den anderen setzen. Laufen Sie auf den Fersen/Zehen.	**étude de la marche :** Faites quelques pas puis demi-tour. Marchez sur une ligne virtuelle en posant un pied devant l'autre. Marchez sur les talons/pointes.
Romberg-Stehversuch: Stellen Sie sich mit geschlossenen Füßen gerade hin, schließen Sie dann die Augen.	**signe de Romberg :** Restez debout avec les talons joints. Puis fermez les yeux.
Unterberger-Tretversuch: Treten Sie mit geschlossenen Augen auf der Stelle.	**test de piétinement aveugle :** Piétinez sur place, les yeux fermés.
Finger-Nase-Versuch (FNV): Strecken Sie die Arme aus, und berühren Sie mit dem Zeigefinger Ihre Nasenspitze.	**épreuve doigt-nez :** Écartez vos bras et touchez le bout du nez avec la pointe de l'index.
Knie-Hacke-Versuch (KHV): Setzen Sie Ihre Ferse auf das Knie des anderen Beines und fahren Sie das Schienbein entlang herunter.	**épreuve talon-genou :** Mettez votre talon sur votre genou et descendez le long de la jambe.

Die Störungen der Koordination – les troubles de la coordination

Steppergang (m)	steppage (m)
kleinschrittiger Gang (m)	démarche (f) à petits pas
breitbeiniger Gang (m)	démarche (f) pieds écartés, élargissement (m) du polygone de sustentation
Gang (m), unsicherer	démarche (f) incertaine
ataktisches Gangbild (n), Ataxie (f)	démarche (f) en zigzag, ataxie (f)
Fallneigung (f)	trouble (m) de l'équilibre
überschießende Bewegungen (fpl)	hypermétrie (f)
Dysdiadochokinese (f)	adiadococinésie (f)

Die Hirnnerven – les nerfs crâniens

Gut zu wissen – bon à savoir

Hirnnerven – ***nerfs (mpl) crâniens (NC)*** werden häufig auch ***paires (fpl) crâniennes (PC)*** genannt! Achtung ! Die Abkürzung **PC** kann auch *perte (f) de connaissance* bedeuten.

6

N. (m) olfactorius: Geruch (m), riechen	**nerf (m) olfactif :** odorat (m), sentir (une odeur)
N. opticus: Visus (m), Gesichtsfelduntersuchung (f), Augenhintergrund (m)	**nerf optique :** acuité (f) visuelle, champ (m) visuel au doigt, fond (m) de l'œil

N. oculomotorius: Augenbewegungen (fpl), Pupillenreflex (m) *Folgen Sie mit den Augen meinem Finger, ohne den Kopf zu bewegen!*	**nerf oculomoteur :** étude de l'oculomotricité (f), réflexe (m) photomoteur *Suivez mon doigt avec vos yeux sans bouger la tête.*
N. trochlearis	**nerf trochléaire**
N. trigeminus: Gesichtssensibilität (f), Kornealreflex (m)	**nerf trijumeau :** sensibilité (f) de la face, réflexe (m) cornéen
N. abducens	**nerf abucens** (nerf moteur oculaire externe)
N. facialis: *Rümpfen Sie die Nase, zeigen Sie die Zähne, schließen Sie fest die Augen, blasen Sie die Backen auf, runzeln Sie die Stirn, pfeifen Sie bitte.*	**nerf facial :** *froncez le nez, montrez les dents, fermez les yeux forts, gonflez les joues, plissez le front, sifflez, svp.*
N. vestibulocochlearis (siehe HNO)	**nerf cochléo-vestibulaire** (nerf auditif) (voir ORL)
N. glossopharyngeus: Würgereflex (m), Kulissenphänomen (n)	**nerf glosso-pharyngien :** réflexe (m) nauséeux/pharyngé, signe (m) du rideau
N. vagus: *Müssen Sie husten, wenn Sie Wasser trinken?*	**nerf vague** (nerf pneumogastrique) : *est-ce que vous toussez quand vous buvez ?*
N. accessorius: *Heben Sie die Schultern.*	**nerf accessoire** (nerf spinal) : *levez les épaules.*
N. hypoglossus: *Strecken Sie die Zunge raus!*	**nerf hypoglosse :** *tirez la langue !*

Die übergeordneten Funktionen – les fonctions supérieures (FS)

Sprache: spontaner Sprachfluss (m), Wortwahl (f), Wiederholungen (fpl)	**langage :** conversation (f) spontanée, dénomination (f) d'objets, répétition (f)
Gedächtnis: *Seit wann haben Sie das Gefühl, dass Sie sich an bestimmte Dinge schlechter erinnern/vergesslicher werden?*	**mémoire :** *Depuis quand avez-vous le sentiment d'oublier facilement certaines choses ?*
Verhalten (n)	comportement (m)

Die vegetativen Störungen – les troubles végétatifs

Blasen-Mastdarm-Störungen (fpl)	troubles (mpl) sphinctériens
Impotenz (f)	impuissance (f)
Schweißbildungsstörungen (f)	troubles (mpl) de la sudation

Die Zusatzuntersuchungen – les examens complémentaires

Lumbalpunktion (f) (LP)	ponction (f) lombaire (PL)
Nervenleitgeschwindigkeit (f) (NLG)	vitesse (f) de conduction nerveuse (VCN)

Elektromyogramm (n) (EMG)	électromyogramme (m) (EMG)
evozierte Potenziale (npl) (EP)	potentiels (mpl) évoqués (PE)
Muskel-, Nervenbiopsie (f)	biopsies (fpl) musculaires/nerveuses

Weitere Diagnostik im ▶ Kap. 7.

Gut zu wissen – bon à savoir

Der **Liquorzucker** und das **Liquoreiweiß** werden im Französischen ***glycorachie (f)*** und ***protéinorachie (f)*** genannt.

6.12.4 Der Normalbefund – l'observation normale

Beispiel eines dokumentierten neurologischen **Normalbefundes ohne aktuelle Beschwerden** – ***sans signes (mpl) fonctionnels (SF).***

Bewusstsein: Patient bei vollem Bewusstsein und allseits orientiert, GCS 15	**conscience :** patient conscient et orienté, Glasgow 15
Motorik: normaler Tonus keine unwillkürlichen Bewegungen keine motorischen Ausfälle	**motricité :** tonus normal pas de mouvements involontaires pas de déficit moteur
Reflexe: präsent und seitengleich keine Reflexsteigerung Pyramidenbahnzeichen negativ	**réflexes ostéotendineux (ROT) :** présents et symétriques pas d'exagération RCP en flexion
Sensibilität: keine subjektiven Beschwerden keine Sensibilitätsausfälle	**sensibilité :** pas de gêne subjective pas de déficit sensitif
Koordination: Gang und Stand sicher, keine Störung der Feinmotorik	**coordination :** marche normale, signe de Romberg négatif, pas de troubles de la motricité fine
Hirnnerven: keine Auffälligkeiten *Hier sollte jeder einzelne Hirnnerv aufgeführt werden!*	**paires crâniennes (PC)/nerfs crâniens :** pas d'atteinte des PC *Chaque PC à noter séparément.*
übergeordnete Funktionen: Spontansprache, Nachsprechen und Satzbau normal Kurz- und Langzeitgedächtnis Verhalten unauffällig	**fonctions supérieures (FS) :** conversation spontanée, répétition normale et bonne syntaxe pas de troubles mnésiques comportement normal
vegetative Störungen: keine Blasen-, Mastdarm- und Sexualfunktionsstörungen	**troubles végétatifs :** pas de troubles sphinctériens et pas de troubles sexuels
kein **Meningismus,** kein Kernig- und Brudzinski-Zeichen	pas de **raideur de la nuque,** pas de signe de Kernig ni de Brudzinski
keine **cerebellären Zeichen**	pas de **syndrome cérébelleux**
keine **vestibulären Ausfälle**	pas de **syndrome vestibulaire**

6

6.12.5 Der pathologische Befund – l'observation pathologique

Krampfzeichen – *signes (mpl) de convulsion* werden im Kapitel der Kinderheilkunde aufgeführt, ▶ Kap. 6.11.

starker Kopfschmerz (m)	céphalées (fpl)
Bewusstseinsverlust (m)	perte (f) de connaissance (PC)
Hirndruck (m)	hypertension (f) intracrânienne (HTIC)
Verwirrung (f)	confusion (f)
Krampf (m)	convulsion (f)
Kreuz-, Rückenschmerzen (mpl)	lombosciatalgie (f)
Konus-, Kaudasyndrom (n)	syndrome (m) de la queue de cheval
Reithosenanästhesie (f)	anesthésie (f) en selle
handschuhförmige Sensibilitätsstörungen (fpl)	hypoesthésie (f) en gants
strumpfförmige Sensibilitätsstörungen (fpl)	hypoesthésie (f) en chaussettes
Fazialisparese (f)	paralysie (f) faciale (PF)
verstrichene Nasolabialfalte (f)	effacement (m) du pli nasogénien
Ruhetremor (m)	tremblement (m) de repos
Intentionstremor (m)	tremblement (m) d'action/d'intention
Bewegungsverarmung (f)	akinésie (f), bradykinésie (f)
Starthemmung (f)	retard (m) à l'initiation du mouvement, ralentissement (m) à l'initiation
Sprechstörungen (fpl) • Wortfindungsstörung (f) • Sprachproduktionsstörung (f), Störungen (fpl) der Aussprache • Sprachverständnisstörung (f) • Agrammatismus (m)	troubles (mpl) de la parole • aphasie (f) nominale • aphasie (f) motrice, troubles (mpl) de l'élocution • aphasie (f) receptive • aphasie (f) syntactique

Gut zu wissen – bon à savoir

Fallhand (f) – *main (f) en col de cygne, main (f) tombante*
Krallenhand (f) – *main (f) en griffe*
Schwurhand (f) – *main (f) en serment, main de singe, main simienne*

6

6.12.6 Das Vokabular – le vocabulaire

Schädel-Hirn-Trauma (n) (SHT)	traumatisme (m) crânien (TC)
Subarachnoidalblutung (f) (SAB)	hémorragie (f) sous-arachnoïdienne (HSA)
Subduralhämatom (n)	hématome (m) sous-dural (HSD)
Epiduralhämatom (n)	hématome (m) épidural/extra-dural (HED)

Folgeerscheinung (f)	séquelles (fpl)
Hirnhautentzündung (f)	méningite (f)
Gehirnentzündung (f)	encéphalite (f)
intrakranielle Raumforderung (f)	processus (m) expansif intracrânien
Einklemmung (f)	engagement (m) cérébral
Hirntumor (m)	tumeur (f) intracrânienne
Wurzelkompression (f)	compression (f) radiculaire
Polyneuropathie (f), Polyneuritis (f)	polyneuropathie (f), polynévrite (f)
Kompressionssyndrome (npl)	syndromes (mpl) canalaires
Karpaltunnelsyndrom (n)	syndrome (m) du canal carpien
Trigeminusneuralgie (f)	névralgie (f) du trijumeau
Parkinson-Krankheit (f)	maladie (f) de Parkinson
Alzheimer-Krankheit (f)	maladie (f) d'Alzheimer
Demenz (f)	démence (f)

6.12.7 Die Abkürzungen – les abréviations

	Schlaganfall (m)	**AVC**	accident (m) vasculaire cérébral
TIA	transistorisch-ischämische Attacke (f)	**AIT**	accident (m) ischémique transitoire
	Parenchymblutung (f)	**HIP**	hémorragie (f) intraparenchymateuse
SVT	Sinusvenenthrombose (f)	**TVC**	thrombose (f) veineuse cérébrale
	posttraumatische Epilepsie (f)	**EPT**	épilepsie (f) post-traumatique
MS	multiple Sklerose (f)	**SEP**	sclérose (f) en plaques
ALS	amyotrophe Lateralsklerose (f)	**SLA**	sclérose (f) latérale amyotrophique
	Augenmuskellähmungen (fpl)	**POM**	paralysies (fpl) oculomotrices
RLS	Restless-Legs-Syndrom (n)	**IMI**	impatiences (fpl) des membres inférieurs
MSA	Multisystematrophie (f)	**AMS**	atrophie (f) multisystématisée

6.13 Die Psychiatrie – la psychiatrie

6.13.1 Die Anamnese – l'histoire de la maladie

Fragen zur aktuellen Anamnese, Vorgeschichte und Familienanamnese bitte in ▸ Kap. 5. 1 nachlesen. Zur Prüfung des Bewusstseins und der Orientierung ▸ Kap. 6.12.

Die somatische Anamnese – l'anamnèse somatique

Haben Sie irgendeine **körperliche Krankheit** wie z. B. Zucker oder Bluthochdruck?	Avez-vous une **maladie** qui nécessite de prendre un traitement comme le diabète ou l'hypertension ?
Waren Sie in letzter Zeit mal im Krankenhaus?	Avez-vous été hospitalisé(e) récemment ?
Wurde Ihre **Schilddrüse** bereits untersucht?	Avez-vous déjà fait des examens de la **thyroïde ?**

Die vegetative Anamnese – l'anamnèse végétative

Wie **schlafen** Sie?	Comment est votre **sommeil ?**
Haben Sie Schwierigkeiten beim **Einschlafen**/Durchschlafen?	Avez-vous du mal à vous **endormir ?** Est-ce que vous vous réveillez la nuit ?
Wachen Sie manchmal auf, bevor der Wecker klingelt?	Est-ce qu'il vous arrive de vous réveiller avant que le réveil sonne ?
Wie ist Ihr **Appetit?**	Comment est votre **appétit ?**
Haben Sie **Gewicht** verloren/zugenommen?	Avez-vous perdu/pris du **poids ?**
Wie steht es mit der **Libido?**	Comment est votre **libido ?**

6.13.2 Das Patientengespräch – l'entretien

Die Biografie – la biographie

Wie waren Sie als Kind?	Quel genre d'enfant étiez-vous ?
Gab es **belastende Ereignisse** in Ihrer Kindheit?	Y a-t-il a eu des **évènements difficiles** pendant votre enfance ?
Was sind Ihre Eltern von **Beruf?**	Quels **métiers** faisaient vos parents ?
Wie würden Sie das Verhältnis zu Ihren **Eltern** beschreiben?	Comment décririez-vous la rélation entre vous et vos **parents ?**

6

Wie war/ist das Verhältnis zur Ihren **Geschwistern?**	Comment étaient/sont vos rapports avec vos **frères et sœurs ?**
Sind Sie irgendwann einmal **umgezogen?**	Avez-vous déjà **déménagé ?**
Wie war der **Erziehungsstil** Ihrer Eltern?	Quel **style d'éducation** avez-vous reçu de la part de vos parents ?
Gingen Sie gerne zur Schule?	Etiez-vous content(e) d'aller à l'école ?
Haben Sie sich über-/unterfordert gefühlt?	Avez-vous l'impression que l'on vous en demandait trop/trop peu à l'école ?
Haben Sie eine Klasse wiederholen müssen?	Avez-vous redoublé une année ?
Welchen Beruf haben Sie erlernt?	Quel est votre métier de formation ?
Arbeiten Sie zurzeit?	Travaillez-vous actuellement ?
Bereitet Ihnen Ihre **Arbeit** Spaß?	Est-ce que vous aimez votre **travail ?**
Wie ist Ihre **finanzielle Situation?**	Quelle est votre **situation financière ?**
Haben Sie eine/n feste/n **Lebenspartner/in?**	Avez-vous un **compagnon**/une **compagne ?**
Sind Sie **verheiratet?**	Etes-vous **marié(e) ?**
Haben Sie **Kinder?**	Avez-vous des **enfants ?**
Haben Sie **Hobbys?** Welche?	Avez-vous des **loisirs ?** Lesquels ?
Treiben Sie Sport?	Pratiquez-vous un sport ?
Haben Sie irgendwelche **Ziele?**	Avez-vous des **projets** pour l'avenir ?

Falsche Freunde – faux amis
Ziel, Projekt – *projet (m)* ohne c!

Die Aufmerksamkeits- und Gedächtnisstörungen – les troubles de l'attention et de la mémoire

Fällt es Ihnen schwer, dem Gespräch zu folgen?	Avez-vous du mal à suivre des conversations ?
Fällt es Ihnen in bestimmten Situationen schwer, bei der Sache zu bleiben?	Trouvez-vous difficile de vous concentrer dans certaines situations ?
Können Sie sich schlechter als sonst konzentrieren?	Avez-vous plus de mal que d'habitude à vous concentrer ?

Die formalen Denkstörungen – les troubles du cours de la pensée

Haben Sie das Gefühl, dass sich an Ihrem Denken etwas verändert hat?	Avez-vous l'impression que le contenu de vos pensées a changé ?
Fällt das Denken schwerer/leichter als sonst?	Trouvez-vous que penser est devenu plus dur/plus facile que d'habitude ?
Haben Sie Schwierigkeiten, sich zu konzentrieren/Entscheidungen zu treffen?	Avez-vous du mal à vous concentrer/ prendre des décisions ?
Grübeln Sie viel?	**Ruminez-**vous beaucoup ?
Haben Sie das Gefühl, zu viele Gedanken gleichzeitig im Kopf zu haben?	Avez-vous l'impression d'avoir trop de pensées dans la tête ?
Drängen sich Ihnen bestimmte Gedanken auf?	Avez-vous des pensées qui vous obsèdent ?
Haben Sie das Gefühl, dass Ihnen Gedanken öfter einfach abhanden kommen oder abgerissen sind?	Avez-vous souvent l'impression qu'une pensée disparaît ou que vous perdez le fil de votre pensée ?

Die Ängste, Phobien, Zwänge – les angoisses, phobies, obsessions

Ängstigen Sie sich zurzeit mehr als üblich?	Etes-vous actuellement plus anxieux/ anxieuse que d'habitude ?
Haben Sie **Angst,** weil Sie erwarten, etwas Schlimmes könnte passieren?	Avez-vous **peur** parce que vous pensez que quelque chose de terrible pourrait arriver ?
Geraten Sie in bestimmten Situationen in Angst oder ängstigen Sie sich vor bestimmten Dingen? (Höhe, Fliegen, Aufzug, **Menschenmengen,** Hunde, Spinnen)	Avez-vous peur lors de situations particulières ou avez-vous une appréhension démesurée de certaines choses? (hauteur, prendre l'avion, ascenseur, **foules,** chiens, araignées)
Denken Sie viel über Ihre **Gesundheit** nach?	Pensez-vous souvent à votre **état de santé?**
Befürchten Sie, **ernsthaft krank** zu sein?	Craignez-vous d'être **gravement malade?**
Müssen Sie bestimmte Gedanken immer wieder denken, obwohl Sie sich dagegen innerlich zur Wehr setzen?	Vous arrive-t-il de penser constamment à certaines choses bien que vous essayiez de ne pas y penser?
Haben Sie manchmal das Gefühl, dass Sie Dinge tun, ohne es zu wollen?	Avez-vous parfois l'impression de faire des choses sans le vouloir?
Wie oft führen Sie diese Handlungen aus?	Combien de fois faites-vous ces gestes?
Wie viel Zeit kostet Sie das am Tag?	Combien de temps cela vous prend-t-il dans la journée?

Der Wahn – le délire

Haben Sie in letzter Zeit Dinge erlebt, die Ihnen sehr merkwürdig vorkamen, die Sie beunruhigten oder die Ihnen gar Angst machten?	Est-ce que vous avez vécu ces derniers temps des choses qui vous semblaient bizarres, qui vous inquiétaient ou qui vous faisaient peur ?
Haben Sie Dinge erlebt, die andere für unmöglich halten?	Avez-vous vécu des choses que d'autres personnes considèrent comme impossibles ?
Fühlen Sie sich beobachtet?	Pensez-vous que des gens vous observent ou vous surveillent ?
Haben Sie das Gefühl, dass viele Dinge, die um Sie herum passieren, etwas mit Ihnen zu tun haben? Gibt es z. B. Personen, die Ihnen **geheime Botschaften** (Handzeichen) geben? Sind Ansagen im Fernsehen oder im Radio für Sie persönlich bestimmt?	Avez-vous l'impression que beaucoup de choses qui se passent autour de vous vous concernent directement ? Par exemple, y a-t-il des personnes qui vous donnent des **messages secrets** (des signes de main) ? Y a-t-il des annonces à la télévision ou à la radio qui vous sont adressées personnellement ?
Meinen Sie, dass bestimmte Menschen etwas gegen Sie haben?	Pensez-vous que certaines personnes ont quelque chose contre vous ?
Haben Sie das Gefühl, dass jemand Ihnen etwas Böses will?	Pensez-vous que quelqu'un vous veut du mal ?
Haben Sie das Gefühl, über **besondere Fähigkeiten** zu verfügen?	Pensez-vous que vous avez des **capacités hors normes ?**

Die Sinnestäuschungen – les manifestations psychotiques

Hören Sie jemanden sprechen, obwohl niemand im Raum ist?	Est-ce qu'il vous arrive d'entendre parler des gens alors que vous vous trouvez seul ?
Sind es vielleicht nur Ihre eigenen Gedanken, die da laut werden?	Est-ce qu'il est possible que ce soient vos propres pensées qui deviennent audibles ?
Befehlen Ihnen diese Stimmen, Dinge zu tun, oder kommentieren sie Ihr Verhalten?	Est-ce que ces voix vous donnent des instructions ou est-ce qu'elles commentent votre comportement ?
Hören Sie manchmal Geräusche, die es gar nicht geben kann? (z. B. Läuten von Glocken, obwohl kein Kirchturm in der Nähe ist)	Entendez-vous parfois des bruits qui n'existent pas ? (par exemple des cloches qui sonnent bien qu'il n'y ait pas de clocher à proximité)
Haben Sie Personen oder Gegenstände gesehen, die andere nicht sehen konnten?	Avez-vous vu des personnes ou des choses que d'autres personnes ne pouvaient pas voir ?
Haben Sie in letzter Zeit merkwürdige Gerüche bemerkt?	Avez-vous remarqué des odeurs bizarres ces derniers temps ?
Schmecken Speisen oder Getränke irgendwie anders als sonst?	Y a-t-il des aliments ou des boissons dont le goût vous semble altéré ?

Gehen in Ihrem Körper merkwürdige Dinge vor?	Se passe-t-il des choses étranges dans votre corps ?
Haben Sie noch andere **eigenartige Wahrnehmungen** gemacht?	Avez-vous fait d'autres **expériences étranges ?**

Die Ich-Störungen – l'automatisme mental

Haben Sie in letzter Zeit beobachtet, dass Sie sich verändert haben?	Avez-vous remarqué des changements chez vous ?
Kommt Ihnen die sonst vertraute Umgebung in letzter Zeit irgendwie verändert oder fremd vor?	Est-ce que votre entourage familier semble changé ou étrange ces derniers temps ?
Fühlen Sie sich selbst irgendwie körperlich verändert?	Est-ce que vous vous sentez changé physiquement ?
Fühlen Sie sich manchmal in Ihrem Körper **fremd?**	Est-ce qu'il vous arrive de vous sentir **étranger/étrangère** dans votre corps ?
Haben Sie das Gefühl, dass andere Ihre Gedanken kennen?	Pensez-vous que d'autres personnes connaissent vos pensées ?
Haben Sie das Gefühl, dass Ihnen Gedanken gestohlen werden?	Pensez-vous qu'on vous vole vos pensées ?
Haben Sie das Gefühl, dass Sie Gedanken denken, die man Ihnen gibt?	Avez-vous l'impression que l'on vous impose des pensées ?
Haben Sie das Gefühl, dass fremde Mächte auf Sie einen Einfluss haben?	Avez-vous l'impression qu'une force extérieure a de l'influence sur vous ?

Die affektiven Störungen – les troubles psycho-affectifs

Falsche Freunde – faux amis

Der Humor – *humour (m)*
Die Stimmung, die Laune, die Gemütslage – *humeur (f)*

Wie würden Sie Ihre **Stimmung** beschreiben?	Comment décririez-vous votre **moral ?**
Haben Sie den Eindruck, dass Sie nicht mehr so lebendig sind wie früher?	Avez-vous l'impression que vous manquez d'énergie ?
Fühlen Sie sich **niedergeschlagen**/traurig/erschöpft?	Vous sentez-vous **abattu(e)**/triste/épuisé(e) ?
Gibt es etwas, was Sie **bedrückt?**	Est-ce qu'il y a quelque chose qui vous **attriste ?**
Interessieren Sie sich weniger als zuvor für Ihre **Umwelt/Hobbys?**	Est-ce que vous vous intéressez moins à votre **entourage**/vos **loisirs ?**
Denken Sie viel über Ihre **Fehler** nach?	Réfléchissez-vous beaucoup à vos **erreurs ?**
Machen Sie sich **Selbstvorwürfe?**	Est-ce que vous vous faites des **reproches ?**

Glauben Sie, dass Sie weniger wert sind als andere Menschen?	Pensez-vous que vous valez moins que d'autres personnes ?
Ändert sich Ihre Stimmung manchmal von einer Minute zur anderen?	Est-ce que votre humeur peut changer d'un instant à l'autre ?
Gibt es einen Unterschied zwischen morgens und abends? • Morgen-/Abendtief (n) • Abendhoch (n)	Y a-t-il une différence au cours de la journée ? • aggravation (f) matinale/vespérale • amélioration (f) vespérale
Kommt es vor, dass Sie ganz **gegensätzliche Gefühle** gleichzeitig erleben?	Est-ce qu'il vous arrive de ressentir des **sentiments contradictoires** en même temps ?
Hatten Sie zwischenzeitlich Phasen, in denen es Ihnen besonders gut ging?	Est-ce qu'il y a eu des périodes où vous alliez particulièrement bien ?
Haben Sie in dieser Zeit auch **unvernünftige Dinge** getan?	Avez-vous fait des **choses déraisonnables** pendant ces périodes ?

Der Antrieb und die Psychomotorik – l'élan vital et l'état psychomoteur

Hat sich Ihre Energie, bestimmte Dinge zu tun, geändert?	Avez-vous encore la même énergie pour faire certaines choses ?
Gehen Ihnen zurzeit alltägliche Dinge schwerer von der Hand?	Est-ce que les activités de la vie quotidienne vous paraissent plus dures ?
Sind Sie zurzeit besonders unternehmungslustig?	Etes-vous actuellement particulièrement motivé(e)/entreprenant(e) ?
Fühlen Sie sich innerlich unruhig?	Est-ce que vous vous sentez tendu(e)/agité(e) ?

Die Eigen-/Fremdgefährdung – l'auto-/hétéroaggressivité

Denken Sie manchmal an den Tod?	Pensez-vous à la mort ?
Halten Sie Ihr Leben nicht mehr für lebenswert?	Pensez-vous que votre vie ne vaut plus la pleine d'être vécue ?
Würden Sie es nicht schlimm finden, einzuschlafen und nie wieder aufzuwachen oder bei einem Unfall ums Leben zu kommen?	Si vous vous endormiez sans jamais vous réveiller ou si vous mouriez dans un accident, pensez-vous que cela ne serait pas regrettable ?
Haben Sie schon mal daran gedacht, **sich das Leben zu nehmen?**	Avez-vous déjà pensé à vous **suicider ?**
Wann haben Sie solche Gedanken?	Quand avez-vous ces idées noires ?
Wie würden Sie sich das Leben nehmen?	Comment feriez-vous pour vous suicider ?
Haben Sie dafür Vorbereitungen getroffen?	Avez-vous déjà préparé quelque chose à ce sujet ?
Hatten oder haben Sie Impulse, anderen etwas anzutun?	Ressentez-vous ou avez-vous déjà ressenti des impulsions de faire du mal à quelqu'un ?

6.13.3 Der psychopathologische Befund – l'observation psycho-pathologique

Das Auftreten des Patienten – la rencontre avec le patient

allgemeines Aussehen (n)	aspect (m) général
Statur (f)	stature (f)
Gang (m)	démarche (f)
Haltung (f)	posture (f)
Gestik (f)	gestuelle (f)
Mimik (f)	mimique (f)
Körperpflege (f) (gepflegt, verwahrlost)	hygiène (f) corporelle (soigné/e, négligé/e)
Einstellung (f)	attitude (f)
Verhalten (n)	comportement (m)

Die Äußerungen des Patienten – les propos du patient

Wortreichtum (m)	prolixité (f)
Wortkargheit (f)	économie (f) de paroles, pauvreté (f) du discours
Wiederholungen (fpl)	répétitions (fpl)
Unterbrechungen (fpl)	interruptions (fpl), barrages (mpl)
Zusammenhang (m) der Äußerungen (rational, wahnhaft)	cohérence (f) du discours (rationnel, délirant)
Versprecher (m)	lapsus (m)
stottern	bégayer
Lautstärke (f)	son (m), volume (m)

Die vegetativen Störungen – les troubles végétatifs

schwitzen	transpirer
zittern	trembler
Gewichtsverlust (m), ~zunahme (f)	perte (f) ou gain (m) de poids
Appetitverlust (m), ~steigerung (f)	perte (f) ou augmentation (f) de l'appétit
Schlafstörungen (fpl)	troubles (mpl) du sommeil
Einschlafstörungen (fpl)	difficultés (fpl) d'endormissement
Durchschlafstörungen (fpl)	réveils (mpl) nocturnes
Früherwachen (n)	réveil (m) précoce
Verkürzung der Schlafdauer (f)	diminution (f) de la durée (f) du sommeil
Müdigkeit (f) am Tage	somnolence (f) diurne
verminderte Libido (f)	baisse (f) de la libido, frigidité (f)

Die Aufmerksamkeits- und Gedächtnisstörungen – les troubles de l'attention et de la mémoire

Auffassungsstörungen (fpl)	troubles (mpl) de la perception
Konzentrations~	~ de la concentration
Merkfähigkeits~	~ de la mémorisation
Gedächtnis~	~ de la mémoire

Die formalen Denkstörungen – les troubles du cours de la pensée

Gedankenhemmung (f)	pensée (f) inhibée
Verlangsamung (f), verlangsamt	bradypsychie (f), ralenti(e)
Grübeln (n)	ruminations (fpl)
Gedankendrängen (n)	tachypsychie (f), pensée (f) automatique
Ideenflucht (f)	fuite (f) des idées
Vorbeireden (n)	réponses (fpl) à côté
Gedankenabreißen (n)	barrage (m)
Zerfahrenheit (f)	diffluence (f)

Die Ängste, Phobien, Zwänge – les angoisses, phobies, obsessions

Misstrauen (n)	méfiance (f)
Hypochondrie (f)	trouble (m) hypocondriaque
Zwangsstörungen (fpl)	troubles (mpl) obsessionnels compulsifs (TOC)
Zwangshandlungen (fpl)	compulsions (fpl)

Der Wahn – le délire

Wahnstimmung (f)	humeur (f) délirante
Wahnwahrnehmung (f)	perception (f) délirante
Wahneinfall (m)	intuition (f) délirante
Wahngedanken (mpl)	idées (fpl) délirantes
Beziehungswahn (m) Beeinträchtigungs~ Verfolgungs~ Eifersuchts~ Schuld~ Verarmungs~ Größen~ hypochondrischer ~	idée (f) délirante de relation ~ d'influence ~ de persécution ~ de jalousie ~ de culpabilité ~ de ruine ~ de grandeur ~ hypochondriaque

6

Die Sinnestäuschungen – les troubles des perceptions

Stimmenhören (n)	hallucinations (fpl) acoustico-verbales
optische Halluzinationen (fpl)	hallucinations (fpl) visuelles
Körperhalluzinationen (fpl) Geruchs~ Geschmacks~	hallucinations (fpl) cénesthésiques ~ olfactives ~ gustatives

Die Ich-Störungen – l'automatisme mental

Gedankenausbreitung (f)	pensée (f) divulguée
Gedankenentzug (m)	vol (m) de la pensée
Gedankeneingebung (f)	pensée (f) imposée

Die affektiven Störungen – les troubles psycho-affectifs

Gut zu wissen – bon à savoir

Im Deutschen haben wir einen Begriff für die **Angst** und es erschließt sich aus dem Kontext, welche Form gemeint ist. Im Französischen unterscheidet man zwischen ***angoisse (f) physique*** – *körperliche Symptome bei einer realen Gefahr* und ***anxiété (f) psychique*** – *eher im Sinne einer Angststörung.*

Affektarmut (f)	indifférence (f)/froideur (f) affective
Affektlabilität (f)	labilité (f) émotionnelle
Affektinkontinenz (f)	hyperémotivité (f)
Affektstarrsinn (m)	monotonie (f) affective, émoussement (m) affectif
Freudlosigkeit (f)	anhédonie (f)
Minderwertigkeitsgefühle (npl)	sentiments (mpl) d'autodépréciation, complexe d'infériorité
Insuffizienzgefühle (npl)	sentiments (mpl) d'insuffisance
Schuldgefühle (npl)	sentiments (mpl) de culpabilité
Verarmungsgefühle (npl)	sentiments (mpl) de ruine
ängstlich	anxieux/anxieuse, peureux/peureuse
bewegt	touché(e)
blockiert	bloqué(e)
deprimiert	triste
hoffnungslos	sans espoir (m)
jammerig	propension (f) à se plaindre
ratlos	perplexe
pessimistisch	pessimiste

verzweifelt	désespéré(e)
sozialer Rückzug (m)	sociabilité (f) diminuée, retrait (m) social
soziale Umtriebigkeit (f)	sociabilité (f) excessive, hypersociabilité (f)
gesteigerte Selbstwertgefühle (npl)	hypertrophie (f) du moi
ekstatisch	extatique
euphorisch	euphorique
heiter	gai(e)
feindselig	hostile
gereizt	irritable

Der Antrieb und die Psychomotorik – l'élan vital et l'état psychomoteur

Antriebsarmut (f)	perte (f) de l'élan vital
Antriebshemmung (f)	inhibition (f) de l'énergie
verlangsamt *in den täglichen Aktivitäten*	ralenti(e) *dans les tâches quotidiennes*
Bewegungsarmut (f)	pauvreté (f)/raréfaction (f) des gestes
mutistisch	mutique
regungslos	immobile
antriebsgesteigert	augmentation (f) de l'énergie
erregt	énervé(e)
motorisch unruhig, zappelig	agitation (f) psychomotrice
impulsiv	impulsif(ve)
theatralisch	théâtral(e)

Die Eigen-/Fremdgefährdung – l'auto-/hétéroagressivité

Selbstverletzung (f)	automutilation (f)
Suizidalität (f)	tendances (fpl) suicidaires
Suizidgefahr (f)	risque (m) suicidaire
Suizidideen (fpl)	idées (fpl) suicidaires
Suizidpläne (mpl)	projets (mpl) suicidaires
Suizidimpulse (mpl)	impulsion (f) suicidaire
Suizidversuch (m)	tentative (f) de suicide (TS) *Suisse : tentamen*

6.13.4 Das Vokabular – le vocabulaire

Nervenleiden (n)	troubles (mpl) psychiques
offene/geschlossene Station (f)	service (m) ouvert/fermé
Mangel (m) an Krankheitsgefühl	absence (f) du sentiment d'être malade

6

Mangel (m) an Krankheitseinsicht	inconscience (f) des troubles, anosognosie (f)
Ablehnung (f) der Behandlung	refus (m) de traitement

Falsche Freunde – faux amis
Die Neurose – *la névrose* (f)

6.13.5 Die Abkürzungen – les abréviations

	Antidepressivum (n)	**AD**	antidépresseur (m)
	akuter psychotischer Zustand (m)	**BDA**	bouffée (f) délirante aiguë
	medizinisch-psychologische Einrichtung (f)	**CMP**	centre (m) médico-psychologique
	reaktive Depression (f)	**DR**	dépression (f) réactionelle
	zeitlich-örtliche Desorientierung (f)	**DTS**	désorientation (f) temporo-spatiale
EKT	Elektrokrampftherapie (f), Elektroschocktherapie (f)	**ECT**	électroconvulsivothérapie (f)
MD	Major-Depression (f)	**EDM**	épisode (m) dépressif majeur
	Zwangseinweisung (f)	**HDT**	hospitalisation (f) à la demande d'un tiers
	freiwillige Krankenhauseinweisung (f)	**HL**	hospitalisation (f) libre/avec consentement
	gerichtliche Krankenhauseinweisung (f)	**HO**	hospitalisation (f) d'office
	medikamentöser Suizidversuch (m)	**IMV**	intoxication (f) médicamenteuse volontaire
MMST	Mini-Mental-Status-Test (m)	**MMSE**	Mini-Mental State examination (m)
	Selbstmordversuch (m)	**TS**	tentative (f) de suicide

6.14 Die Dermatologie – la dermatologie

6.14.1 Die Anatomie – l'anatomie

Die Haut – la peau

Oberhaut (f)	épiderme (m)
Lederhaut (f)	derme (m)
Unterhaut (f), Subkutis (f)	hypoderme (m)
Hornschicht (f), Stratum (n) corneum	couche (f) cornée

Stratum (n) granulosum/spinosum/basale	couche (f) granuleuse/épineuse/basale
Basalmembran (f)	membrane (f) basale
Melanozyt (m)	mélanocyte (m)

Die Hautanhangsgebilde – les annexes épidermiques

Falsche Freunde – faux amis
Die Körperhaare – *poil (m), poils (mpl)*
Die Kopfhaare – *cheveu (m), cheveux (mpl), chevelure (f)*
Aber: das Pferd – *cheval (m), chevaux (mpl)*

Haarwurzel (f)	racine (f) du poil
Haarfollikel (m)	follicule (m) pileux
Nagel (m)	ongle (m)
Nagelbett (n)	lit (m) de l'ongle
Talgdrüsen (fpl)	glandes (fpl) sébacées
Schweißdrüsen (fpl)	glandes (fpl) sudoripares

6.14.2 Die Anamnese – l'histoire de la maladie

Seit wann haben Sie diese **Hauterscheinung?**	Depuis quand avez-vous cette **lésion cutanée ?**
Wo haben Sie diese Hauterscheinungen?	Où se trouvent les lésions ?
Hat sich der **Hautausschlag** verändert/ausgebreitet?	Est-ce que l'**éruption** a changé d'aspect/s'est étendue ?
Hatten Sie schon einmal so einen Ausschlag?	Avez-vous déjà eu une éruption comme celle-là ?
Ist er schmerzhaft? **Juckt/kratzt** oder brennt er?	Est-ce que c'est douloureux ? Est-ce que ça **démange/gratte** ou brûle ?
Haben Sie kürzlich eine neue Seife, Duschgel oder ein neues Waschmittel ausprobiert?	Avez-vous récemment utilisé un nouveau savon, gel douche ou une nouvelle lessive ?
Haben Sie beruflich Hautkontakt mit Pflegemitteln oder Chemikalien?	Etes-vous en contact avec des produits d'entretien ou chimiques au travail ?
Haben Sie den Ausschlag bereits behandelt? Womit? Mit einer **Creme/Salbe?**	Avez-vous déjà traité cette éruption ? Avec une **crème/pommade ?**
Haben Sie in letzter Zeit Medikamente eingenommen?	Avez-vous pris des médicaments ces derniers temps ?
Haben Sie **Allergien?** Gegen was? (Pollen, Hausstaubmilben, Tierhaare, Nahrungsmittel, Medikamente)	Avez-vous des **allergies ?** A quoi ? (pollens, acariens, poils d'animaux, aliments, médicaments)

6

Gibt es in Ihrer Familie **Hauterkrankungen** oder Allergien? **Neurodermitis,** Schuppenflechte oder **Hautkrebs?**	Est-ce qu'il y a des **maladies de peau** ou des allergies dans votre famille ? **Dermatite atopique,** psoriasis ou **cancers de la peau ?**
Waren Sie kürzlich im Ausland?	Etes-vous récemment allé(e) à l'étranger ?

6.14.3 Die Untersuchung – l'examen dermatologique

Die dermatologische Untersuchung beinhaltet eine ausführliche Inspektion der gesamten **Hautoberfläche** – ***surface (f) cutanée/téguments (mpl),*** behaarten **Kopfhaut** – ***cuir (m) chevelu,*** **Hautfalten/intertriginösen Bereiche** – ***plis (mpl) cutanés*** und **Schleimhäute** – ***muqueuses (fpl).*** Dabei sollte der Patient oder die Patientin mindestens einmal komplett entkleidet – *déshabillé(e)* gesehen werden.

Die Untersuchungsinstrumente – les instruments

Lupe (f)	loupe (f)
Dermatoskop (n)	dermatoscope (m)
Sonde (f)	sonde (f)

Die Zusatzuntersuchungen – les examens complémentaires

Dermatoskopie (f), Auflichtmikroskopie (f)	dermatoscopie (f)
Wegdrückbarkeit (f), wegdrückbar	vitropression (f), s'efface à la vitropression
Kratzbiopsie (f), Kürettage (f)	grattage (m) à la curette, curetage (m)
Hautbiopsie (f), Probeexzision (f)	biopsie (f) cutanée, exérèse (f)
histopathologische Untersuchung (f)	examen (m) histopathologique
Ultraschall-Doppler-Untersuchung (f)	écho-doppler (m)

6.14.4 Der dermatologische Befund – l'observation dermatologique

Der allgemeine Hautbefund – l'état cutané général

Oberfläche: trocken, feucht, fettig, glatt, rau	**surface :** sèche, humide, grasse, lisse, rugueuse
Farbe: Pigmentierung (f), Leberflecken (mpl), Sommersprossen (fpl), Anämie (f), Zyanose (f)	**couleur :** teint (m)/pigmentation (f), grains (mpl) de beauté, taches (fpl) de rousseur, anémie (f), cyanose (f)
Konsistenz: weich, schlaff, elastisch, derb, straff	**consistance :** souple, flasque, élastique, indurée, ferme
Temperatur: warm, kalt	**température :** chaude, froide

Behaarungstyp: männlich, weiblich	**type de pilosité :** masculin, féminin
Hautgefäße: Spider-Nävus (m), Varizen (fpl)/Krampfadern (fpl)	**vaisseaux cutanés :** angiome (m) stellaire, varices (fpl)

Der spezielle Hautbefund – l'observation pathologique

Die Effloreszenzen – les lésions élémentaires

Fleck (m), Makula (f)	tache (f), bouton (m), macule (f)
Plaque (f)	plaque (f), placard (m)
Papel (f)	papule (f)
Quaddel (f), Urtica (f)	papule (f) urticarienne
Knoten (m), Knötchen (n)	nodosité (f), nodule (m)
Bläschen (n)	vésicule (f)
Blase (f), Bulla (f)	bulle (f) *ampoule (f) fam.*
Eiterblase (f), Pustel (f)	pustule (f)
Talg (m)	sébum (m)
Schuppen (fpl)	squames (fpl)
Kruste (f)	croûte (f)
Beule (f)	bubon (m)
Verhornung (f) *Hornhaut (f), Hühnerauge (n) ugs.*	verrucosité (f) *corne (f) fam.*
Abschürfung (f), Exkoriation (f)	excoriation (f)
Einriss (m), Riss (m)	rhagade (f), crevasse (f), gerçure (f)
Ulkus (m), Geschwür (n)	ulcère (m), ulcération (f)
Narbe (f)	cicatrice (f)

Falsche Freunde – faux amis
escarre (f) [décubitus] – Druckstelle (f), Dekubitus (m)
décubitus (m) – Lage (f)

Die Charakteristika zur Beurteilung – les critères pour décrire

Größe: Maßband (n)	**taille :** mètre (m) ruban
Form: regelmäßig, unregelmäßig, ringförmig, girlandenförmig, streifenförmig	**forme :** régulière, irrégulière, annulaire, serpigineuse, striée
Begrenzung: scharf/unscharf, umschrieben, polyzyklisch	**contour :** bien/mal limité, circonscrit, polycyclique
Farbe: erythematös, bräunlich, gräulich, livide, schimmernd/glänzend	**couleur :** érythémateuse, brunâtre, grisâtre, violacée, brillante
Niveau: erhaben, im Hautniveau	**niveau cutané :** saillant, sans relief
Konsistenz: derb/verhärtet, fest, prall, elastisch, weich, nässend	**consistance :** indurée, ferme, tendue, élastique, souple, suintante

6

Verteilung: disseminiert, gruppiert, konfluierend	**distribution :** disséminée, groupée/en bouquet, confluente
Ausbreitung: lokal, segmental, generalisiert, an lichtexponierten Stellen	**topographie :** locale, segmentaire, généralisée, aux zones photoexposées

Die Lokalbehandlung – le traitement local

einschmieren	lubrifier
auftragen	appliquer
anfeuchten	humidifier
trocknen	sécher
lindern, beruhigen	apaiser, soulager
Puder (m/n)	poudre (f)
Feuchtigkeitscreme (f)	crème (f) hydrante
Schaum (m)	mousse (f)
Sonnenschutzcreme (f)	écran (m) solaire
Sonnenblocker (m)	écran (m) total

6.14.5 Das Vokabular – le vocabulaire

Hautrötung (f), Erythem (n)	érythème (m)
Erysipel (n)	érysipèle (m)
Erythema (n) nodosum	érythème (m) noueux
Ekzem (n)	eczéma (m)
Kontaktekzem (n)	eczéma (m)/dermite (f) de contact
Erythema (n) exsudativum multiforme	érythème (m) polymorphe
Impetigo (f) contagiosa	impétigo (m)
Akne (f)	acné (f)
Herpes (m)	herpès (m)
Varizellen (fpl)	varicelle (f)
Zoster (m)	zona (m)
Juckreiz (m)	prurit (m), démangeaison (f)
Haarausfall (m), Alopezie (f)	chute (f) de cheveux, alopécie (f)
Nesselsucht (f), Urticaria (f)	urticaire (f)
Hämatom (n) *blauer Fleck ugs.*	hématome (m) *bleu fam.*
Petechien (fpl)	pétéchies (fpl)
Warze (f)	verrue (f)
Pediculose (f), Läuse (fpl)	pédiculose (f), poux (mpl)
Skabies (f), Krätze (f)	gale (f)

Milzbrand (m)	maladie (f) du charbon
eingewachsener Nagel (m)	ongle (m) incarné
Pilzerkrankung (f), Tinea (f)	mycose (f)

Falsche Freunde – faux amis
Die **Tinea capitis** – ***teigne (f)***, der **Pilz** – ***champignon (m)***
Deshalb sagt man im Französischen durchaus ***avoir des champignons,*** wenn man von einer **Pilzerkrankung** spricht. Allerdings sollte man niemals im Deutschen von Champignons sprechen!
Aber Achtung! In Frankreich ist *teigne* auch ein Schimpfwort und bedeutet so viel wie Giftzwerg/Nervensäge.

6.14.6 Die Abkürzungen – les abréviations

MM	malignes Melanom (n)	**MM**	mélanome (m) malin
	Plattenepithelkarzinom (n)	**CE**	carcinome (m) épidermoïde
	Basaliom (n)	**CBC**	carcinome (m) basocellulaire
	Spinaliom (n)	**CSC**	carcinome (m) spinocellulaire
SLE	systemischer Lupus (m) erythematodes	**LED**	lupus (m) érythémateux disséminé
	bullöses Pemphigoid (n)	**PB**	pemphigoïde (f) bulleuse
	seborrhoische Dermatitis (f)	**DS**	dermatite (f) séborrhéique
	Intrakutantest (m)	**IDR**	intradermoréaction (f)

6.15 Die Hals-Nasen-Ohrenheilkunde, HNO – l'oto-rhino-laryngologie, ORL

6.15.1 Die Anatomie – l'anatomie

Ohrmuschel (f)	pavillon (m), conque (f)
Ohrläppchen (n)	lobe (m)/lobule (m) de l'oreille
äußerer/innerer Gehörgang (m)	méat (m) acoustique externe/interne
Mittelohr (n)/Innenohr (n)	oreille (f) moyenne/interne
Corti-Organ (n)	organe (m) de Corti
Trommelfell (n)	tympan (m)
Paukenhöhle (f)	caisse (f) du tympan
Warzenfortsatz (m), Mastoid (n)	mastoïde (m)
Ohrtrompete (f), Tuba (f) auditiva	trompe (f) auditive/d'Eustache
Nasenhöhle (f)	fosse (f) nasale
Nasenloch (n)	narine (f)
Nasenmuschel (f), Concha (f) nasalis	cornet (m) nasal
Nasenscheidewand (f)	cloison (f) nasale
Nasennebenhöhlen (fpl) (NNH) • Stirnhöhle (f) • Kiefernhöhle (f) • Keilbeinhöhle (f) • Siebbeinzellen (fpl)	cavités (fpl) nasosinusiennes • sinus (m) frontal • sinus (m) maxillaire • sinus (m) sphénoïdal • cellules (fpl) ethmoïdales
Rachen (m), Kehle (f)	gorge (f)
Rachenmandel (f), Tonsille (f)	amygdale (f) palatine
Gaumenmandel (f)	amygdale (f) pharyngée
Gaumen (m)	palais (m)
Gaumensegel (n)	voile (m) du palais
Gaumenzäpfchen (n), Uvula (f)	luette (f)
Kiefer (m)	mâchoire (f)
Zahn (m)	dent (f)
Zunge (f)	langue (f)
Speicheldrüsen (fpl)	glandes (fpl) salivaires
Hals (m)	cou (m)
Rachen (m)	pharynx (m)
Kehlkopf (m)	larynx (m)
Stimmlippen (fpl) (SL)	cordes (fpl) vocales (CV)
Schildknorpel (m), Cartilago (m) thyroidea	cartilage (m) thyroïde
Ringknorpel (m), Cartilago (m) cricoidea	cartilage (m) cricoïde

Gut zu wissen – bon à savoir

Die kleine Anatomie: Hammer – *marteau (m),* Amboss – *enclume (f),* Steigbügel – *étrier (m),* rundes/ovales Fenster – *fenêtre (f) cochléaire/stapédienne ou ronde/ovale,* Schnecke – *cochlée (f),* Haarzellen – *cellules (fpl) ciliées,* Labyrinth – *labyrinthe (m),* Bogengänge – *canaux (mpl) semi-circulaires.*

6.15.2 Die Anamnese – l'histoire de la maladie

Das Ohr – l'oreille

Haben Sie **Ohrenschmerzen?**	Avez-vous **mal aux oreilles ?**
Sind sie plötzlich oder nach und nach aufgetreten?	Les douleurs sont-elles apparues brutalement ou progressivement ?
Läuft Ihnen etwas aus dem Ohr?	Avez-vous des **écoulements** par l'oreille ?
Hören Sie schlechter? Seit wann? Mit einem oder mit beiden Ohren?	Entendez-vous moins bien ? Depuis quand ? Avec une ou avec les deux oreilles ?
Sind Sie beruflich Lärm ausgesetzt?	Etes-vous exposé(e) à des bruits forts dans votre profession ?
Hatten Sie schon früher Probleme mit den Ohren?	Avez-vous déjà eu des problèmes aux oreilles ?
Seit wann haben Sie **Ohrensausen/ Ohrengeräusche?**	Depuis quand avez-vous des **bourdonnements/acouphènes ?**
Ist das Ohrensausen konstant oder pulssynchron?	Les bourdonnements sont-ils constants ou rythmés par le pouls/les battements du cœur ?
Ist Ihnen **schwindelig?**	Avez-vous des **vertiges ?**

Die Nase – le nez

Sind Sie gerade **erkältet?**	Est-ce que vous êtes **enrhumé(e) ?**
Seit wann ist Ihre Nase verstopft? Nur eine oder beide Seiten?	Depuis quand avez-vous le nez bouché ? D'un côté ou des deux côtés ?
Läuft Ihnen die Nase?	Avez-vous le nez qui coule ?
Wie sieht das Sekret aus? (klar, gelblich, eitrig, blutig)	De quel aspect est le liquide ? (clair, jaunâtre, purulent, sanglant)
Riechen Sie schlechter? **(Geruch)**	Avez-vous une diminution de **l'odorat ?**
Haben Sie manchmal **Nasenbluten?**	Avez-vous des **saignements de nez ?**
Schnarchen Sie?	**Ronflez**-vous ?
Haben Sie **Atemaussetzer** in der Nacht? Haben Sie morgens einen trockenen Mund?	Faites-vous des **pauses respiratoires** dans la nuit ? Avez-vous la bouche sèche le matin ?
Haben Sie Allergien? Müssen Sie häufig **niesen?**	Avez-vous des allergies ? **Eternuez**-vous souvent ?

Der Mund, der Rachen, der Hals – la bouche, la gorge, le cou

Seit wann haben Sie **Halsschmerzen?**	Depuis quand avez-vous **mal à la gorge ?**
Haben Sie häufig **Halsbeschwerden/ Mandelentzündungen?**	Avez-vous souvent des **maux de gorge/** des **angines ?**
Haben Sie ein Kratzen im Hals?	Est-ce que votre gorge vous gratte ?
Müssen Sie **husten?**	**Toussez**-vous ?
Seit wann sind Sie **heiser?**	Depuis quand êtes-vous **enroué(e)** ?
Müssen Sie bei der Arbeit sehr laut sprechen oder schreien?	Devez-vous parler à voix haute ou crier au travail ?
Haben Sie Probleme beim **Schlucken?**	Avez-vous des problèmes pour **avaler ?**

6.15.3 Die Untersuchung – l'examen clinique

Die Untersuchungsinstrumente – les instruments

Ohrtrichter (m)	spéculum (m)
Otoskop (n)	otoscope (m)
Stirnspiegel (m), Stirnlampe (f)	miroir (m) de Clar, lampe (f) frontale
Wattestäbchen (n)	écouvillon (m), coton (m) tige
Nasenspekulum (n)	spéculum (m) nasal
Mundspatel (m)	abaisse-langue (m)
Kehlkopfspiegel (m)	miroir (m) laryngé
Stimmgabel (f)	diapason (m)

Die HNO-Untersuchungen – les examens en ORL

Ohrmikroskopie: *Drehen Sie bitte den Kopf zur Seite, damit ich Ihr Ohr untersuchen kann.*	**microscopie de l'oreille :** *tournez votre tête sur le côté pour que je puisse examiner votre oreille.*
Stimmgabelprüfung nach Weber: *Auf welcher Seite hören Sie den Ton lauter?* **Nach Rinne:** *Hören Sie den Ton, wenn ich die Stimmgabel hinter Ihr Ohr halte? Und wenn ich sie nun vor Ihr Ohr halte, hören Sie dann den Ton lauter oder leiser?*	**acoumétrie au diapason, l'épreuve de Weber :** *de quel côté entendez-vous le son plus fort ?* **épreuve de Rinne :** *entendez-vous le son quand je pose le diapason derrière votre oreille ? Et quand je le mets devant l'oreille, le son est-il plus fort ou moins fort ?*
Hörtest/Tonaudiometrie: *Setzen Sie den Kopfhörer auf und drücken Sie auf den Knopf, sobald Sie einen Ton hören.* • Luftleitung (f) • Knochenleitung (f)	**audiométrie tonale :** *mettez le casque et appuyez sur le bouton dès que vous entendez un son.* • conduction (f) aérienne (CA) • conduction (f) osseuse (CO)
Impedanzmessung • Tympanometrie (f) • Stapediusreflexprüfung (f)	**impédancemétrie :** • tympanométrie (f) • étude (f) du réflexe (m) stapédien (RS)

otoakustische Emissionen (fpl) (OAE)	otoémissions (fpl) acoustiques provoquées (OEAP)
akustisch-evozierte Potentiale (npl) (AEV)	potentiels (mpl) évoqués auditifs (PEA)
Nasen-Rachen-Spiegelung (f)	rhino-laryngoscopie (f)

6.15.4 Der Normalbefund – l'observation normale

Folgendermaßen kann ein Normalbefund in der HNO aussehen und dokumentiert werden:

Ohr: Ohrmuschel unauffällig äußerer Gehörgang: reizlos, leichtes Zerumen Trommelfell reizlos und intakt, Lichtreflex vorne unten, kein Trommelfellerguss gute Hörleistung	**oreille :** pavillon rien à signaler (RAS) méat acoustique externe : sans irritation, peu de cérumen/cire pas de diminution de la transparence tympanique, cône/triangle lumineux visible, pas d'épanchement rétro-tympanique bonne ouïe
Nase: kein Sekret, normale Schleimhautverhältnisse Nasennebenhöhlen frei	**nez :** pas de sécrétion, état de la muqueuse normal fosses nasales libres
Hals: Rachen nicht gerötet Tonsillen reizlos, von normaler Größe Stimmlippen frei und symmetrisch beweglich keine Halslymphknoten tastbar	**gorge :** gorge non érythémateuse amygdales sans irritation et de taille normale cordes vocales libres et mobiles pas d'adénopathie cervicale palpable

6.15.5 Der pathologischer Befund – l'observation pathologique

Klinischer Fall – cas clinique

Ein 16-jähriges Mädchen stellt sich zum wiederholten Male mit einem ausgeprägten **Krankheitsgefühl** – ***altération (f) de l'état général,*** starken **Halsschmerzen** – ***douleurs (fpl) oropharyngées*** und **Schluckbeschwerden** – ***odynophagie (f)*** bei Ihnen vor. Sie kennen das Mädchen, da Sie es schon früher wegen häufiger **Anginen** – ***angines (fpl)*** behandelt haben. Auch diesmal haben Sie diese Verdachtsdiagnose, die sich in Ihrer klinischen Untersuchung bestätigt. Sie erheben folgenden Befund:

Allgemeinzustand: Temperatur: 38,5 °C	**état général :** température : 38,5 °C
Ohren: leichte Ohrenschmerzen, gerötetes und gespanntes Trommelfell mit serösem Erguss	**oreilles :** otalgie légère, tympan rouge et bombé, épanchement tympanique séreux

Nase: kein Schnupfen, kein Husten	**nez :** pas de rhinite, pas de toux
Hals: Rachen stark gerötet Tonsillen vergrößert mit weißem Stippchenbelag schmerzhafte Halslymphknoten	**gorge :** gorge très rouge/érythémateuse amygdales érythémateuses et hypertrophiées recouvertes d'un enduit blanchâtre ponctiforme adénopathies cervicales sensibles

Klinischer Fall – cas clinique

Der **Schnelltest** – ***test (m) diagnostique rapide (TDR)*** ergibt eine Streptokokken-A-Angina. Für ein Antibiogramm veranlassen Sie einen **Halsabstrich** – ***prélèvement (m) oropharyngé*** und zum Ausschluss einer infektiösen Mononukleose – *mononucléose (f) infectieuse (MNI)* oder Herpangina – *herpangine (f)* veranlassen Sie eine Serologie – *sérologie (f)*. Da das Mädchen zum wiederholten Male mehr als drei Anginen pro Jahr hatte, empfehlen Sie ihr eine operative Therapie/**Tonsillektomie** – ***amygdalectomie (f).***

6.15.6 Das Vokabular – le vocabulaire

Ton (m), tiefer/hoher	son (m) grave/aigu
Hörminderung (f)	hypoacousie (f)
Schwerhörigkeit (f), Taubheit (f)	malentendance (f), surdité (f)
Schallleitungsschwerhörigkeit (f)	surdité (f) de transmission
Schallempfindungsschwerhörigkeit (f)	surdité (f) de perception
Altersschwerhörigkeit (f)	surdité (f) de vieillesse
Hörsturz (m)	surdité (f) brusque, perte (f) auditive
Trommelfellperforation (f)	perforation (f) tympanique
Tubenfunktionsstörung (f)	dysfonctionnement (m) tubaire
Paukenröhrchen (npl)	aérateurs (mpl) transtympanique *yoyos (m) fam.*
Cochlea-Implantat (n)	implant (m) cochléaire
Otosklerose (f)	otospongiose (f)
Zoster (m) oticus	zona (m) auriculaire
Tinnitus (m), Ohrgeräusche (npl)	acouphènes (mpl), tintements (mpl) d'oreilles
Gleichgewichtsstörungen (fpl)	troubles (mpl) de l'équilibre
Peritonsillarabszess (m)	phlegmon (m) périamygdalien

6.15.7 Die Abkürzungen – les abréviations

akute Mittelohrentzündung (f)	**OMA**	otite (f) moyenne aiguë
chronische Mittelohrentzündung (f)	**OMC**	otite (f) moyenne chronique
benigner paroxysmaler Lagerungsschwindel (m)	**VPPB**	vertige (m) paroxystique positionnel bénin
thermische Labyrinthprüfung (f)	**EVCC**	examen (m) vestibulaire calorique calibré

6.16 Die Augenheilkunde – l'ophtalmologie

Falsche Freunde – faux amis
Im Französischen wird Ophthalmologie ohne das zweite h geschrieben – ***ophtalmologie!***

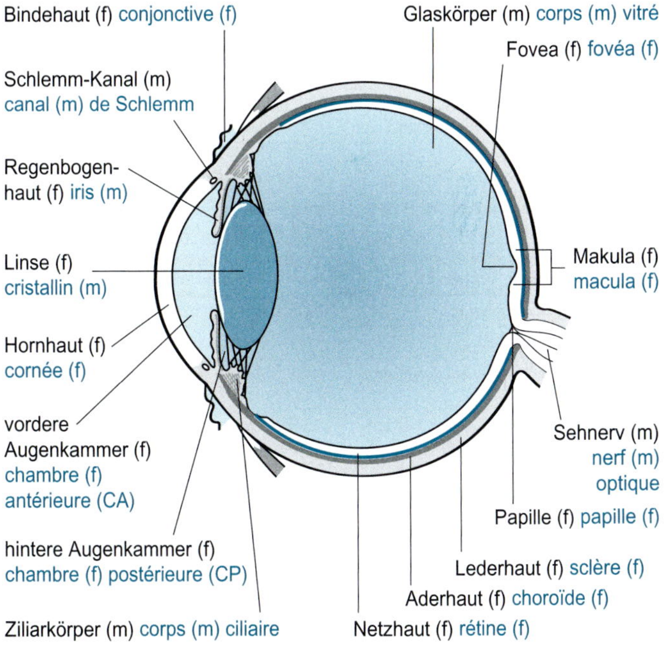

Abb. 6.8 Der Bulbus (Augapfel) – le globe oculaire [L106]

6.16.1 Die Anatomie – l'anatomie

Falsche Freunde – **faux amis**
Das Auge – *l'œil (m)*, die Augen – *les yeux (mpl)*

Die umliegenden Strukturen – les structures adjacentes

Lid (n)	paupière (f)
Wimpern (fpl)	cils (mpl)
Tränendrüse (f)	glande (f) lacrymale
Tränenwege (mpl)	voies (fpl) lacrymales
Tränenpünktchen (n)	orifice (m) lacrymal

6

6.16.2 Die Anamnese – l'histoire de la maladie

Seit wann sehen Sie schlechter? Auf dem linken oder rechten Auge?	Depuis quand votre vue a-t-elle baissée ? De l'œil droit ou gauche ?
Sind Sie lichtempfindlich? Blendet Sie das Licht?	Est-ce que vous êtes sensible à la lumière ?
Können Sie noch lesen?	Arrivez-vous encore à lire ?
Sehen Sie **verschwommen, doppelt** oder **verzerrt?**	Est-ce que vous voyez **flou, double** ou **déformé ?**
Sehen Sie **Lichtblitze?**	Voyez-vous des **points lumineux ?**
Sehen Sie **schwarze Punkte** vor Ihren Augen?	Voyez-vous des **mouches volantes/taches noires ?**
Sehen Sie einen **Schatten** oder wie durch einen dunklen **Vorhang?**	Voyez-vous une **ombre** ou un **voile** sombre devant l'œil ?
Seit wann ist Ihr Auge so rot?	Depuis quand votre œil est-il rouge ?
Schmerzt Ihr Auge?	Avez-vous mal à l'œil ?
Seit wann haben Sie diese **Schwellung** am rechten/linken Auge?	Depuis quand avez-vous ce gonflement à l'œil droit/gauche ?
Haben Sie etwas ins Auge bekommen? Haben Sie ein **Fremdkörpergefühl?**	Avez-vous eu quelque chose dans l'œil ? Avez-vous la **sensation d´un corps étranger** ?
Tränen Ihre Augen? **Brennen** Ihre Augen?	Avez-vous les yeux **qui larmoient**/qui **brûlent ?**
Sind Ihre Augen häufig trocken?	Avez-vous souvent les yeux secs ?
Sind Sie **kurz-** oder **weitsichtig?**	Etes-vous **myope** ou **hypermétrope ?**
Tragen Sie eine **Brille?** Mit Gleitsichtgläsern?	Portez-vous des **lunettes ?** Avec des verres progressifs ?

Benötigen Sie eine **Lesebrille?**	Mettez-vous des **lunettes pour lire ?**
Tragen Sie **Kontaktlinsen?** Weiche oder harte? Tages-, Monats-, torische, multifokale Linsen?	Portez-vous des **lentilles (de contact) ?** Molles ou dures? Des lentilles journalières, mensuelles, toriques, multifocales ?
Hatten Sie jemals eine Augenoperation oder einen Unfall am Auge?	Avez-vous déjà eu une opération ou un traumatisme des yeux ?

Weitere Fragen zur Allgemeinanamnese und zu Risikofaktoren (Diabetes – *diabète [m]*, Bluthochdruck – *hypertension [f] artérielle [HTA]*) entnehmen Sie bitte ▶ Kap. 5. 1.

6.16.3 Die Untersuchung – l'examen ophtalmologique

Die Sehschärfe, der Visus – l'acuité visuelle (AV)

Sehen Sie die **Buchstaben/Zahlen** dort hinten an der Wand? Können Sie sie mir vorlesen?	Voyez-vous les **lettres/chiffres** sur le mur ? Pouvez-vous me les lire, svp ?
Ich setze Ihnen jetzt das **Probe-Brillengestell** auf, um verschiedene **Korrekturgläser** auszuprobieren.	Je vais vous mettre cette **monture d'essai** pour essayer différents **verres de correction.**
Sehen Sie die Zahlen mit dieser Linse besser oder schlechter?	Voyez-vous les chiffres mieux ou moins bien avec ce verre de correction ?
Erscheinen die Zeichen jetzt **deutlicher** oder **dunkler?**	Voyez-vous les chiffres plus **nets** ou plus **foncés ?**
Können Sie die ganz kleinen Zahlen immer noch lesen?	Pouvez-vous encore lire les tout petits chiffres ?
Aus welcher Richtung kommt das Licht?	La lumière vient de quelle direction ?
Bitte sagen Sie mir, wann es hell oder dunkel ist.	Dites-moi à quel moment elle est claire ou sombre.

Gut zu wissen – bon à savoir

Bei starker Herabsetzung der Sehschärfe prüfen Sie, in welchem Abstand der Patient Ihre Finger zählen kann: **Fingerzählen** – ***compter les doigts (CLD).***

Die Spaltlampe – la lampe à fente (LAF)

Setzen Sie bitte Ihr **Kinn** hier auf und legen Sie die Stirn an.	Posez votre **menton** et votre front ici, svp.
Bitte schauen Sie geradeaus und machen Sie die Augen ganz weit auf.	Regardez droit devant vous, svp et ouvrez bien grand les yeux.
Achtung, das kann **blenden.**	Attention, ça peut vous **éblouir.**
Schauen Sie bitte nach oben, rechts, unten und links.	Regardez en haut, à droite, en bas et à gauche.
Versuchen Sie, nicht zu **blinzeln.**	Essayez de ne pas **cligner** des yeux, svp.

Ich werde jetzt ein paar **Tropfen** in Ihre Augen träufeln, um Ihre Pupillen zu erweitern. Die Tropfen können etwas brennen.	Je vais mettre quelques **gouttes** dans vos yeux pour dilater vos pupilles. Les gouttes peuvent brûler un peu.
Sie werden danach eine Zeit lang etwas verschwommen sehen und sollten deshalb für diese Zeit nicht am Straßenverkehr teilnehmen.	Vous allez voir flou pendant quelques heures : donc évitez de conduire pendant ce temps-là.

Die Zusatzuntersuchungen – les examens complémentaires

Augeninnendruckmessung (IOD) (f)	mesure (f) de la tension oculaire (TO)
Refraktometrie (f)	réfractométrie (f)
Gesichtsfelduntersuchung (f)	examen (m) du champ visuel (CV)
Fluoreszenzangiografie (f)	angiographie (f) à la fluorescéine
visuell-evozierte Potenziale (npl) (VEP)	potentiels (mpl) évoqués visuels (PEV)
Elektroretinogramm (n) (ERG)	électrorétinogramme (m) (ERG)
optische Kohärenztomografie (OCT) Netzhautdickenmessung Dicke der retinalen Nervenfaserschicht (RNFS)	tomographie **avec cohérence optique (TCO)** mesure de l'épaisseur rétinienne épaisseur des fibres nerveuses rétiniennes

6.16.4 Der Normalbefund – l'observation normale

Dieser Befund einer normalsichtigen Person – *personne (f) emmétrope* gilt sowohl für das rechte als auch für das linke Auge – *l'œil (m) droit (OD), l'œil gauche (OG)*. Normalerweise müssen sie jedoch getrennt dokumentiert werden.

Sehschärfe: Sehschärfe fern (SF) beidseits • ohne Korrektur 0,7 • mit Korrektur (+0,5–0,75 à 90°) 0,9 Sehschärfe nah (SN) beidseits 1,0	**acuité visuelle (AV) :** vision de loin (VL) • 7/10ème sans correction (SC) • 9/10ème avec correction (AC) de (+0.5–0.75 à 90°) vision de près (VP) sur échelle de Parinaud à 2
Spaltlampe: • Lider unauffällig • Bindehaut weiß und reizlos • Hornhaut glatt, klar, glänzend • Vorderkammer tief und reizfrei • Linse klar	**lampe à fente (LAF) :** • paupières sans particularités (sp) • conjonctive blanche et d'aspect normal • cornée lisse, claire, brillante • chambre antérieure calme et profonde (c/p) • cristallin clair
Augeninnendruck: 15–21 mmHg	**tension oculaire (TO) :** 15–21 mmHg
Augenhintergrund: • Papille randscharf • Makula mit Foveal- und Wallreflex • periphere Netzhaut unauffällig	**fond d'œil (FO) :** • papille non œdématiée • pas d'atteinte de la macula • rétine périphérique sans particularités (sp)

Gut zu wissen – bon à savoir

Angabe der Sehschärfe – ***acuité (f) visuelle:*** Die Weitsicht wird im Deutschen in Dezimalzahlen und im Französischen in 10er Brüchen notiert, wobei *1,0–10/10ème* die maximale Sehschärfe und *0,1–1/10ème* die minimale Sehschärfe anzeigt. Die Nahsicht wird im Deutschen in Dezimalzahlen, im Französischen mit Zahlen zwischen 2 und 14 angegeben, wobei 2 der beste Nahvisus ist.
Angabe der Korrektur – ***correction (f):*** Hierzu wird immer zuerst die Zahl der einfachen Linse und dann die des Zylinderglases mit Angabe des Winkels angegeben.

6.16.5 Der pathologische Befund – l'examen pathologique

Die Bindehaut – la conjonctive

gerötete Bindehaut (f), konjunktivale Injektion (f)	conjonctive (f) rouge
ziliare Injektion (f)	cercle (m) périkératique
Bindehautreizung (f)	hyperémie (f) conjonctivale
Bindehautödem (n)	chémosis (m)
Bindehautentzündung (f)	conjonctivite (f)
Flügelfell (n)	ptérygium (m)

Die Hornhaut – la cornée

epitheliale, stromale, endotheliale Hornhauttrübung (f)	opacité (f) de l´épithélium, du stroma, de l´endothélium
Hornhautentzündung (f)	kératite (f)
Hornhautulkus (n)	ulcère (m) cornéen
Hornhautnarbe (f)	cicatrice (f) cornéenne
Endothelbeschläge (mpl) (EB)	précipités (mpl) rétro-cornéens (PRC)

Die Vorder-/Hinterkammer – la chambre antérieure (CA)/postérieure (CP)

Tyndall-Effekt (m)	signe (m) de Tyndall
hintere Verklebungen (fpl)	synéchies (fpl) postérieures/irido-cristallines
Pupillenverformung (f)/-entrundung (f)	déformation (f) de la pupille

Die Linse – le cristallin

Linsentrübung (f)	opacification/opacité (f) du cristallin
Katarakt (f), grauer Star (m)	cataracte (f)

Die Netzhaut – la rétine

Makulaödem (n) (MÖ)	œdème (m) maculaire (OM)
Cotton-wool-Herde (mpl)	nodules (mpl) cotonneux
enggestellte Arterien (fpl) *Silberdraht-arterien*	accentuation (f) du reflet artériolaire
Kreuzungszeichen (n), Gunn-Zeichen (n)	signe (m) du croisement
perimakuläre Gefäßneubildung (f)	néovascularisation (f) périmaculaire
Netzhautblutung (f)	hémorragie (f) rétinienne
Netzhautablösung (f)	décollement (m) de rétine (DR)

Nützliches Vokabular – mots utiles

Augentropfen (mpl)	collyre (m)
Gleitmittel (n)	lubrifiant (m)
Augengel (n)	gel (m) oculaire
Tränenersatzmittel (n) mit Filmbildnern	lubrifiant (m) oculaire
Benetzung (f)	humidification (f)

6.16.6 Das Vokabular – le vocabulaire

Zapfen (mpl)	cônes (mpl)
Stäbchen (npl)	bâtonnets (mpl)
Kammerwasser (n)	humeur (f) acqueuse
Glaskörpertrübung (f)	opacité/opacification (f) du corps vitré
blinder Fleck (m)	tache (f) aveugle
Fehlsichtigkeit (f)	amétropie (f)
Sehminderung (f)	baisse (f) d'acuité visuelle (BAV)
Stabfehlsichtigkeit (f), Astigmatismus (m)	astigmatisme (m)
Alterssichtigkeit (f)	presbytie (f)
Verschwommensehen (n)	vision (f) floue
verzerrtes Sehen (n)	métamorphopsies (fpl)
Lichtblitze (mpl)/Flimmern (n) *sehen*	phosphènes (mpl)
Schielen (n)/schielen	strabisme (m)/loucher
Hordeolum (n), Gerstenkorn (n)	orgelet (m)
Glaukom (n), grüner Star (m)	glaucome (m)
Blindheit (f), Erblindung (f)	cécité (f)
Nachtblindheit (f)	nyctalopie (f)

6.16.7 Die Abkürzungen – les abréviations

KSP	Keratitis (f) superficialis punctata	**KPS**	kératite (f) ponctuée superficielle
	intraokulärer Fremdkörper (m)	**CEIO**	corps (m) étranger intra-oculaire
IOD	Augeninnendruck (m)	**PIO**	pression (f) intraoculaire
AMD	altersassoziierte Makuladegeneration (f)	**DMLA**	dégénérescence (f) maculaire liée à l'âge
DR	diabetische Retinopathie (f)	**RD**	rétinopathie (f) diabétique
	Neovaskularisationsglaukom (n)	**GNV**	glaucome (m) néovasculaire
NNO	Retrobulbärneuritis (Neuritis nervi optici) (f)	**NORB**	névrite (f) optique rétrobulbaire
	Phakoemulsifikation (f)	**PKE**	phakoémulsification (f)
HKL	Hinterkammerimplantat (n)	**ICP**	implant (m) de chambre postérieure

7 Die apparative Diagnostik – les examens complémentaires

7.1 Die Labordiagnostik – les examens biologiques

Die meisten **Laborparameter** – ***constantes (fpl) biologiques*** lassen sich direkt aus den im Deutschen üblichen Begriffen herleiten. Im Französischen werden häufig auch im Fachgespräch umgangssprachliche Ausdrücke wie z. B. **rote Blutkörperchen** – ***globules (mpl) rouges (GR)*** verwendet.

Die Beurteilungskriterien: savoir décrire les constantes biologiques

normal	normal(e)
krankhaft verändert, auffällig	pathologique
erhöht, gesteigert	augmenté(e), élevé(e)
erniedrigt	abaissé(e)
vermindert	diminué(e), réduit(e)

7.1.1 Die Blutuntersuchungen – les examens sanguins

Gut zu wissen - bon à savoir

In Frankreich sagt man sowohl für das kleine als auch für das große **Blutbild** lediglich ***numération (f) formule sanguine (NFS)***. In der Schweiz dahingegen wird **das kleine Blutbild** – ***formule (f) sanguine simple (FSS)*** und **das Differential-Blutbild** – ***formule (f) sanguine complète (FSC)*** genannt.

Das Blutbild (BB) – la numération formule sanguine (NFS)

Erythrozyten (mpl)	globules (mpl) rouges (GR)
Hämoglobin (n) (Hb)	hémoglobine (f) (Hb)
Hämatokrit (m) (Hkt)	hématocrite (m) (Ht)
MCV (mittleres korpuskuläres Volumen)	VGM (volume globulaire moyen)
MCH (mittleres korpuskuläres Hämoglobin)	TCMH (teneur corpusculaire moyenne en Hb)
MCHC (mittlere korpuskuläre Hämoglobin-Konzentration)	CCMH (concentration corpusculaire moyenne en Hb)
Retikulozyten (mpl)	réticulocytes (mpl)
Thrombozyten (mpl)	plaquettes (fpl)
Leukozyten (mpl)	globules (mpl) blancs (GB)
Granulozyten (mpl)	polynucléaires (mpl) (PN), granulocytes (mpl)
Lymphozyten (mpl)	lymphocytes (mpl)
Monozyten (mpl)	monocytes (mpl)
Blutkörperchen-Senkungsgeschwindigkeit (f) (BKS/BSG)	vitesse (f) de sédimentation (VS)

Die Serumelektrolyte – l'ionogramme (iono)

Gut zu wissen – bon à savoir

Natrium (n) – *sodium (m) (Na+)*
Kalium (n) – *potassium (m) (K+)*

Calcium (n)	Ca^{2+}	calcium (m)
Magnesium (n)	Mg^{+}	magnésium (m)
Chlorid (n)	Cl^{-}	chlore (m)
Phosphat (n)	HPO^{4-}	phosphore (m)

Die Gerinnung – l'hémostase

Blutungszeit (f)	temps (m) de saignement (TS)
Thromboplastinzeit (f), Quick-Wert (m), INR (m)	temps (m) de prothrombine (TP), temps de Quick, INR (m)
partielle Thromboplastinzeit (f) (PTT)	temps (m) de céphaline activée (TCA/TCK)
Fibrinogen (n)	fibrinogène (m)
Gerinnungsfaktoren (mpl)	facteurs (mpl) de coagulation

Die speziellen Parameter – les examens spécialisés

Glukose (f), Blutzucker (m) (BZ)	glucose (m), glycémie (f)
Gesamteiweiß (n) im Serum	protéines (fpl) sériques
Albumin (n)	albumine (f)
Cholesterin (n)	cholestérol (m)
Gesamtlipide (npl)	lipides (mpl) totaux
Harnsäure (f)	acide (m) urique
gesamtes/direktes/indirektes Bilirubin (n)	bilirubine (f) totale/conjuguée (BC)/non conjuguée (BNC)
Transaminasen (fpl)	transaminases (fpl)
alkalische Phosphatase (f)	phosphatase (f) alcaline (PA)
Lipase (f)	lipase (f)
Serumkreatinin (n)	créatinine (f) plasmatique (Pcr)
Harnstoff (m)	urée (f)
Serumeisen (n)	fer (m) sérique
Ferritin (n)	ferritine (f)
Kupfer (n), Serumkupfer (n)	cuivre (m), cuprémie (f)

Gut zu wissen – bon à savoir

Bei der Angabe von Blutwerten, z. B. bei Besprechungen oder während der Visite, spricht man im Französischen von einer – *émie :* der Blutzucker-Wert – *glycémie (f)* oder der Cholesterin-Wert - *cholestérolémie (f).*

Die Blutgasanalyse – les gaz du sang (GDS)

pH (m)	pH (m)
pO_2 (m), pCO_2 (m)	PaO_2 (f), $PaCO_2$ (f)
Sauerstoffsättigung (f)	saturation (f) d'oxygène
Standard-Bikarbonat (n)	bicarbonates (mpl) *bicar*
Basenabweichung (f) (BA)	excès (m) de bases
Laktat (n)	acide (m) lactique
Anionenlücke (f)	trou (m) anionique (TA)

7.2 Die Bildgebung – l'imagerie

Die Interpretation und Diskussion eines **Bildes** – ***image (f)*** gehört zu den alltäglichen Tätigkeiten im Stationsalltag. Dieses Kapitel führt die wichtigsten Vokabeln zu den unterschiedlichen bildgebenden Verfahren auf. Auf die Besonderheiten der **Strahlenbehandlung** – ***radiothérapie (f)*** und der **Nuklearmedizin** – ***médecine (f) nucléaire*** wird nicht eingegangen.

Gut zu wissen – bon à savoir

Die Goldstandard-Untersuchung (f) – *examen (m) de référence,* die Untersuchung (f) der Wahl – *examen (m) de choix.*

7.2.1 Die Vorbereitung – la préparation

Die Kontrastmitteluntersuchungen – les examens avec produit de contraste

Kontrastmittel (n) (KM) • jodhaltig • bariumhaltig • mit Luftbläschen	produit (m) de contraste • iodé • avec du baryum/baryté • avec des micro-bulles d'air
Kontrastmittelanreicherung (f)	accumulation (f) de contraste
Unverträglichkeitsreaktion (f)	réaction (f) d'intolérance

Der Strahlenschutz – la radioprotection

Bleischürze (f)	tablier (m) de plomb
Schutzbrille (f)	lunettes (fpl) plombées
strahlenundurchlässig	radio-opaque
Schilddrüsen-, Gonadenschutz (m)	protection (f) plombée pour la thyroïde, les gonades
Stabdosimeter (n)	dosimètre (m)
Schwellenwert (m)	seuil (m) de tolérance
Grenzwert (m)	valeur (f) limite
Strahlenschaden (m)	lésion (f) d'irradiation

7.2.2 Die Ultraschalluntersuchung – l'échographie

Die Technik – la technique

Ultraschallwelle (f)	ultrason (m)
Schallkopf (m)	sonde (f) échographique
Kontaktgel (n)	gel (m) conducteur
echoarm/-reich, echofrei	hypo-/hyperéchogène, anéchogène
Reflexion (f)	réflexion (f)

Absorption (f)	absorption (f)
Beugung (f)	diffraction (f)
Streuung (f)	dispersion (f)
Eindringtiefe (f)	profondeur (f)
Auflösung (f), hohe/niedrige	résolution (f) haute/base

Die radiologischen Zeichen – les signes radiologiques

Schlagschatten (m)	cône (m) d'ombre, ombre (f) acoustique
Randschatten (m)	ombre (f) de bord
Schallverstärkung (f)	renforcement (m) postérieur
Spiegelphänomen (n)	image (f) en miroir
Wiederholungseffekt (m)	réverbération (f)
Kometenschweif (m)	queue (f) de comète

Die Doppleruntersuchung – l'échographie doppler

Farbdoppler (m)	échographie (f) doppler couleur
Farbcodierung (f)	codage (m) couleur
Strömungsverhältnisse (fpl)	conditions (fpl) d'écoulement
Blutfluss (m), Durchflussmenge (f)	débit (m) sanguin
Durchblutung (f), Hirn- (f)	perfusion (f), cérébrale
Echokardiografie (f), *Herzecho (n)*	échographie (f) cardiaque
Verengung (f)	sténose (f)
Blutgerinnsel (n)	thrombose (f)

7.2.3 Das Röntgen (Rö) – la radio (Rx)

Die Aufnahmen – les clichés

Übersichtsaufnahme (f)	radiographie (f) d'ensemble
Leeraufnahme (f)	cliché (m) sans préparation
Übertisch-Aufnahme (f)	cliché (m) sur plaque
Strahleneinfallswinkel (m) anterior posterior (a. p.) posterior anterior (p. a.)	incidence (f) radiologique antériopostérieure postéroantérieure
seitlich	profil
aufrecht	debout
liegend	couché(e)
Seitenlage (f)	décubitus (m) latéral

Gut zu wissen – bon à savoir

Das typische **Röntgenbild in zwei Ebenen** wird meist mit ***Rx face et profil*** angefordert, wobei bei *face* sowohl a. p. als auch p. a. gemeint sein kann.

Die Technik – la technique

Strahlen (mpl) • ~dosis (f) • ~durchgängigkeit (f)	rayons (mpl) • dosage (m) de l'irradiation • radiotransparence (f)
Streustrahlen (mpl)	rayons (mpl) diffusés
Dichte (f) *wie Wasser, wie Luft, wie Fett, wie Knochen*	densité (f) *aqueuse, gazeuse/aérienne, graisseuse, calcique*
Über-/Unter-Belichtung (f)	sur-/sous-exposition (f)

7

7.2.4 Die Computertomografie (CT) – la tomodensitométrie (TDM)

Gut zu wissen – bon à savoir

In Frankreich wird für die **Computertomografie** häufig der Begriff **scanner (m)** verwendet.

Die Technik – la technique

Feinschnitt-/Spiral-/Myelo-CT (n)	scanner (m) à coupes fines/spiralées/myélographiques
Weichteil-/Knochen-/Lungenfenster (n)	fenêtre (f) parenchymateuse/osseuse/pulmonaire
Schichten (fpl)	coupes (fpl)
iso-, hypo- (dunkel)/hyperdens (hell)	iso-, hypo- (sombre)/hyperdense (clair)

7.2.5 Die Magnetresonanztomografie (MRT) – l'imagerie par résonance magnétique (IRM)

Die Technik – la technique

Magnetfeld (n)	champ (m) magnétique
T1-, T2-Gewichtung (f)	pondération (f) T1/T2
Diffusionsgewichtung (f)	pondération (f) de la diffusion
iso-, hypo- (dunkel)/hyperintens (hell)	iso-, hypo- (sombre)/hyperintense (clair)
schwaches/starkes Signal (n)	hyper-/hyposignal

7.2.6 Die Bildbeschreibung – comment décrire un cliché

Gut zu wissen – bon à savoir

Bevor man die Beschreibung beginnt: ein Blick auf die **Qualität des Bildes** – ***qualité (f) du cliché!***

ganze Lunge abgebildet	poumon entièrement radiographié
in tiefer Inspiration	en inspiration profonde
keine Bewegungsunschärfe	pas de flou dû au mouvement
keine Überlagerung durch die Schulterblätter	pas de recouvrement des omoplates
Randwinkel einsehbar	culs-de-sac costo-diaphragmatiques visibles
keine Verdrehung	pas de rotation
Zwerchfellkuppel (f)	coupole (f) diaphragmatique
Lungenober-/-unterfeld (n)	champ (m) pulmonaire supérieur/ inférieur
Pleurasinus (m)	cul-de-sac (m) diaphragmatique
Pleuragrenze (f)	bords (mpl) de la plèvre
Gefäßzeichnung (f)	vascularisation (f) pulmonaire, trame (f) pulmonaire
Bronchopneumogramm (n)	bronchogramme (m) aérien
Herzschatten (m)	silhouette (f) cardio-médiastinale
Herzzwerchfellwinkel (m)	angle (m) cardiophrénique
Magenblase (f)	poche (f) à air gastrique
Weichteile (npl)	parties (fpl) molles
Knochenstrukturen (fpl)	structures (fpl) osseuses

Die Auffälligkeiten – les images pathologiques

Verschattung (f): • zentral oder peripher • rund • mit multiplen Knötchen • eingeschmolzen/kaverniert • mit diffusen Mikroherden • lobär, segmental begrenzt • parahilär schmetterlingsförmig • an den Grenzen verschwommen	opacité (f): • centrale ou périphérique • arrondie • nodulaire multiple • excavée • micronodulaire diffuse • systématisée à un lobe ou segment • périhilaire en ailes de papillon • à limites floues
Verdunkelung (f)	hyperclarté (f)
Aufhellung (f)	opacité (f) diffuse
Kontur (f): verschwommen, unscharf, flockig/wolkig, Doppelkontur	**contours (mpl) :** flous, imprécis, cotonneux, doubles
Rand (m): glatt, unregelmäßig, gelappt	**bord (m) :** lisse, irrégulier, lobulé

7

Volumeneffekt (m): Verdrängung (f), Verzerrung (f) oder Verlagerung (f)	**effet (m) volumique :** refoulement (m), distorsion (f) ou déplacement (m)
Herd (m): gut oder schlecht abgrenzbar, verkalkt oder verknöchert, solide oder verschmolzen	**foyer (m) :** bien ou mal délimité, calcifié ou ossifié, solide ou liquidien
Rundherd (m): einzelner oder multipel	**foyer (m) rond :** unique ou multiple
Kaverne (f)	caverne (f), image (f) cavitaire
Verkapselung (f)	enkystement (m)
Verdichtung (f)	densification (f)
Zeichnungsvermehrung (f)	majoration (f) des signes
Streifung (f)	striation (f)

Andere Länder, andere Eigennamen – *d'autres pays, d'autres images*

Honigwabenlunge (f)	image (f) en rayons de miel
Milchglasphänomen (n)	aspect (m) en verre dépoli
Silhouettenzeichen (n)	signe (m) de la silhouette
Spiegel (m)	niveau (m) hydro-aérique (NHA)
interstitielle Zeichnung (f)	syndrome (m) interstitiel

8 Wörterbuch

Französisch deutsch

A

à jeun	nüchtern
à type de colique	krampfartig *Schmerz*
abaissé/e	erniedrigt
abaisse-langue (m)	Zungenspatel (m)
abaissement (m)	Senkung (f), Minderung (f), Rückgang (m)
abattu/e	matt, abgekämpft
abdomen (m) sans préparation (ASP)	Abdomenleeraufnahme (f)
aboli/e	aufgehoben, erloschen
abondant/e	übermäßig
abord (m) vasculaire	Gefäßzugang (m)
aboucher	verbinden, zusammenfügen
abrasion (f)	Ausschabung (f), Kürettage (f)
absent/e	abwesend
abus (m)	Missbrauch (m), Abusus (m)
acarien (m)	Milbe (f)
accéléré/e	beschleunigt
accès (m)	Anfall (m)
accès (m) épileptique	Anfall (m), epileptischer
accès (m) migraineux	Migräneanfall (m)
accessibilité (f)	Zugänglichkeit (f)
accident (m) de la voie publique/de la route	Verkehrsunfall (m)
accident (m) ischémique cérébral (AIC)	Insult (m), ischämischer
accident (m) ischémique transitoire (AIT)	Attacke (f), transitorisch-ischämische (TIA)

accident (m) vasculaire cérébral (AVC)	Schlaganfall (m)
accouchement (m)	Entbindung (f), Geburt (f)
accouchement (m) par forceps	Zangengeburt (f)
accouchement (m) par voie basse	Vaginalentbindung (f)
accouchement (m) prématuré	Frühgeburt (f)
accoucheur (m)/accoucheuse (f)	Geburtshelfer/in (m/f)
accro *fam.*	süchtig *ugs.*
accueil (m)	Empfang (m)
accumulation (f)	Ansammlung (f)
acharnement (m) thérapeutique	Lebensverlängerung (f), künstliche
acide (m) folique	Folsäure (f)
acide (m) gastrique	Magensäure (f)
acide (m) urique (AU)	Harnsäure (f)
acoumétrie (f) au diapason	Stimmgabelprüfung (f)
acouphène (m)	Tinnitus (m), Ohrgeräusch (n)
action (f) retardée	Nachwirkung (f)
acuité (f) visuelle (AV)	Visus (m)
adaptivité (f)	Anpassungsfähigkeit (f)
addiction (f)	Sucht (f)
adhérence (f)	Verklebung (f), Verwachsung (f), Adhäsion (f)
adhérence (f) amniotique	Amnionschnur (f)
adhérent/e	haftend
adjacent/e	angrenzend
administration (f)	Verwaltung (f), Verabreichung (f) *Medikamente*
administration (f) d'oxygène	Sauerstoffgabe (f)
admission (f)	Aufnahme (f)
aération (f) *poumon*	Belüftung (f) *Lunge*
affecter	angreifen, belasten
affection (f)	Erkrankung (f), Krankheit (f), Leiden (n)
afflux (m)	Zufluss (m)
âge (m) de procréer, en	Alter (n), zeugungsfähiges
âge (m) osseux (AO)	Knochenalter (n)
agent (m)	Wirkstoff (m)
agent (m) nocif	Noxe (f)
agent (m) pathogène	Krankheitserreger (m)
agents (mpl) alkylants	Alkylantien (pl)
agents (mpl) inhibiteurs de la mitose	Mitosehemmstoffe (mpl)

A

aggravation (f)	Verschlechterung (f)
aggravation (f) matinale	Morgentief (n)
aggravation (f) vespérale	Abendtief (n)
aggraver	verschlechtern
agitation (f)	Unruhe (f)
agrafe (f)	Klemme (f)
agrafeuse (f)	Tacker (m)
aide-soignant/e (m/f)	Krankenpflegehelfer/in (m/f)
aigreur (f)	Sodbrennen (n)
aigu/ë	akut
aiguille (f)	Nadel (f)
ailette (f)	Butterfly (m)
aine (f)	Leiste (f)
aire (f) ganglionnaire	Lymphknotenregion (f)
aisselle (f)	Achsel (f)
akinésie (f)	Bewegungsarmut (f)
albuginé/e	weißlich
alcoolémie (f)	Alkoholspiegel (m)
algique	schmerzhaft
aliénation (f)	Entfremdung (f)
alimentation (f)	Ernährung (f)
alitement (m)	Bettlägerigkeit (f)
allaitement (m)	Stillen (n)
allergie (f) aux protéines de lait de vache (APLV)	Kuhmilchallergie (f)
allonger, s'	hinlegen, sich
altération (f) de l'état général (AEG)	Verschlechterung (f) des Allgemeinzustandes
ambu (m)	Ambu®-Beutel (m)
ambulance (f)	Krankenwagen (m)
ambulance (f) de réanimation	Notarztwagen (m)
ambulancier (m)/ambulancière (f)	Krankenwagenfahrer/in (m/f)
amélioration (f)	Besserung (f)
amélioration (f) vespérale	Abendhoch (n)
amphithéâtre (m) *amphi fam.*	Hörsaal (m)
amplitude (f) respiratoire	Atemexkursion (f)
ampoule (f) de Vater	Papilla (f) duodeni
ampoule (f) *fam.*	Blase (f) *ugs.*
amygdale (f)	Tonsille (f)

amygdale (f) palatine	Gaumenmandel (f)
amygdale (f) pharyngienne	Rachenmandel (f)
amygdalectomie (f)	Tonsillektomie (f)
amygdalite (f)	Tonsillitis (f)
analyse (f) cytogénétique	Zytogenetik (f), zytogenetische Untersuchung (f)
anatomopathologiste (m/f)	Pathologe/in (m/f)
anémie (f)	Anämie (f)
anémie (f) falciforme	Sichelzellanämie (f)
anémie (f) ferriprive	Eisenmangelanämie (f)
anémie (f) par carence martiale	Eisenmangelanämie (f)
anesthésie (f) en selle	Reithosenanästhesie (f)
anesthésie (f) générale (AG)	Vollnarkose (f)
anesthésie (f) locale (AL)	Lokalanästhesie (f)
anesthésie (f) péridurale dorsale (APD)	Periduralanästhesie (f) (PDA)
anévrisme (m)	Aneurysma (n)
angéite (f)	Gefäßentzündung (f)
angine (f) de poitrine (AP)	Angina (f) pectoris (AP)
angiographie (f) numérique	Angiografie (f), digitale
angiographie (f) numérique par soustraction (DSA)	Subtraktionsangiografie (f), digitale
angiome (m) plan	Naevus (m) flammeus, Feuermal
angiome (m) stellaire	Spider-Nävus (m)
angle (m)	Winkel (m), Flexur (f)
angle (m) ponto-cérébelleux	Kleinhirnbrückenwinkel (m)
angoisse (f)	Angst (f)
angoisse (f) d'anéantissement	Vernichtungsangst (f)
angor (m)	Angina (f) pectoris, Enge (f)
angor (m) d'effort	Belastungsangina (f)
anions (mpl) non mesurés	Anionen (npl), nicht gemessene
anneau (m) inguinal	Leistenring (m)
annexes (fpl) épidermiques	Hautanhangsgebilde (npl)
annulaire (m)	Ringfinger (m)
anorexie (f) mentale (AM)	Anorexia (f) nervosa, Magersucht (f)
anse (f)	Schlinge (f)
anse (f) de Henle, segment large/grêle	Henle-Schleife (f), dicker/dünner Ast
antalgique (m)	Schmerzmittel (n)
antécédent (m) (ATCD)	Vorerkrankung, Vorgeschichte (f)

antécédents (mpl) (ATCD) familiaux	Familienanamnese (f)
anthrax (m)	Karbunkel (m), Milzbrand (m)
anticorps (m)	Antikörper (m)
antifongique (m)	Antimykotikum (n)
antipyrétique (m)	Fiebermittel (n)
anus (m) artificiel	Anus (m) praeter
anxiété (f)	Ängstlichkeit (f), Angststörung (f)
anxieux/se	ängstlich
apathique	schlapp, apathisch
aphasie (f)	Sprachstörung (f), Aphasie (f)
aphasie (f) motrice/de Broca	Sprachproduktionsstörung (f), Broca-Aphasie (f)
aphasie (f) nominale	Wortfindungsstörung (f)
aphasie (f) sensorielle/de Wernicke	Sprachverständnisstörung (f), Wernicke-Aphasie (f)
aphasie (f) syntactique	Agrammatismus (m)
aplatissement (m) des coupoles diaphragmatiques	Zwerchfelltiefstand (m)
apophyse (f) épineuse	Dornfortstatz (m)
apoplexie (f) cérébrale	Schlaganfall (m)
apparaître	auftreten
appareil (m) à tension artérielle	Blutdruckmessgerät (n)
appareil (m) auditif	Hörgerät (n), Hörorgan (n)
appareil (m) digestif (dig)	Verdauungssystem (n)
appareil (m) locomoteur	Bewegungsapparat (m)
apparence (f)	Aussehen (n), Erscheinung (f)
apparition (f)	Auftreten (n)
apparition (f) des premières règles	Menarche (f)
appendice (m)	Blinddarm (m), Appendix (m)
appendice (m) auriculaire	Herzohr (n)
appliquer	auftragen
apport (m) énergétique	Energieaufnahme (f)
apport (m) hydrique	Wasserzufuhr (f)
appréciation (f)	Beurteilung (f)
appui (m)	Stütze (f)
appuyer sur	drücken
arbre (m) généalogique	Stammbaum (m)
arc (m)	Bogen (m)
arc (m) réflexe	Reflexbogen (m)
arcade (f) fémorale/crurale	Leistenband (n)

arrachement (m)	Abriss (m), Ausriss (m)
arrêt (m) cardiaque	Herz-Kreislauf-Stillstand (m)
arrêt (m) de travail	Krankmeldung (f)
arrêt (m) maladie	Krankmeldung (f), Arbeitsunfähigkeitsbescheinigung (f)
artère (f)	Arterie (f)
artériographie (f)	Angiografie (f)
arthralgie (f)	Gelenkschmerzen (mpl)
articulation (f)	Gelenk (n)
articulation (f) astragaolo-calcanéo-scaphoïdienne	Sprunggelenk (n), unteres (USG)
articulation (f) du cou de pied	Sprunggelenk (n), oberes (OSG)
ascension (f)	Anstieg (m)
aspect (m)	Aussehen (n), Beschaffenheit (f)
aspiration (f)	Absaugen (n), Aspiration (f)
assistant/e (m/f) médical/e	Arzthelfer/in (m/f)
assistant/e (m/f) social/e	Sozialarbeiter/in (m/f)
assourdi/e	gedämpft, lautlos
assurance (f) complémentaire	Zusatzversicherung (f)
asthme bronchique (m)	Asthma (n) bronchiale
astragale (m)	Sprungbein (n), Talus (m)
athérosclérose (f) coronarienne	Koronarsklerose (f)
attachement (m)	Anhänglichkeit (f)
attaque (f)	Anfall (m)
atteindre	befallen
atteinte (f)	Beeinträchtigung (f), Schädigung (f)
atteinte (f) plexique	Plexopathie (f)
atteinte (f) rénale	Nierenbeteiligung (f)
attelle (f)	Schiene (f)
attelle (f) plâtrée	Gipsschiene (f)
atténuation (f)	Abschwächung (f), Milderung (f)
atténuer	lindern
attitude (f)	Haltung (f), Körperhaltung (f), Verhalten (n)
attribution (f) d'organes	Organvergabe (f)
au niveau de	auf Höhe von, in der Region von
audiométrie (f) tonale	Hörtest (m), Tonaudiometrie (f)
auditeur (m) libre/auditrice libre (f)	Gasthörer/in (m/f)
augmentation (f)	Anstieg (m), Erhöhung (f)
augmentation (f) de l'énergie	antriebsgesteigert

augmenté/e	erhöht, gesteigert
auriculaire (m)	Finger (m), kleiner
auricule (f) de l'oreille	Ohrmuschel (f)
autoaggressivité (f)	Eigengefährdung (f)
automatisme (m) mental	Gedankeneingebung (f), subjektive Fremdbeeinflussung (f) *Wahn*
autotransfusion (f)	Eigenblutspende (f)
avaler	schlucken
avancé/e	fortgeschritten
avant-bras (m)	Unterarm (m)
avis (m)	Konsil (n)
avoir la tête qui tourne	schwindelig sein
avoir mal aux reins	Rückenschmerzen (mpl) haben
avoir peur de l'étranger	fremdeln
avortement (m)	Abort (m), Abtreibung (f)

B

baccalauréat (m) scientifique	Abitur (n) mit naturwissenschaftlichem Schwerpunkt
bacille (m)	Bakterium (n)
bacille (m) de Koch	Mycobacterium (n) tuberculosis, Tuberkulosebakterium (n)
badge (m)	Namensschild (n)
bâillement (m), bâiller	Gähnen (n), gähnen
bain (m) de dialyse	Dialyseflüssigkeit (f)
baisse (f)	Abschwächung (f), Rückgang (m)
baisse (f) d'acuité visuelle (BAV)	Sehminderung (f), Visusminderung (f)
ballon (m)	Beatmungsbeutel (m) (Ambu®)
ballonné/e	aufgebläht, aufgetrieben
ballonnement (m)	Aufblähung (f), Auftreibung (f)
ballonnement (m) de la valve mitrale	Mitralklappenprolaps (m)
ballottement (m) de la rotule	Patellatanzen (n)
bandage (m)	Verband (m)
bandage (m) compressif	Druckverband (m), Kompressionsverband (m)
bandage (m) de fixation	Stützverband (m)
bandage (m) plâtre	Gipsverband (m)
bande (f) de crêpe	Kreppbinde (f)
bandelette (f) réactive	Teststäbchen (n), Teststreifen (m)

bandelette (f) urinaire (BU)	Urinteststreifen (m) *U-Stix*
barrage (m)	Gedankenabreißen (n)
barrière (f) hémato-encéphalique	Blut-Hirn-Schranke (f)
bas (m)	Strumpf (m), unterer Teil (m), Unterleib (m)
bas (m) de contention	Kompressionsstrumpf (m)
basculer	umkippen
base (f) du crâne	Schädelbasis (f)
bassin (m) de lit	Bettpfanne (f)
bassinet (m) du rein	Nierenbecken (n)
bâtonnet (m)	Stäbchen (n) *Auge*
battant/e	klopfend
battement (m)	Pochen (n), Pulsieren (n), Schlagen (n)
battement (m) des ailes du nez	Nasenflügeln (n)
battement (m) du cœur	Herzschlag (m)
baver	sabbern
BAVU (m)	Beatmungsbeutel (m)
bec (m) de lièvre	Lippen-Kiefer-Gaumen-Spalte (f)
bégaiement (m)	Stammeln (n), Stottern (n)
bénin/gne	benigne, gutartig
béquille (f)	Krücke (f)
besoin (m)	Bedarf (m), Bedürfnis (n), Drang (m)
besoin (m) de soins	Pflegebedürftigkeit (f)
besoin (m) mictionnel (BM)	Harndrang (m)
biceps (m) brachial	Bizeps (m)
bien-être (m)	Wohlbefinden (n)
bilan (m)	Bilanz (f), Untersuchung (f), Befund
bilan (m) de santé	Durchuntersuchung (f)
bilan (m) hépato-cellulaire (BHC)	Leberparameter (mpl)
bilan (m) hydro-électrolytique	Wasser- und Elektrolythaushalt (m)
bilan (m) rénal	Nierenfunktionsparameter (mpl)
bile (f)	Galle (f)
biomicroscope (m)	Spaltlampe (f)
biopsie (f) à la pince	Zangenbiopsie (f)
biopsie (f) à l'anse	Schlingenbiopsie (f)
biopsie (f) rénale	Nierenbiopsie (f)
bip (m)	Piepser (m)
bistouri (m)	Skalpell (n)
bizutage (m)	*Ritual zur Begrüßung neuer Studierender, meist mit einer Mutprobe verbunden*

blanchâtre	weißlich
blépharite (f)	Lidrandentzündung (f)
blépharoécarteur (m)	Lidspreizer (m)
blessure (f)	Verletzung (f), Wunde (f)
blessure (f) par contusion	Quetschwunde (f)
blessure (f) perforante	Stichwunde (f)
bleu (m)	Fleck (m), blauer
bloc (m) auriculo-ventriculaire (BAV)	AV-Block (m)
bloc (m) de branche (BdB)	Schenkelblock (m) (SB)
bloc (m) opératoire	Operationssaal (m)
blouse (f)	Kittel (m)
boîte (f) crânienne	Schädel (m)
boiter	hinken
bord (m) de la plaie	Wundrand (m)
bord (m) du foie	Leberrand (m)
bosse (f)	Beule (f), Buckel (m), Höcker (m)
bouche (f)	Mund (m)
boucher	stopfen, verstopfen
bouchon (m)	Pfropfen (m)
bouder	trotzen
bouffée (f) délirante aiguë (BDA)	Zustand (m), akuter psychotischer
bouffées (fpl) de chaleur (BDC)	Hitzewallung (f)
bougie (f)	Dehnungssonde (f), Katheter (m), Sonde (f)
boulonnage (m)	Verschraubung (f)
bourdonnements (mpl) d'oreilles	Ohrensausen (n)
bourse (f)	Beutel (m), Hodensack (m), Skrotum (n)
bouton (m)	Pickel (m), Pustel (f)
bradykinésie (f)	Bewegungsverarmung (f)
bradypsychie (f)	Gedankenhemmung (f), Verlangsamung (f) *Depression*
brancardier (m)	Krankenträger (m)
bras (m)	Arm (m), Oberarm (m)
brassard (m)	Armbinde (f)
bride (f)	Band (n), Strang (m), Bride (f)
broche (f)	Spickdraht (m)
broche (f) d'extension	Drahtzug (m)
bronche (f)	Bronchus (m)
bronchectasie (f)	Bronchiektase (f)

bronchopneumopathie (f) chronique obstructive (BPCO)	Lungenerkrankung (f), chronisch-obstruktive (COPD)
bruit (m) cardiaque fœtal (BCF)	Herztöne (mpl), fetale
bruit (m) du cœur (BDC)	Herzton (m) (HT)
bruit (m) râpeux	Reibegeräusch (n)
bruit (m) trachéo-bronchique	Atemgeräusch (n), bronchiales
bruits (mpl) du coeur foetal	Herztöne (mpl), kindliche
bruits (mpl) hydroaériques (BHA)	Darmgeräusche (npl)
bruits (mpl) surajoutés *cœur/poumon*	Nebengeräusche (npl) *Herz/Lunge*
brûlant/e	brennend
brûler	brennen
brûlure (f)	Verbrennung (f), Brandwunde (f)
brûlure (f) chimique	Verätzung (f)
brûlure (f) épigastrique, brûlures (fpl) d'estomac	Magenschmerzen (mpl), Sodbrennen (n)
brûlure (f) mictionnelle	Brennen (n) beim Wasserlassen
brunâtre	bräunlich
bruxisme (m)	Zähneknirschen (n)
bulbe (m) rachidien	Medulla (f) oblongata
bulle (f)	Brandblase (f) *Haut*
bulleux/se	blasig
bureau (m)	Dienstzimmer (n)
bureau (m) infirmier	Pflegestützpunkt (m)
bureau (m) médical	Arztzimmer (n)
bypass (m) d'O_2	O_2-Flush (m)

C

C

cabinet (m) médical	Praxis (f)
cachet (m)	Tablette (f)
cadavre (m)	Leichnam (m)
cadre (m) infirmier, surveillante (f)	Stationsleitung (f)
cage (f) thoracique	Brustkorb (m)
caillot (m)	Blutgerinnsel (n)
caisse (f) d'assurance maladie	Krankenkasse (f)
caisse (f) du tympan	Paukenhöhle (f)
Caisse (f) Régionale d'Assurance Maladie (CRAM)	regionale Krankenversicherungskasse (f) *Frankreich*
cal (m)	Kallus (m), Schwiele (f)

calcification (f)	Verkalkung (f)
calcul (m)	Stein (m)
calcul (m) biliaire	Gallenstein (m)
calcul (m) rénal	Nierenstein (m)
calendrier (m) vaccinal	Impfkalender (m)
calice (m) rénal	Nierenkelch (m)
calmant (m)	Beruhigungsmittel (n)
calot (m)	OP-Mütze (f)
calvitie (f)	Glatze (f)
canal (m)	Ductus (m)
canal (m) artériel	Ductus (m) arteriosus Botalli
canal (m) atrio-ventriculaire (CAV)	Kanal (m), atrioventrikulärer (AV-Kanal)
canal (m) collecteur	Sammelrohr (n)
canal (m) pancréatique de Wirsung	Ductus (m) pancreaticus major
cancer (m)	Krebs (m)
cancer (m) de la peau	Hautkrebs (m)
cancer (m) du col utérin	Zervixkarzinom (n)
cancer (m) du rein	Nierenkarzinom (n)
cancer (m) du sein	Mammakarzinom (n)
cancer (m) précoce de l'estomac	Magenfrühkarzinom (n)
canne (f)	Krücke (f)
canule (f)	Kanüle (f)
capacité (f) de travail physique (CPT)	Arbeitsfähigkeit (f), körperliche
capacité (f) résiduelle (CR)	Residualkapazität (f) (RK)
capacité (f) totale	Totalkapazität (f)
capacité (f) vitale	Vitalkapazität (f)
capricieux/se	launenhaft
capsule (f)	Kapsel (f)
capsule (f) rénale	Nierenkapsel (f)
carcinome (m) à cellules en bague	Siegelringzellkarzinom (n)
carcinome (m) à cellules squameuses	Plattenepithelkarzinom (n)
carcinome (m) à petites cellules du poumon	Bronchialkarzinom (n), kleinzelliges
carcinome (m) basocellulaire (CBC)	Basaliom (n)
carcinome (m) épidermoïde	Plattenepithelkarzinom (n)
carcinome (m) spinocellulaire (CSC)	Spinaliom (n)
carence (f) en vitamine	Vitaminmangel (m)
carence (f) immunitaire	Immunschwäche (f)
carence (f) martiale	Eisenmangel (m)

carie (f)	Karies (f)
carnet (m) de santé	Untersuchungsheft
carotide (f)	Carotis (f)
carte (f) vitale	Versicherungskarte (f) *Frankreich*
cartilage (m)	Knorpel (m)
casque (m)	Helm (m), Kopfhörer (m)
cassant/e	spröde, brüchig
cassure (f)	Bruch (m), Bruchstelle (f)
cathéter (m)	Katheter (m)
cathéter (m) cardiaque	Herzkatheter (m)
cathéter (m) de dialyse péritonéale	Tenckhoff-Katheter (m)
cauchemar (m)	Albtraum (m)
cause (f) du décès	Todesursache (f)
cavité (f)	Höhle (f), Hohlraum (m), Kammer (f)
cavité (f) rénale	Nierensinus (m)
cécité (f)	Blindheit (f), Erblindung (f)
cellule (f)	Zelle (f)
cellule (f) souche	Stammzelle (f)
cellules (fpl) ciliées	Haarzellen (fpl)
cellules (fpl) endothéliales	Endothelzellen (fpl)
centre (m) de cancérologie	Tumorzentrum (n)
centre (m) de la parole	Sprachzentrum (n) *Gehirn*
céphalée (f)	Kopfschmerz (m)
céphalée (f) de tension	Spannungskopfschmerz (m)
cerclage (m)	Umschnürung (f), Cerclage (f)
cérébelleux/se	Kleinhirn-
cernes (fpl)	Augenringe (mpl)
certificat (m) de santé	Gesundheitszeugnis (n)
certificat (m) de vaccinations	Impfpass (m)
certificat (m) médical	Attest (n), ärztliches
cerveau (m)	Gehirn (n), Hirn (n)
cervelet (m)	Kleinhirn (n)
césarienne (f)	Kaiserschnitt (m), Sectio (f) caesarea
chaîne (f) tympano-ossiculaire	Gehörknöchelchenkette (f)
chambre (f) antérieure (CA)	Vorderkammer (f) *Auge*
chambre (f) postérieure (CP)	Hinterkammer (f) *Auge*
champ (m) pulmonaire	Lungenfeld (n)
champ (m) visuel (CV)	Gesichtsfeld (n)
champignon (m)	Pilz (m), Pilzerkrankung (f)

chancre (m)	Geschwür (n)
charge (f)	Belastung (f), Ladung (f)
charge (f) électrique	Ladung (f), elektrische
charge (f) virale	Viruslast (f)
chariot (m)	Visitewagen (m)
charlotte (f)	OP-Mütze (f)
chef/fe (m/f) de clinique assistant/e (CCA)	Oberarzt (m) (OA)/Oberärztin (f) (OÄ)
chef/fe (m/f) de l'administration	Verwaltungsdirektor/in (m/f)
chef/fe (m/f) de service	Chefarzt (m)/Chefärztin (f)
chemise (f) de nuit	Nachthemd (n), Hemd (n)
chemise (f) d'hôpital	Patientenkittel (m)
chercheur/chercheuse (m/f)	Forscher/in (m/f)
cheveux (mpl)	Haare (npl), Kopfhaare (npl)
cheville (f)	Knöchel (m)
chimiothérapie (f)	Chemotherapie (f)
chirurgie (f) à cœur ouvert	Chirurgie (f) am offenen Herzen
choc (m)	Schock (m)
choc (m) anaphylactique	Schock (m), anaphylaktischer
choc (m) de pointe cardiaque	Herzspitzenstoß (m)
choc (m) électrique externe (CEE)	Defibrillation (f)
cholangiographie (f) pancréatique rétrograde endoscopique (CPRE)	Cholangiopankreatikografie (f), endoskopisch-retrograde (ERCP)
cholangiographie (f) percutanée transhépatique (CPT)	Cholangiografie (f), perkutane transhepatische
cholestérol (m)	Cholesterin (n)
choroïde (f)	Choroidea (f), Lederhaut (f)
chronique	chronisch
chuchoter	flüstern
chute (f)	Abfall (m), Fall (m), Sturz (m)
chute (f) de cheveux	Haarausfall (m)
chute (f) de sa hauteur	Fall (m) aus dem Stand
cible (f) tensionnelle	Zielblutdruck (m)
cicatrice (f)	Narbe (f)
cil (m)	Wimper (f)
cintre (m)	Kleiderbügel (m)
circonscrit/e	umschrieben
circonvolution (f)	Gyrus (m), Hirnwindung (f)
circonvolution (f) du corps calleux	Gyrus (m) cinguli
circulaire (f) du cordon	Nabelschnurumschlingung (f)

circulation (f)	Kreislauf (m)
circulation (f) extracorporelle (CEC)	Herz-Lungen-Maschine (f)
cirrhose (f)	Leberzirrhose (f)
ciseaux (mpl)	Schere (f)
clamp (m)	Klammer (f)
clamper *vaisseau*	abklemmen *Gefäß*
clapotage (m) de l'estomac/de l'intestin	Magen-Darm-Geräusche (npl)
claquement (m)	Klick (m)
claquement (m) d'ouverture de la mitrale (COM)	Mitralöffnungston (m) (MÖT)
claquement (m) valvulaire	Klappenton (m)
clarification (f)	Aufklärung (f), medizinische
clarté (f) nucale	Nackentransparenz (f)
classeur (m)	Ordner (m)
classification (f)	Staging (n)
cliché (m)	Röntgenbild (n)
cliché (m) dynamique	Röntgenaufnahme (f), gehaltene
cligner des yeux	blinzeln
cloison (f)	Scheidewand (f)
cloison (f) déviée	Septumdeviation (f)
cloison (f) interventriculaire	Kammerscheidewand (f), Septum (n)
cloison (f) nasale	Nasenscheidewand (f), Nasenseptum (n)
cloisonnement (m)	Septierung (f)
clope (f) *fam.*	Glimmstängel (m), Kippe (f) *ugs.*
cloque (f)	Blase (f)
clou (m) centro-médullaire	Marknagel (m)
coagulation (f) sanguine	Blutgerinnung (f)
cocci (mpl)	Kokken (fpl)
cochlée (f)	Cochlea (f), Gehörschnecke (f)
cœlioscopie (f)	Laparoskopie (f)
cœur (m) en sabot	Holzschuhherz (n), Schuhform (f) des Herzens
cohérence (f)	Zusammenhang (m)
coiffe (f) des rotateurs	Rotatorenmanschette (f)
coincer, se *les doigts*	einklemmen *Finger*
col (m) du fémur	Oberschenkelhals (m)
col (m) utérin	Gebärmutterhals (m), Zervix (f)
colique (f)	Kolik (f)
colique (f) hépatique	Gallenkolik (f)

colite (f) ulcéreuse	Colitis (f) ulcerosa (CU)
collapsus (m)	Kollaps (m), Zusammenbruch (m), Synkope (f)
collapsus (m) cardiaque	Synkope (f), kardiale
collyre (m)	Augentropfen (mpl)
côlon (m)	Dickdarm (m), Kolon (n)
côlon (m) irritable	Reizdarm (m)
colonne (f) vertébrale	Wirbelsäule (f)
coloration (f) cutanée	Hautfarbe (f)
coloration (f) cytologique	zytologische Färbung (f)
comblement (m)	Füllung (f)
commissure (f) labiale	Mundwinkel (m)
commotion (f) cérébrale	Gehirnerschütterung (f)
communication (f) interauriculaire (CIA)	Vorhofseptumdefekt (m) (ASD)
communication (f) interventriculaire (CIV)	Ventrikelseptumdefekt (m) (VSD)
communiquer	übertragen
compatible	verträglich
comportement (m)	Verhalten (n)
compresse (f)	Kompresse (f), Tupfer (m)
compression (f) médullaire	Rückenmarkskompression (f)
comprimé (m)	Tablette (f)
compter les doigts (mpl)	Fingerzählen (n)
compte-rendu (m)	Arztbrief (m)
compulsion (f) de répétition	Wiederholungszwang (m)
compulsions (fpl)	Zwangshandlungen (fpl)
concentration (f) corpusculaire moyenne en Hb (CCMH)	Hämoglobinkonzentration (f), mittlere korpuskuläre (MCHC)
concomitant d'un effort	anstrengungsbedingt
concomitant/e	Begleit-
concordance (f)	Übereinstimmung (f)
concours (m)	Aufnahmeprüfung (f)
conduction (f)	Übertragung (f), Leitung (f)
conduction (f) aérienne (CA)	Luftleitung (f)
conduction (f) nerveuse	Nervenleitung (f)
conduction (f) osseuse (CO)	Knochenleitung (f)
conduit (m)	Ductus (m), Kanal (m)
conduit (m) auditif	Gehörgang (m)
conduite (f) à tenir (CAT)	Vorgehen (n), weiteres
cône (m) d'ombre	Schlagschatten (m)

cône (m) lumineux	Lichtreflex (m) *Ohr*
cône (m) terminal	Konus (m) *Rückenmark*
cônes (mpl)	Zapfen (mpl) *Auge*
confusion (f)	Verwirrung (f)
congé (m)	Urlaub (f)
congé (m) maternité	Mutterschaftsurlaub (m)
congélation (f)	Einfrierung (f) *Konservierung*
congénital/e	angeboren, kongenital
conjonctive (f)	Bindehaut (f), Konjunktiva (f)
connaissance (f), conscience (f)	Bewusstsein (n)
conque (f)	Ohrmuschel (f)
conseil (m) génétique familial	Familienberatung (f), genetische
Conseil (m) national de l'Ordre des médecins	Ärztekammer (f) *Frankreich*
consentir à qc.	einwilligen
consistance (f)	Konsistenz (f)
consolidation (f)	Verfestigung (f)
consommation (f) d'oxygène	Sauerstoffverbrauch (m)
constante (f) sanguine	Blutwerte (mpl)
constantes (fpl) biologiques	Laborparameter (mpl)
constipation (f)	Obstipation (f), Verstopfung (f)
constitution (f)	Körperbau (m)
constriction (f)	Verengung (f)
consultation (f)	Ambulanz (f), Sprechstunde (f)
consulter un médecin	einen Arzt (m) aufsuchen
contagiosité (f)	Infektiosität (f), Ansteckung (f)
contenant	enthalten
contenu (m) de la pensée	Denkinhalt (m)
contenu (m) gastrique	Mageninhalt (m)
contexte (m) socio-familial	Familienverhältnis (n)
continence (f)	Kontinenz (f)
contour (m)	Umriss (m), Begrenzung (f)
contraception (f)	Verhütung (f)
contraction (f)	Wehe (f), Kontraktion (f)
contracture (f)	Kontraktur (f), Verhärtung (f)
contracture (f) abdominale	Abwehrspannung (f)
contrôle (m) du poids	Gewichtskontrolle (f)
contusion (f)	Prellung (f), Quetschung (f)
convalescence (f)	Genesung (f)

convulsion (f)	Krampf (m)
coproculture (f)	Stuhlkultur (f)
coqueluche (f)	Keuchhusten (m)
cor (m)	Clavus (m), Hühnerauge (n)
corde (f) du tympan	Chorda (f) tympani
corde (f) vocale (CV)	Stimmband (n)
cordon (m) antérieur de la moelle	Vorderstrang (m)
cordon (m) ombilical	Nabelschnur (f)
cordon (m) postérieur de la moelle	Hinterstrang (m)
cornage (m)	Keuchen (n), inspiratorischer Stridor (m)
corne (f) antérieure de la moelle	Vorderhorn (n)
corne (f) postérieure de la moelle	Hinterhorn (n)
cornée (f)	Hornhaut (f)
cornet (m) nasal	Nasenmuschel (f), Concha (f) nasalis
coronaire (f)	Herzkranzarterie (f)
corps (m) calleux	Balken (m)
corps (m) ciliaire	Ziliarkörper (m)
corps (m) étranger (CE)	Fremdkörper (m)
corps (m) jaune	Gelbkörper (m)
corps (m) médullaire	Medulla (f) oblongata
corps (m) vitré	Glaskörper (m)
cortex (m)	Hirnrinde (f)
Corti, organe (m) de	Corti-Organ (n)
cotation (f) d'Apgar	Apgar-Index (m)
côte (f)	Rippe (f)
côté (m)	Seite (f)
coton (m) à pansement	Verbandswatte (f)
coton (m) tige	Ohrwattestäbchen (n)
cotyle (m)	Azetabulum (n)
cotylédon (m)	Keimblatt (n)
cou (m)	Hals (m)
couche (f)	Lage (f), Schicht (f), Windel (f)
couche (f) cellulaire	Zellschicht (f)
couche (f) cornée	Hornschicht (f), Stratum (n) corneum
couche (f) épithéliale	Epithelschicht (f)
couché/e	liegend
coude (m)	Bogen (m), Ellenbogen (m)
coup (m) de lapin	Schleudertrauma (n)

coup (m) de poing sternal	Faustschlag (m), präkordialer
coup (m) de soleil	Sonnenbrand (m)
coupole (f) diaphragmatique	Zwerchfellkuppel (f)
coupure (f)	Schnittwunde (f)
courbe (f)	Kurve (f), Kurvenblatt (n)
courbe (f) de croissance	Wachstumskurve (f)
courbe (f) de température	Temperaturkurve (f)
courbe (f) de tension	Blutdruckkurve (f)
courbure (f)	Krümmung (f)
courbure (f) lombaire	Lendenlordose (f)
courbure (f) longitudinale du pied	Fußlängsgewölbe (n)
courbure (f) rachidienne	Wirbelsäulenkrümmung (f)
courbure (f) transversale du pied	Fußquergewölbe (n)
cours (m) de sémiologie	Untersuchungskurs (m)
couvert/e de sueurs froides	kaltschweißig
couverture (f)	Bettdecke (f)
couverture (f) sociale	Absicherung (f), soziale
couveuse (f)	Inkubator (m) *Neonatologie*
crachat (m)	Auswurf (m)
craindre, craintif/ve	fürchten, furchtsam
crampe (f)	Krampf (m)
créatininémie (f)	Serumkreatinin (n)
crèche (f)	Kinderkrippe (f), Kindergarten (m)
crème (f) hydrante	Feuchtigskeitscreme (f)
crépitants (mpl)	Knisterrasseln (n)
crépitation (f) osseuse	Knochenreiben (n)
crête (f)	Crista (f), Kamm (m)
creux (m)	Hohlraum (m)
creux (m) axillaire	Achselhöhle (f), Axilla (f)
creux (m) poplité	Kniekehle (f)
creux (m) sus-claviculaire	Schlüsselbeingrube (f)
creux/se	hohl
crevasse (f)	Riss (m), Schrunde (f)
crier	schreien
crise (f)	Anfall (m)
crise (f) comitiale	Anfall (m), epileptischer
crise (f) convulsive	Krampfanfall (m)
crise (f) d'asthme	Asthmaanfall (m)

crise (f) de migraine	Migräneattacke (f)
crise (f) généralisée tonicoclonique (CGTC)	Anfall (m), generalisierter tonisch-klonischer
crise (f) partielle (CP) *épilepsie*	Anfall (m), partieller *Epilesie*
cristallin (m)	Linse (f) *Auge*
cristalloïdes (mpl)	Elektrolytlösung (f)
critère (m) de maturation	Reifezeichen (n)
crochet (m)	Haken (m)
croissance (f)	Wachstum (n)
croissance (f) pondérale	Gewichtszunahme (f) *in der Wachstumsphase*
croissance (f) staturale	Größenwachstum (n)
croissance (f) tumorale	Tumorwachstum (n)
crosse (f)	Krücke (f)
crosse (f) aortique	Aortenbogen (m)
croup (m)	Krupp (m)
croûte (f)	Kruste (f)
croûte (f) de lait	Milchschorf (m)
cruauté (f) mentale	Gewalt (f), psychische
cubitus (m)	Elle (f), Ulna (f)
cuillière (f) à soupe	Esslöffel (m)
cuir (m) chevelu	Kopfhaut (f)
cuisse (f)	Oberschenkel (m), Schenkel (m)
cuivre (m)	Kupfer (n)
cul-de-sac (m) de Douglas	Douglas-Raum (m)
culot (m) urinaire	Urinsediment (n)
culpabilité (f)	Schuldgefühl (n), Schuld (f)
curage (m) ganglionnaire	Exzision (f) einer Lymphknotenregion
curetage (m)	Ausschabung (f), Kürettage (f)
curiethérapie (f)	Brachytherapie (f)
cuticule (f)	Nagelhäutchen (n)
cuti-réaction (f)	Hautreaktion (f)
cycle (m)	Studienabschnitt (m), Zyklus (m)
cylindre (m) érythrocytaire	Erythrozytenzylinder (m)
cystite (f)	Blasenentzündung (f)
cysto-urétrographie (f) mictionnelle	Miktionszystourethrografie (f)

D

daltonien/ne	farbenblind
dartre (f)	Flechte (f)
date (f) des dernières règles (DDR)	Regelblutung (f), letzte
déambulateur (m)	Gehwagen (m), Rollator (m)
débilité (f)	Schwäche (f)
débit (m)	Durchflussmenge (f)
débit (m) cardiaque (DC)	Herzminutenvolumen (n) (HMV)
débit (m) de filtration glomérulaire (DFG)	Filtrationsrate (f), glomeruläre (GFR)
débit (m) expiratoire de pointe	Peak-flow (m)
débit (m) plasmatique rénal (DPR)	Plasmafluss (m), renaler (RPF)
débit (m) sanguin cérébral	Blutfluss (m), zerebraler
débit (m) urinaire	Harnfluss (m)
débitmétrie (f)	Uroflowmetrie (f)
déboîtement (m)	Ausrenkung (f), Luxation (f), Verrenkung (f)
déborder	überschreiten
debout	stehend
débris (mpl)	Überreste (mpl)
début (m)	Beginn (m)
début (m) du travail	Beginn (m) der Wehentätigkeit
décalage (m)	Verschiebung (f)
décéder (dcd)	versterben
décélération (f)	Verlangsamung (f), Verzögerung (f)
décharge (f)	Entladung (f), Entlastung (f)
décharge (f) électrique	Schmerzen (mpl), einschießende elektrisierende
déchirement (m)	Ruptur (f), Zerreißung (f)
déchirement *douleurs*	zerreißend *Schmerz*
déchirure (f)	Abscherung (f), Einriss (m), Risswunde (f)
déchirure (f) périnéale	Dammriss (m)
déclaration (f)	Meldung (f)
déclenchement (m)	Auslösen (n)
déclenchement (m) du travail	Geburtseinleitung (f)
déclencher *troubles, réflexes*	auslösen *Beschwerden, Reflexe*
décollement (m)	Ablösung (f)
décollement (m) épiphysaire	Epiphysenlösung (f)
décollement (m) prématuré du placenta	Plazentaablösung (f), vorzeitige

décollement (m) rétinien (DR)	Ablatio (f) retinae, Netzhautablösung (f)
décoloré/e	entfärbt, hell
décompensation (f)	Überlastung (f), Entgleisung (f)
déconseillé/e	nicht empfohlen
découverte (f) fortuite	Zufallsbefund (m)
décubitus (m)	Lage (f)
décubitus (m) dorsal (DD)	Rückenlage (f)
décubitus (m) latéral (DL)	Seitenlage (f)
décubitus (m) ventral (DV)	Bauchlage (f)
décussation (f) pyramidale	Pyramidenbahnkreuzung (f)
défaillance (f)	Ohnmacht (f), Schwäche (f), Versagen (n)
défaillance (f) cardiaque	Herzversagen (n)
défaillance (f) circulatoire	Kreislaufversagen (n)
défaillance (f) périnéale	Beckenbodenschwäche (f)
défaillance (f) polyviscérale	Multiorganversagen (n) (MOV)
défaut (m)	Mangel (m), Defekt (m)
défaut (m) membranaire	Membrandefekt (m)
défaut (m) placentaire	Plazentastörung (f)
défense (f)	Abwehrspannung (f), Resistenz (f)
défense (f) immunitaire	Immunabwehr (f)
défibrillateur (m)	Defibrillator (m)
défibrillateur (m) automatique implantable	Defibrillator (m), interner
déficience (f)	Schwäche (f)
déficience (f) immunitaire	Immunschwäche (f)
déficit (m)	Ausfall (m), Ausfallerscheinung (f), Defizit (n)
déficit (m) sensitivo-moteur	Ausfallerscheinungen (fpl), motorisch-sensible
déformation (f)	Fehlbildung (f)
déformé	verzerrt
dégénérescence (f)	Degeneration (f), Entartung (f)
dégénérescence (f) maculaire liée à l'âge (DMLA)	Makuladegeneration (f), altersassoziierte (AMD)
déglutition (f)	Schlucken (n), Schluckvorgang (m)
degré (m)	Grad (m)
déhiscence (f)	Auseinanderklaffen (n)
délai (m)	Frist (f)
délire (m)	Delir (n), Wahn (m)
délivrance (f)	Nachgeburt (f)

démangeaison (f)	Juckreiz (m)
démanger	jucken
démarche (f)	Gang (m)
démarche (f) à petits pas	Gang (m), kleinschrittiger
démarche (f) en fauchant	Zirkumduktion (f) *Gangbild*
démarche (f) mal assurée	Gang (m), unsicherer
démarche (f) pieds écartés	Gang (m), breitbeiniger
démarrer	beginnen
déméchage (m)	Drainagenentfernung (f)
démence (f)	Demenz (f)
demi-vie (f)	Halbwertszeit (f)
densité (f)	Dichte (f)
densité (f) minérale osseuse (DMO)	Knochendichte (f)
dent (f)	Zahn (m)
dentier (m)	Gebiss (n), Zahnprothese (f)
dénutrition (f)	Unterernährung (f)
département (m)	Abteilung (f)
dépasser	überschreiten
dépendance (f)	Abhängigkeit (f)
dépilation (f) abdominale	Bauchglatze (f)
dépistage (m)	Screening (n), Vorsorge (f), Früherkennung (f)
dépistage (m) de la surdité	Hörscreening (n)
dépistage (m) néonatal	Neugeborenenscreening (n)
dépistage (m) précoce	Früherkennung (f)
déplacement (m)	Dislokation (f), Verschiebung (f)
dépôt (m)	Ablagerung (f), Anreicherung (f)
dérivation (f) *ECG*	Ableitung (f) *EKG*
dermatite (f) atopique (DA)	Neurodermitis (f)
derme (m)	Kutis (f), Lederhaut (f)
dermite (f) de contact	Kontaktdermatitis (f)
dermite (f) des prés	Wiesengräserallergie (f)
dérober	zusammenbrechen
déroulement (m)	Ablauf (m)
déroulement (m) de la grossesse	Schwangerschaftsverlauf (m)
des deux côtés (ddc)	beidseits (bds), auf beiden Seiten
descensus (m) testiculaire	Hodendeszensus (m)
descente (f) *utérus*	Senkung (f) *Gebärmutter*
déséquilibre (m)	Ungleichgewicht (n)

déséquilibre (m) électrolytique	Elektrolytstörung (f)
déshabiller, se	ausziehen, sich
déshydratation (f)	Dehydrierung (f)
désinfectant (m)	Desinfektionsmittel (n)
désinsertion (f)	Abriss (m)
désir (m) d'enfant	Kinderwunsch (m)
désobstruction (f)	Freimachen (n) *der Atemwege*
désorientation (f) temporo-spatiale (DTS)	zeitliche und örtliche Desorientierung (f)
desquamation (f)	Schuppung (f)
détection (f) des anticorps	Antikörpernachweis (m)
détection (f) des antigènes	Antigennachweis (m)
détendre	entspannen
détérioration (f) *d'un état*	Verschlechterung (f) *eines Zustandes*
détermination (f)	Bestimmung (f), Festlegung (f)
détermination (f) de l'âge osseux	Knochenalterbestimmung (f)
détresse (f)	Not-
détresse (f) respiratoire	Atemnot (f), Atemnotsyndrom (n)
détroit (m)	Enge (f)
développement (m)	Entwicklung (f)
développement (m) staturo-pondéral	Wachstum (n), körperliche Entwicklung (f)
devenir aveugle	erblinden
devenir propre *enfant*	trocken werden *Kind*
dévêtir	entkleiden, freimachen *Körper*
déviation (f)	Abweichung (f)
diabète (m)	Diabetes (m) mellitus
diabète (m) de l'adulte	Altersdiabetes (m)
diabète (m) gestationnel	Schwangerschaftsdiabetes (m)
diabète (m) insulino-dépendant (DID)	Diabetes (m) mellitus, *insulin dependent* (IDDM)
diabète (m) non insulino-dépendant (DNID)	Diabetes (m) mellitus, *non insulin dependent* (NIDDM)
diagnostic (m)	Diagnose (f)
diagnostic (m) d'élimination	Ausschlussdiagnose (f)
dialyseur (m) à fibres capillaires	Hämodialysefilter (m)
diamètre (m)	Durchmesser (m)
diamètre (m) antéropostérieur (DAP) du pyélon	Nierenbecken (f) quer
diamètre (m) promonto-rétro-pubien	Conjugata (f) obstetrica, Conjugata (f) vera
diapason (m)	Stimmgabel (f)

diaphragme (m)	Zwerchfell (n)
diaphragme (m) pelvi-périnéal	Beckenboden (m)
diarrhée (f)	Durchfall (m)
dictaphone (m)	Diktiergerät (n)
diététicien/ne (m/f)	Diätassistent/in (m/f)
difficultés (fpl) de déglutition	Schluckstörungen (fpl)
difficultés (fpl) d'endormissement	Einschlafstörungen (fpl)
diffluence (f)	Zerfahrenheit (f)
diffuseur (m)	Verteiler (m)
diffusion (f)	Ausbreitung (f)
digestion (f)	Verdauung (f)
dilatation (f) artérielle par une sonde à ballonnet	Ballondilatation (f)
dilatation (f) des bronches	Bronchiektasie (f)
dilatation (f) du ventricule droit	Rechtsherzdilatation (f)
dilatation (f) du ventricule gauche	Linksherzdilatation (f)
dilatation (f) pyélocalicielle (DPC)	Nierenbeckenkelcherweiterung (f)
diluant (m)	Lösungsmittel (n)
dilution (f)	Verdünnung (f)
dimension (f) du cœur	Herzgröße (f)
diminué/e	abgeschwächt, vermindert
diminution (f)	Verkleinerung (f), Verminderung (f)
dipsomanie (f)	Trinkabhängigkeit (f)
directives (fpl) anticipées	Patientenverfügung (f)
disjonction (f)	Trennung (f)
dislocation (f)	Dislokation (f)
disparité (f)	Inkongruenz (f)
dispersion (f)	Streuung (f)
dispositif (m) intra-utérin (DIU)	Intrauterinpessar (n) (IUP)
dissecteur (m)	Dissektionsklemme (f)
dissémination (f) tumorale	Metastasierung (f)
disséminé/e	disseminiert, verteilt
dissoudre, se	zergehen, sich auflösen
distendre	überdehnen, zerren
distension (f)	Überdehnung (f), Zerrung (f)
distension (f) abdominale	Bauchspannung (f)
distrait/e	abgelenkt, zerfahren, zerstreut
distribution (f)	Verteilung (f)
diurèse (f)	Harnausscheidung (f)

diurétiques (mpl) de l'anse (DA)	Schleifendiuretika (npl)
diurétiques (mpl) épargneurs de potassium (DEK)	Diuretika (npl), kaliumsparende
diurne	tagsüber
diverticule (m)	Divertikel (n), Schleimhautausstülpung (f)
divorcé/e	geschieden
divulsion (f)	Absprengung (f)
doigt (m)	Finger (m)
doigt (m) à ressort	Finger (m), springender
doigt (m) en baguette de tambour	Trommelschlägelfinger (m)
doigt (m) en baïonnette	Bajonettfinger (m)
doigt (m) en boutonnière	Knopflochfinger (m)
doigt (m) en col de cygne	Schwanenhalsdeformität (f)
doigt (m) en maillet	Hammerfinger (m)
doigtier (m)	Fingerling (m)
don (m)	Spende (f)
don (m) des immunoglobulines	Immunglobulin-Gabe (f)
don (m) du sang	Blutspende (f)
donneur (m) universel (DU)	Universalspender (m)
donneur (m)/donneuse (f) décédé/e	Verstorbenenspender/in (m/f)
doppler (m) couleur	Farbdoppler (m)
dos (m) de la main	Handrücken (m)
dos (m) du pied	Fußrücken (m)
dosage (m)	Dosierung (f), Dosisbestimmung (f)
dose (f) d'irradiation	Strahlendosis (f)
dose (f) de charge	Belastungsdosis (f)
dose (f) de rappel	Auffrischimpfung (f)
dose-dépendant	dosisabhängig
dossier (m)	Akte (f)
dossier (m) infirmier	Pflegeakte (f), Patientenkurve (f)
dossier (m) médical	Krankenakte (f)
double	doppelt
douleur (f)	Schmerz (m)
douleur (f) à la mobilisation utérine	Portioschiebeschmerz (m), palpatorischer
douleur (f) à l'étirement du nerf	Nervendehnungsschmerz (m)
douleur (f) au niveau des flancs	Flankenschmerz (m)
douleur (f) irradiée	Schmerz (m), ausstrahlender
douleur (f) migratrice	Schmerz (m), wandernder

douleureux/douleureuse	schmerzhaft
douleurs (fpl) abdominales	Bauchschmerzen (mpl)
douleurs (fpl) osseuses	Knochenschmerzen (mpl)
douleurs (fpl) thoraciques	Brustschmerzen (mpl), Thoraxschmerzen (mpl)
douloureux/douleureuse à la palpation	druckschmerzhaft
drain (m) à demeure	Dauerdrainage (f)
drainage (m) lymphatique	Lymphdrainage (f)
drap (m)	Bettlaken (n), Laken (n)
drépanocytose (f)	Sichelzellanämie (f)
droit (m) de garde	Sorgerecht (n)
droitier (m)/droitière (f)	Rechtshänder/in (m/f)
ductibilité (f)	Dehnbarkeit (f), Überstreckbarkeit (f)
durcir, se	verhärten, sich
durée (f) de conservation	Haltbarkeitsdauer (f)
dure-mère (f)	Dura (f) mater
durillon (m)	Schwiele (f)
dysesthésie (f)	Missempfindung (f)
dyspareunie (f)	Kohabitationsbeschwerden (fpl)
dysphagie (f)	Schluckbeschwerden (fpl)
dysphonie (f)	Sprechstörung (f)
dysplasie (f) multikystique	Fehlbildung (f), polyzystische
dyspnée (f)	Atemnot (f), Kurzatmigkeit (f)
dysthymie (f)	Stimmungslage (f), latent schwankende
dystocie (f) des épaules	Schulterdystokie (f)

E

éblouir	blenden
ébranlement (m)	Erschütterung (f)
ébriété (f)	Rausch (m) *Alkohol*, Trunkenheit (f)
écart (m)	Abweichung (f), Fehlstand (m)
écarter	aufspreizen
écarteur (m)	Spreizhaken (m), Wundhaken (m)
échancrure (f)	Inzisur (f)
échange (m) liquidien	Flüssigkeitsaustausch (m)
échanges (mpl) sanguins fœto-fœtaux	Transfusion (f), fetofetale
échantillon (m) d'urine	Urin-Probe (f)
échappement (m) tumoral	Tumorprogression (f) *unter Therapie*

échapper	entgleisen
écharpe (f)	Armschlinge (f)
échauder	verbrühen
échec (m)	Misserfolg (m), Versagen (n)
échec (m) thérapeutique	Therapieversagen (n)
échelle (f)	Skala (f)
échelle (f) de Glasgow	Glasgow-Coma-Scale (f)
échocardiographie (f)	Herzechografie (f)
échographie (f)	Echografie (f), Sonografie (f), Ultraschall (m)
échographie (f) transfontanellaire (ETF)	Schädelsonografie (f)
échos (mpl) fins tourbillonnant	Schwebeteilchen (mf)
éclat (m)	Geräusch (n), Knall (m), Splitter (m)
éclater	bersten, platzen
économie (f) de paroles	Wortkargheit (f)
écorce (f) cérébrale	Hirnrinde (f)
écorchure (f)	Schürfwunde (f)
écoulement (m)	Ausfluss (m)
écoulement (m) lacrymal	Tränen (n), Tränenträufeln (n)
écouvillon (m)	Wattestäbchen (n), Stieltupfer (m)
écran (m) monitorage	Überwachungsmonitor (m) *Vitalparameter*
écran (m) total	Sonnenblocker (m)
écrasement (m) (syndrome d')	Crush-Syndrom (n), Quetschung (f)
ectopie (f)	Organfehllage (f)
ectopie (f) testiculaire	Hodenhochstand (m)
eczéma (m)	Ekzem (n)
eczéma (m) atopique	Neurodermitis (f), atopische Dermatitis (f)
effacer	löschen, wegdrücken
effectuer	durchführen
effervescent	sprudelnd
effet (m) indésirable	Nebenwirkung (f), Wirkung (f), unerwünschte
effets (mpl) secondaires (ES)	Nebenwirkungen (fpl) (NW)
efficace	effizient, wirksam
effort (m)	Anstrengung (f), Beanspruchung (f), Belastung (f)
effusion (f)	Erguss (m) *Inhalt*
éjection (f)	Auswurf (m)
élancement (m)	Stechen (n), Ziehen (n)

élargi/e	verbreitert
élargissement (m) du polygone de sustentation	Gang (m), breitbeiniger, ataktischer
électrocardiogramme (m) (ECG)	Elektrokardiogramm (n) (EKG)
électrophorèse (f) des protéines (sériques) (EPS)	Eiweißelektrophorese (f)
élévation (f)	Erhabenheit (f)
élevé/e	erhöht
élimination (f)	Ausscheidung (f), Ausschluss (m) *Diagnose*
éliminer	ausscheiden
embarrure (f)	Schädelimpressionsfraktur (f)
embole (m)	Embolus (m)
embolie (f) gazeuse	Luftembolie (f)
embolie (f) graisseuse	Fettembolie (f)
embolie (f) pulmonaire (EP)	Lungenembolie (f) (LE)
embrochage (m) centro-médullaire	Markbohrung (f)
embrocher	durchbohren
embryon (m)	Embryo (m)
emmétrope	normalsichtig
emmétropie (f)	Normalsichtigkeit (f)
émotif/ve, émotivité (f)	empfindsam, feinfühlig, Erregbarkeit (f)
empâtement (m) de la nuque	Stiernacken (m)
empêcher	hindern
emplâtre (m)	Pflaster (n)
empoisonnement (m)	Vergiftung (f)
empreinte (f)	Abdruck (m)
en nappe	flächig
en relief	erhaben
en urgence	notfallmäßig
enceinte	schwanger
enclouage (m)	Nagelung (f)
enclouage (m) centro-médullaire	Marknagelung (f)
encombrement (m) *sinus*	Verstopfung (f) *Nasennebenhöhlen*
endobrachyœsophage (m) (EBO)	Barrett-Ösophagus (m)
endormissement (m)	Einschlafen (n)
endoscope (m)	Endoskop (n)
endothélium (m)	Endothel (n)
endothélium (m) de la cornée	Hornhautendothel (n)
enduire de	einschmieren mit

énergie (f) vitale	Antrieb (m)
enfant (m) secoué (syndrome de l')	Schüttelbaby (n)
enflammé/e	entzündet
enflé/e	geschwollen
enflure (f)	Schwellung (f)
engagement (m)	Eröffnungsphase (f) *Geburt*
engagement (m) cérébral	Einklemmung (f) *Gehirn*
engendrer	hervorbringen, verursachen
engorger	verschleimen, verstopfen
engourdissement (m)	Kribbeln (n), Taubheitsgefühl (n)
enkystement (m)	Abkapselung (f)
enquête (f)	Erhebung (f), Umfrage (f)
enraidissement (m)	Versteifung (f)
enrhumé/e, être	erkältet sein
enrhumer, s'	sich erkälten, sich
enrouement (m)	Heiserkeit (f)
entité (f)	Einheit (f)
entonnoir (m)	Vertiefung (f), trichterförmige
entorse (f)	Verstauchung (f), Umknicken (n) *Fuß*
entourage (m)	Umgebung (f)
envahissement (m)	Befall (m), Infiltration (f)
envie (f) de tousser	Hustenreiz (m)
envie (f) de vomir	Brechreiz (m)
envie (f) mictionnelle/d'uriner	Harndrang (m)
épais/se	dick, zähflüssig
épaisseur (f)	Dicke (f)
épaisseur (f) du parenchyme rénal	Parenchymsaum (m)
épaississement (m)	Verdickung (f)
épaississement (m) des parois pyéliques	Urothelzeichen (n)
épanchement (m)	Erguss (m)
épanchement (m) articulaire	Gelenkerguss (m)
épanchement (m) pleural	Pleuraerguss (m)
épaule (f)	Schulter (f)
épidermoréaction (f)	Epikutantest (m)
épigastre (m)	Oberbauch (m)
épine (f)	Dorn (m), Spina (f)
épingle (f)	Nadel (f)
épiploon (m), grand	Omentum (n) majus
épisiotomie (f)	Dammschnitt (m)

épithéliome (m) basocellulaire	Basaliom (n)
épithéliome (m) spinocellulaire	Spinaliom (n)
épithélium (m)	Epithel (n)
épreuve (f)	Test (m), Versuch (m)
épreuve (f) de tolérance au glucose (ETG)	Glukosetoleranztest (m) (GTT)
épreuve (f) d'effort	Belastungstest (m)
épreuve (f) doigt-nez	Finger-Nase-Versuch (m)
épreuve (f) du piétinement d'Unterberger	Unterberger-Tretversuch (m)
épreuve (f) posturale de Ratschow	Ratschow-Lagerungsprüfung (f)
épreuve (f) talon-genou	Knie-Hacke-Versuch (m) (KHV)
épreuve (f) vestibulaire	Gleichgewichtsprüfung (f)
épreuves (fpl) fonctionnelles respiratoires (EFR)	Lungenfunktionsprüfung (f) (LuFu)
épuisé/e	erschöpft
épuration (f) extra-rénale (EER)	Hämodialyse (f)
équilibre (m)	Gleichgewicht (n)
éraillé/e	heiser
érosion (f)	Erosion (f), Defekt (m)
éructation (f)	Aufstoßen (n)
éruption (f)	Ausschlag (m), Hautausschlag (m)
érythémateux/érythémateuse	gerötet, entzündlich
érythème (m)	Hautrötung (f)
érythème (m) fessier	Windeldermatitis (f)
érythème (m) noueux	Erythema (n) nodosum
érythème (m) polymorphe	Erythema (n) exsudativum multiforme
érythrose (f) palmaire	Palmarerythem (n)
escarre (f)	Dekubitus (m)
espace (m) intercostal (EIC)	Interkostalraum (m) (ICR)
espace (m) PQ/QT	PQ/QT-Zeit (f)
espérance (f) de vie	Lebenserwartung (f)
esquille (f)	Knochensplitter (m)
essai (m)	Probe (f), Test (m), Versuch (m)
essoufflé/e	außer Atem sein, kurzatmig
essoufflement (m)	Atemlosigkeit (f)
estime (f) de soi	Selbstwertgefühl (n)
estomac (m)	Magen (m)
étalement (m) de sang	Blutausstrich (m)
état (m)	Verfassung (f), Zustand (m)

état (m) cellulaire	Zellstatus (m)
état (m) cutané (général)	Hautbefund (m), Hautstatus (m) (allgemeiner)
état (m) de mal asthmatique	Status (m) asthmaticus
état (m) de mal épileptique (EDEM)	Status (m) epilepticus
état (m) de veille	Wachzustand (m)
état (m) général (EG)	Allgemeinzustand (m) (AZ)
état (m) nutritionnel	Ernährungszustand (m) (EZ)
état (m) précancéreux	Präkanzerose (f)
éternuer	niesen
éthylisme (m)	Alkoholismus (m)
étourdissement (m)	Schwindelgefühl (n)
étranglé/e	eingeklemmt
être en bonne santé	gesund sein
être enrhumé/e	erkältet sein
être enroué/e	heiser sein
être obnubilé/e	benommen sein
être propre *enfant*	sauber sein, trocken sein *Kind*
étroit/e	eng
étude (f) à l'insu	Studie (f), verblindete
étude (f) de la marche	Gehversuch (m), Ganganalyse (f)
éveil (m)	Erwachen (n)
éventration (f)	Eingeweidevorfall (m)
évolution (f)	Verlauf (m)
évolution (f) de la maladie	Krankheitsverlauf (m)
exacerbation (f)	Verschlimmerung (f)
exagéré/e *réflexes*	gesteigert *Reflexe*
examen (m)	Untersuchung (f)
examen (m) cytobactériologique des crachats (ECBC)	Sputumuntersuchung (f), bakteriologische
examen (m) cytobactériologique des urines (ECBU)	Urinuntersuchung (f), mikrobiologische
examen (m) de dépistage	Vorsorgeuntersuchung (f)
examen (m) de la moelle osseuse	Knochenmarkuntersuchung (f)
examen (m) de référence	Goldstandard (m)
examen (m) du nouveau-né	Neugeborenenuntersuchung (f)
examen (m) immunologique	immunologische Diagnostik (f)
examen (m) vestibulaire calorique calibré (EVCC)	Labyrinthprüfung (f), thermische

E

examens (mpl) au cours de la grossesse	Schwangerschaftsvorsorgeuntersuchungen (fpl)
exanthème (m)	Hautausschlag (m), Exanthem (n)
excès (m) de bases	Basenabweichung (f) (BA)
excoriation (f)	Abschürfung (f)
excrétion (f)	Absonderung (f), Ausscheidung (f), Sekretion (f)
exercice (m) physique	Anstrengung (f), körperliche
exérèse (f)	Entfernung (f), Exzision (f)
expansion (f)	Ausbreitung (f), Ausdehnung (f)
expectoration (f)	Auswurf (m)
exploration (f)	Darstellung (f)
expulsion (f) spontanée de placenta	Nachgeburt (f), spontane
exsiccose (f)	Austrocknung (f), Exsikkose (f)
extenseur (m)	Strecker (m)
extensibilité (f)	Dehnbarkeit (f)
externe (m/f)	Medizinstudierende/r (m/f) des klinischen Studienabschnittes
extorsion (f)	Auswärtsdrehung (f)
extraction (f) d'oxygène	Sauerstoffausschöpfung (f)
extrasystole (f)	Extrasystole (f)
extrasystole (f) auriculaire (ESA)	Extrasystole (f), supraventrikuläre (SVE)
extravaser, s'	einbluten
exulcération (f)	Geschwürbildung (f)

F

face (f)	Fläche (f), Gesicht (n), Seite (f)
faciès (m)	Gesichtsausdruck (m)
faciès (m) parkinsonien	Maskengesicht (n)
facteur (m) rhumatoïde (FR)	Rheumafaktor (m) (RF)
facteurs (mpl) de risque (FDR)	Risikofaktoren (mpl)
facteurs (mpl) de risques cardiovasculaires (FDR CV)	Risikofaktoren (mpl), kardiovaskuläre (CVRF)
faculté (f) de penser	Denkvermögen (n)
faible	schwach
faim (f)	Hunger (m)
faire opérer, se	operieren lassen, sich
faisceau (m)	Faszikel (m), Traktus (m)
faisceau (m) pyramidal	Pyramidenbahn (f)

famille (f)	Angehörigen (mpl), Familie (f)
famille (f) d'accueil	Pflegefamilie (f)
famille (f) monoparentale	Einelternfamilie (f)
fausse couche (f)	Fehlgeburt (f), Abort (m)
fausses membranes (fpl)	Pseudomembranen (fpl)
fausses routes, faire des	verschlucken, sich
fauteuil (m) roulant	Rollstuhl (m)
favorisé/e	begünstigt
fécondation (f)	Befruchtung (f)
fécondation (f) in vitro (FIV)	Fertilisation (f) in vitro
fêlure (f) *os*	Sprung (m) *Knochen*
fenestration (f) des valves cardiaques	Herzklappensprengung (f)
fente (f)	Fissur (f), Spalt (m)
fente (f) labiopalatine	Lippen-Kiefer-Gaumen-Spalte (f)
fente (f) palpébrale	Lidspalte (f)
ferme	fest
fermeture (f)	Schluss (m), Verschluss (m)
ferrique	Eisen-, eisenhaltig
fesses (fpl)	Gesäß (n)
fessier (m), muscles (mpl) fessiers	Gesäßmuskulatur (f), Musculi (mpl) glutei
fétide	stinkend, übel riechend
feuillet (m) valvulaire	Klappensegel (n)
fibres (fpl) alimentaires	Ballaststoffe (mpl)
fibrillation (f) auriculaire (FA)	Vorhofflimmern (n)
fibrillation (f) ventriculaire (FV)	Kammerflimmern (n)
fibromyome (m) utérin	Uterusmyom (n)
fibroscopie (f)	Endoskopie (f), Spiegelung (f)
fibroscopie (f) bronchique	Bronchoskopie (f)
fibroscopie (f) œsogastroduodénale (FOGD)	Magen-Darm-Spiegelung (f)
fibrothorax (m)	Pleuraschwarte (f)
fièvre (f)	Fieber (n)
fièvre (f) d'étiologie inconnue	Fieber (n) unbekannter Ursache (FUO) *fever of unknown origin*
fièvre (f) puerpérale	Wochenbettfieber (n)
fièvre (f) récurrente	Rückfallfieber (n)
fièvre (f) rouge	Dengue-Fieber (n)
fièvre (f) vaccinale	Impffieber (n)
figé *visage*	erstarrt *Gesicht*

F

filaire (f)	Fadenwurm (m)
filière (f) génitale	Geburtskanal (m)
filtration (f) glomérulaire (FG)	Filtration(srate) (f) (GFR), glomeruläre
fissure (f)	Einriss (m)
fistule (f)	Fistel (f)
fistule (f) artério-veineuse	Fistel (f), AV-, Cimino-Shunt (m)
fixité (f) du regard	Blickstarre (f)
flacon (m)	Flasche (f)
flanc (m)	Flanke (f)
flasque	schlaff
flatulence (f)	Blähung (f)
fléchisseur (m)	Beuger (m), Flexor (m)
flore (f) digestive	Darmflora (f)
flou/e	unscharf, verschwommen
fluide (m)	Flüssigkeit (f)
fluidifiants (mpl)	Schleimlöser (m)
flutter (m) auriculaire	Vorhofflattern (n)
flutter (m) ventriculaire	Kammerflattern (n)
flux (m)	Fluss (m)
flux (m) salivaire	Speichelfluss (m)
fœtal/e	fetal
fœtus (m)	Fet (m), Fetus (m)
foie (m)	Leber (f)
folie (f)	Wahn (m)
folie (f) de grandeur	Größenwahn (m)
folie (f) hystérique	Hysterie (f)
foncé/e	dunkel
fonction (f)	Funktion (f)
fonctions (fpl) supérieures (FS)	Funktionen (fpl), übergeordnete
fond (m) d'œil (FO)	Augenhintergrundspiegelung (f)
fonte (f)	Durchtrennung (f), Einschmelzung (f)
force (f)	Kraft (f), Stärke (f)
force (f) motrice	Triebkraft (f)
forceps (m)	Geburtszange (f)
forer	anbohren
foret (m)	Bohrer (m)
formation (f)	Fortbildung (f)
formol (m)	Formalin (n)
formulaire (m) d'explication	Aufklärungsformular (n)

formule (f)	Formel (f), Werte (mpl)
formule (f) leucocytaire	Differentialblutbild (n)
fort/e	stark
fosse (f)	Fossa (f)
fosse (f) cérébrale	Schädelgrube (f)
fosse (f) iliaque droite/gauche (FID/G)	Fossa (f) iliaca, rechte/linke
fosse (f) paranasale	Nasennebenhöhle (f)
fosses (fpl) lombaires (FL)	Lumbalregion (f)
fossette (f)	Grübchen (n)
fou/folle	wahnsinnig
foudroyant/e	blitzartig
foulure (f) *fam.*	Verstauchung (f)
fourmillement (m)	Kribbeln (n), Ameisenkribbeln (n)
fournir la preuve	Nachweis (m) erbringen
fovéa (f) centralis	Sehgrube (f), Fovea centralis (f)
foyer (m)	Fokus (m), Herd (m)
fraction (f) d'éjection	Auswurffraktion (f)
fracture (f)	Bruch (m), Fraktur (f), Knochenbruch (m)
fracture (f) comminutive	Trümmerbruch (m)
fracture (f) de fatigue	Ermüdungsfraktur (f)
fracture (f) de la base du crâne	Schädelbasisfraktur (f)
fracture (f) déplacée	Fraktur (f), dislozierte
fracture (f) du rein	Nierenruptur (f)
fracture (f) en bois vert	Grünholzfraktur (f)
fracture (f) engrénée	Stauchungsbruch (m)
fracture (f) fermée	Fraktur (f), geschlossene
fracture (f) ouverte	Fraktur (f), offene
fracture (f) par arrachement	Abrissfraktur (f)
fracture (f) par éclatement	Berstungfraktur (f)
fracture (f) par impaction	Impressionsfraktur (f)
fragile	zerbrechlich
fragment (m)	Bruchstück (n)
frais (mpl)	Kosten (pl)
frais (mpl) médicaux	Behandlungskosten (pl)
fraise (f)	Bohrer (m)
frange (f)	Fimbrie (f)
frein (m) de la langue	Zungenbändchen (n)
frémissement (m)	Fremitus (m), Rauschen (n), Schwirren (n)
frémissement (m) vibratoire	Stimmfremitus (m) (SF)

fréquence (f) cardiaque (FC)	Herzfrequenz (f) (HF)
fréquence (f) respiratoire (FR)	Atemfrequenz (f) (AF)
fréquent/e	häufig
frissonnement (m)	Frösteln (n)
frissons (mpl)	Schüttelfrost (m)
froncer	rümpfen, runzeln
front (m)	Stirn (f)
frottement (m)	Reibegeräusch (n), Reiben (n)
frottis (m)	Abstrich (m)
frottis (m) sanguin	Blutausstrich (m)
fugace	flüchtig
fuite (f) des idées	Ideenflucht (f)
fulgurant/e	blitzartig
fumer	rauchen
fureur (f)	Wut (f)
furoncle (m)	Furunkel (m/n)

G

gai/e	fröhlich, heiter
gain (m)	Verstärkung (f), Zunahme (f)
gaine (f) des filets nerveux, de myéline	Nervenscheide (f)
gale (f)	Krätze (f), Skabies (f)
gamme (f) audible	Frequenzspektrum (n), hörbares
ganglion (m)	Ganglion (n), Lymphknoten (m)
ganglion (m) sentinelle	Wächterlymphknoten (m)
ganglions (mpl) de la base	Basalganglien (npl)
gangrène (f)	Gangrän (f), Wundbrand (m)
gangrène (f) gazeuse	Gasbrand (m)
gants (mpl)	Handschuhe (mpl)
garde (f)	Dienst (m), Notdienst (m)
garde (f) de nuit	Nachtdienst (m)
garde, être de	diensthabend
garde-veine (m)	Zugang (m), venöser
garniture (f)	Windel (f), Binde (f)
garrot (m)	Staubinde (f), Stauschlauch (m)
gastro-résistant	magensaftresistent
gaucher (m)/gauchère (f)	Linkshänder/in (m/f)

gavage (m)	Ernährung (f), parenterale
gaz (m) d'anesthésie	Narkosegas (n)
gaz (m) du sang (GDS)	Blutgasanalyse (f) (BGA)
gaz (mpl)	Blähungen (fpl), Meteorismus (m)
gaz(ométrie) (f) artérielle	Blutgasanalyse (f) (BGA)
gaze (f)	Mullkompressen (fpl)
gaze (f) de pansement	Verbandmull (m)
geignement (m)	Stöhnen (n), Pfeifen (n)
gel (m) oculaire	Augengel (n)
gélose (f)	Hartspann (m), Muskelverhärtung (f)
gélule (f)	Kapsel (f)
gémissement (m)	Stöhnen (n), Wimmern (n)
gencive (f)	Gingiva (f), Zahnfleisch (n)
gêne (f) respiratoire	Atemwegsbehinderung (f)
gêner	stören, behindern
générateur (m) d'hémodialyse	Hämodialysegerät (n)
générique (m)	Generikum (n), Nachahmerpräparat (n)
génétique (f) moléculaire	Molekulargenetik (f)
genou (m)	Knie (n)
genoux (mpl) arqués	O-Beine (npl)
genoux (mpl) cagneux	X-Beine (npl)
genouillère (f)	Kniebandage (f)
gercé/e, gerçure (f)	spröde, Hautriss (m)
germe (m)	Bakterie (f), Keim (m)
gesticulation (f)	Gestik (f)
gestité (f)	Anzahl (f) der Schwangerschaften
glaçage (m)	Kühlung (f)
glaire (f)	Schleim (m)
glande (f)	Drüse (f)
glande (f) lacrymale	Tränendrüse (f)
glande (f) parotide	Ohrspeicheldrüse (f), Parotis (f)
glande (f) pinéale	Epiphyse (f)
glande (f) pituitaire	Hypophyse (f)
glande (f) salivaire	Speicheldrüse (f)
glande (f) sudoripare	Schweißdrüse (f)
glande (f) surrénale	Nebenniere (f)
glande (f) thyroïde	Schilddrüse (f)
glaucome (m) à angle fermé	Engwinkelglaukom (n)
glaucome (m) à angle ouvert	Weitwinkelglaukom (n)

glène (f)	Glenoid (n)
glissement (m)	Gleiten (n)
globe (m) oculaire	Augapfel (m)
globe (m) vésical	Harnverhalt (m)
globule (m) blanc (GB)	Leukozyt (m), weißes Blutkörperchen (n)
globule (m) rouge (GR)	Erythrozyt (m) (Ery), rotes Blutkörperchen (n)
glomérule (m) rénal	Nierenknäuel (n), Glomerulum (n)
glomérulonéphrite (f) rapidement progressive (GNRP)	Glomerulonephritis (f), rapid progressive (RPGN)
glomérulosclérose (f) segmentaire et focale (GSF)	Glomerulosklerose (f), fokal segmentale (FSGS)
glotte (f)	Glottis (f), Stimmritze (f)
glycémie (f)	Blutzuckerspiegel (m)
glycorachie (f)	Liquorzucker (m)
goitre (m)	Kropf (m), Struma (f)
gomme (f)	Kaugummi (m), Radiergummi (m)
gonflé/e	geschwollen, verquollen
gonflement (m)	Schwellung (f), Auftreibung (f)
gorge (f)	Hals (m), Rachen (m)
goudronneux/goudronneuse	teerig
goût (m)	Geschmack(ssinn) (m)
goutte (f)	Tropfen (m), Gicht (f)
gouttière (f) de repos	Ruheschiene (f)
gouttière (f) plâtrée	Gipsschiene (f)
grabataire	bettlägerig
grain (m) de beauté	Leberfleck (m)
graisse (f)	Fett (n)
graisseux/graisseuse	fettig
gram-positif(ve)	grampositiv
gras/grasse	fett
grasping (m)	Greifreflex (f)
gratter	kratzen
grave	schwer(wiegend)
gravidique	Schwangerschafts-
gravidité (f)	Schwangerschaft (f)
greffe (f)	Transplantation (f)
greffe (f) de moelle osseuse (GMO)	Knochenmarktransplantation (f) (KMT)
greffe (f) de rein	Nierentransplantation (f)
greffe (f) des cellules souches (GCS)	Stammzelltransplantation (f) (SCT)

greffon (m)	Transplantat (n)
greffon (m) cutané épais	Vollhauttransplantat (n)
greffon (m) cutané semi-épais	Spalthauttransplantat (n)
grêle (m)	Dünndarm (m), Ileum (n)
grésillement (m)	Knistern (n)
grimace (f)	Grimassieren (n)
grippe (f)	Influenzagrippe (f)
grisâtre	gräulich
grossesse (f)	Gravidität (f), Schwangerschaft (f)
grossesse (f) extra-utérine (GEU)	Extrauteringravidität (f) (EUG)
grossesse (f) tubaire	Eileiterschwangerschaft (f)
grossir	wachsen, zunehmen
groupage (m)	Blutgruppenbestimmung (f)
groupe (m) sanguin	Blutgruppe (f)
guérison (f)	Ausheilung (f), Heilung (f)
gustatif/ve	Geschmack-

H

habileté (f) manuelle	Geschicklichkeit (f)
habitation (f)	Wohnsitz (m)
habitude (f)	Gewohnheit (f)
haleine (f)	Atem (m)
haleine (f) fétide	Foetor (m) ex ore, Mundgeruch (m)
halitose (f)	Mundgeruch (m)
hallucination (f)	Sinnestäuschung (f), Wahnvorstellung (f)
hallucination (f) acoustico-verbale	Stimmenhören (n)
hanche (f)	Hüfte (f)
handicapé/e (m/f)	Behinderte/r (f/m)
haricot (m)	Nierenschale (f)
haut (m)	Oberkörper (m), oberes Teil (n)
hauteur (f) utérine (HU)	Fundusstand (m)
haut-le-cœur (m)	Übelkeit (f)
hébétude (f)	Abgestumpftheit (f)
hémarthrose (f)	Gelenksbluterguss (m)
hématémèse (f)	Bluterbrechen (n)
hématie (f)	Erythrozyt (m)
hématome (m)	Bluterguss (m), Hämatom (n)

hématome (m) extra-dural (HED)	Epiduralhämatom (n)
hématome (m) sous-dural (HSD)	Subduralhämatom (n)
hématurie (f) microscopique	Mikrohämaturie (f)
hémianopsie (f) en quadrant	Quadrantenhemianopsie (f)
hémianopsie (f) latérale homonyme (HLH)	Hemianopsie (f), homonyme
hemmage (m)	Hüsteln (n)
hémoculture (f)	Blutkultur (f)
hémogramme (m)	Blutbild (n)
hémoptysie (f)	Bluthusten (m)
hémorragie (f)	Blutung (f), Hämorrhagie (f)
hémorragie (f) digestive (HD)	Gastrointestinalblutung (f) (GIB)
hémorragie (f) nasale	Nasenbluten (n)
hémorragie (f) sous-arachnoïdienne (HSA)	Subarachnoidalblutung (f) (SAB)
hémostase (f)	Gerinnung (f)
hépatite (f)	Hepatitis (f), Leberentzündung (f)
hépatite (f) alcoolique	Alkoholhepatitis (f)
hépatomégalie (f) (HM)	Hepatomegalie (f), Lebervergrößerung (f)
hernie (f) crurale (HC)	Femoralhernie (f), Schenkelhernie (f)
hernie (f) diaphragmatique	Zwerchfellhernie (f)
hernie (f) discale	Bandscheibenvorfall (m)
hernie (f) hiatale par glissement	Gleithernie (f), axiale
hernie (f) hiatale par roulement	Hernie (f), paraösophageale
hernie (f) inguinale (HI)	Leistenhernie (f)
hétéroaggressivité (f)	Fremdgefährdung (f)
hexagone (m) de Willis	Circulus (m) arteriosus Willisi
hile (m)	Gefäßmündung (f), Hilus (m)
hippocratisme (m) digital	Trommelschlägelfinger (mpl)
histoire (f) de la maladie	Krankheitsanamnese (f)
histologie (f) de la moelle osseuse	Knochenmarkhistologie (f)
Holter (m) tensionnel	Langzeit-RR (n)
Holter-ECG (m)	Langzeit-EKG (n)
homéopathie (f)	Homöopathie (f)
homolatéral/e	ipsilateral
hôpital (m)	Krankenhaus (n)
hôpital (m) conventionné pour la formation du personnel médical	Lehrkrankenhaus (n)
hôpital (m) de jour	Tagesklinik (f)
hoquet (m)	Schluckauf (m), Singultus (m)

hormonothérapie (f)	Hormontherapie (f)
hospitalisation (f)	Aufnahme (f), stationäre
hospitaliser	stationär aufnehmen
hôte (m)	Wirt (m)
humeur (f)	Gemütslage (f), Laune (f), Stimmung (f)
humeur (f) aqueuse	Kammerwasser (n)
humide/humidifier	feucht/anfeuchten
humour (m)	Humor (m)
hurler	schreien
hydatide (f)	Echinokokkusfinne (f)
hydatidose (f)	Echinokokkose (f)
hydrosoluble	wasserlöslich
hygiène (f) corporelle	Körperpflege (f)
hyperclarté (f)	Aufhellung (f)
hyperélastique	überdehnbar
hyperémie (f) conjonctivale	Bindehautreizung (f), Bindehautrötung (f)
hyperesthésie (f)	Überempfindlichkeit (f)
hyperfléchie	überstreckt
hyperglycémie (f)	Hyperglykämie (f)
hypermétrie (f)	Bewegung (f), überschießende
hypermétropie (f), hypermétrope	Weitsichtigkeit (f), weitsichtig
hyperparathyroïdie (f)	Hyperparathyreoidismus (m)
hyperphagie (f)	Bulimie (f)
hyperréactivité (f) bronchique	Überreaktion (f), bronchiale
hypersensibilité (f)	Überempfindlichkeit (f)
hypertension (f) artérielle (HTA)	Bluthochdruck (m)
hypertension (f) intracrânienne (HTIC/HIC)	Hirndruck (m), erhöhter
hypertonie (f) musculaire	Muskeltonus (m), erhöhter
hypertonie (f) plastique en roue dentée	Zahnradphänomen (n)
hypoacousie (f)	Hörminderung (f), Schwerhörigkeit (f)
hypoacousie (f) de perception	Schallempfindungsstörung (f)
hypoacousie (f) de transmission	Schallleitungsstörung (f)
hypochondre (m)	Oberbauch (m)
hypocorticisme (m)	Nebenniereninsuffizienz (f)
hypodensité (f)	Aufhellung (f)
hypoderme (m)	Subkutis (f), Unterhaut (f)
hypoéchogène	echoarm
hypoesthésie (f)	Hypästhesie (f), Unempfindlichkeit (f)

hypoesthésie (f) en chaussettes	Sensibilitätsstörungen (fpl), strumpfförmige
hypoesthésie (f) en gants	Sensibilitätsstörungen (fpl), handschuhförmige
hypofonctionnement (m)	Unterfunktion (f)
hypogastre (m)	Unterbauch (m)
hypomimie (f)	Maskengesicht (n), verminderte Mimik (f)
hypotension (f)	Hypotonie (f), verminderter Blutdruck (m)
hypotension (f) orthostatique	Hypotonie (f), orthostatische
hypothyroïdie (f)	Hypothyreose (f), Schilddrüsenunterfunktion (f)
hypoxémie (f)	Hypoxie (f)

I

ichor (m)	Wundsekret (n)
ictère (m)	Gelbsucht (f), Ikterus (m)
idées (fpl) délirantes	Wahngedanken (mpl)
idées (fpl) délirantes de culpabilité	Schuldwahn (m)
idées (fpl) délirantes de grandeur	Größenwahn (m)
idées (fpl) délirantes de persécution	Verfolgungswahn (m)
idées (fpl) délirantes de relation	Beziehungswahn (m)
idées (fpl) délirantes de ruine	Verarmungswahn (m)
idées (fpl) suicidaires	Suizidideen (fpl)
identification (f) du germe	Keimnachweis (m)
illusion (f)	Wahnvorstellung (f)
imagerie (f)	Bildgebung (f)
imagerie (f) par résonance magnétique (IRM)	Magnetresonanztomografie (f) (MRT)
images (fpl) en tuyaux d'orgue *radiographie*	Schlingen (fpl), stehende
imbrication (f)	Doppelung (f) *Fasziennaht*
imiter	nachahmen
immaturité (f)	Unreife (f)
immobilisation (f)	Immobilisierung (f), Ruhigstellung (f)
immobilité (f)	Unbeweglichkeit (f)
immunité (f) acquise	Immunität (f), erworbene
immunité (f) vaccinale	Impfschutz (m)
immunodéficience (f)	Immundefekt (m), -schwäche (f)
immunodéprimé/e	immunsupprimiert

immunothérapie (f)	Immuntherapie (f)
impact (m)	Aufschlag (m), Prellmarke (f)
impatience (f) des membres inférieurs (IMI)	Restless-Legs-Syndrom (n) (RLS)
impédancemétrie (f)	Impedanzmessung (f)
imperforation (f) choanale	Choanalatresie (f)
imperforation (f) de l'hymen	Hymenalatresie (f)
impérieux/impérieuse	zwingend
implant (m)	Implantat (n)
implant (m) cochléaire	Cochlea-Implantat (n)
implant (m) de chambre postérieure (ICP)	Hinterkammerimplantat (n)
impotence (f) fonctionnelle	Funktionseinschränkung (f)
impression (f)	Eindruck (m)
impression (f) générale	Gesamteindruck (m)
impuissance (f)	Impotenz (f)
impulsion (f)	Antrieb (m), Impuls (m)
inappétence (f)	Appetitlosigkeit (f)
incapacité (f)	Unfähigkeit (f)
incapacité (f) de gain	Erwerbsunfähigkeit (f)
incapacité (f) de travail	Arbeitsunfähigkeit (f)
incapacité (f) professionnelle	Berufsunfähigkeit (f)
incarné/e	eingewachsen
inciser	aufschneiden, einschneiden
incision (f) de décharge	Entlastungsschnitt (m)
incision (f) en cravate	Kragenschnitt (m)
incision (f) explorative	Probeinzision (f)
incisive (f)	Schneidezahn (m)
inclinaison (f)	Neigung (f)
incliner	beugen, neigen
inclusion (f)	Einschluss (m)
incompatibilité (f)	Unverträglichkeit (f)
incompatibilité (f) ABO	ABO-Inkompatibilität (f)
inconscience (f)	Unbewusstsein (f)
incontinence (f) anale	Stuhlinkontinenz (f)
incontinence (f) d'effort	Stressinkontinenz (f)
incontinence (f) par impériosité	Dranginkontinenz (f)
inconvénient (m)	Nachteil (m)
incubateur (m)	Brutkasten (m)
incurable	unheilbar

incurie (f)	Nachlässigkeit (f), Verwahrlosung (f)
index (m)	Zeigefinger (m)
indice (m)	Anzeichen (n), Hinweis (m)
indifférence (f) affective	affektarm
indigestion (f)	Verdauungsstörung (f)
indolence (f)	Indolenz (f), Trägheit (f)
indolore	schmerzlos
induration (f)	Verhärtung (f)
inerte	bewegungslos, leblos, reglos
inertie (f) utérine	Wehenschwäche (f)
infantile	infantil, kindlich
infarctus (m) du myocarde (IDM), du cœur	Myokardinfarkt (m) (MI)
infarctus (m) mésentérique	Mesenterialinfarkt (m)
infécondité (f)	Unfruchtbarkeit (f)
infectieux/infectieuse	ansteckend
infection (f) par gouttelettes	Tröpfcheninfektion (f)
infection (f) par souillure	Schmierinfektion (f)
infection (f) urinaire (IU)	Harnwegsinfekt (m) (HWI)
infertilité (f)	Unfruchtbarkeit (f)
infirmier (m)/infirmière (f)	Gesundheits- und Krankenpfleger/in (m/f)
infirmier (m)/infirmière (f) anesthésist/e diplômé/e d'état (IADE)	Anästhesiekrankenpfleger/in (m/f)
infirmier (m)/infirmière (f) chef	Stationsleitung (f)
infirmier (m)/infirmière (f) de bloc	OP-Pfleger/in (m/f)
infirmité (f)	Behinderung (f)
infirmité (f) motrice cérébrale (IMC)	Zerebralparese (f), infantile (ICP)
inflammation (f)	Entzündung (f)
infléchir	beugen, biegen
infrarouge	infrarot
infusion (f)	Kräutertee (m)
ingestion (f)	Einnahme (f) *von Medikamenten*
inhalation (f) de corps étranger	Fremdkörperaspiration (f)
inhaler	inhalieren
inhibé/e	gehemmt
inhibiteur (m) calcique	Kalziumantagonist (m)
inhibiteur (m) de la monoamine-oxydase (IMAO)	Monoaminooxidase (MAO)-Hemmer (m)
inhibiteur (m) de la pompe à protons (IPP)	Protonenpumpenhemmer (m) (PPI)

inhibiteur (m) de l'enzyme de conversion (IEC)	Angiotensin-Converting-Enzyme (ACE)-Hemmer (m)
inhibiteurs (mpl) de topoisomérase	Topoisomerasehemmer (mpl)
inhibition (f) de l'énergie	antriebsgehemmt
initiation (f)	Antrieb (m)
injecter	spritzen
inopiné/e	unerwartet
insémination (f)	Befruchtung (f)
insémination (f) intra-utérine	Befruchtung (f), künstliche
insensibilité (f)	Empfindungslosigkeit (f), Unempfindlichkeit (f)
insensible à la douleur	schmerzunempfindlich
insidieux/insidieuse	schleichend
insomnie (f)	Schlaflosigkeit (f)
inspection (f)	Begutachtung (f)
inspiration (f)	Einatmung (f)
insuffisance (f)	Insuffizienz (f)
insuffisance (f) artérielle des membres inférieurs (IAMI)	Verschlusskrankheit (f), peripher-arterielle (pAVK)
insuffisance (f) cardiaque	Herzinsuffizienz (f)
insuffisance (f) circulatoire cérébrale	Hirndurchblutungsstörung (f)
insuffisance (f) coronarienne	Koronarinsuffizienz (f)
insuffisance (f) de la valve aortique	Aortenklappeninsuffizienz (f)
insuffisance (f) hépatique	Leberversagen (n)
insuffisance (f) mitrale	Mitralklappeninsuffizienz (f)
insuffisance (f) rénale aiguë (IRA)	Nierenversagen (n), akutes (ANV)
insuffisance (f) rénale chronique (IRC)	Niereninsuffizienz (f), chronische (CNI)
insuffisance (f) respiratoire aiguë	Insuffizienz (f), akute respiratorische
insuffisance (f) respiratoire aiguë idiopathique	ARDS-Syndrom (n)
insuffisance (f) surrénale	Nebenniereninsuffizienz (f) (NNI)
insuffisance (f) tricuspidienne	Trikuspidalklappeninsuffizienz (f)
insuffisance (f) valvulaire	Klappeninsuffizienz (f)
insuffisance (f) veineuse chronique	Insuffizienz (f), chronisch venöse
insulinémie (f)	Insulinspiegel (m)
insulinodépendant/e	insulinpflichtig
insulinorésistance (f)	Insulinresistenz (f)
intensité (f)	Intensität (f), Stärke (f)
interaction (f)	Wechselwirkung (f) (WW)
intermittent/e	wechselnd, intermittierend

internat (m)	Facharztausbildung (f)
interne (m/f)	Assistenzarzt/-ärztin (m/f)
interrogatoire (m)	Anamnesegespräch (n), Befragung (f)
interruption (f) de grossesse	Schwangerschaftsabbruch (m)
interruption (f) médicale de grossesse (IMG)	Schwangerschaftsabbruch (m), medizinisch induzierter
interruption (f) volontaire de grossesse (IVG)	Abtreibung (f)
intervention (f) chirurgicale	Operation (f) (OP), chirurgischer Eingriff (m)
intestin (m)	Darm (m), Eingeweide (pl)
intestin (m) grêle	Dünndarm (m)
intolérance (f)	Unverträglichkeit (f)
intolérance (f) alimentaire	Nahrungsmittelunverträglichkeit (f)
intolérance (f) aux protéines de lait de vache (IPLV)	Kuhmilchproteinintoleranz (f)
intoxication (f) alimentaire	Lebensmittelvergiftung (f)
intoxication (f) médicamenteuse	Arzneimittelvergiftung (f)
intradermoréaction (f) (IDR)	Intrakutantest (m), Tuberkulin-Test (m)
intuition (f) délirante	Wahneinfall (m)
inversion (f) splanchnique	Situs (m) inversus
involontaire	unwillkürlich
involution (f) utérine	Rückbildung (f) der Gebärmutter
iode (m)	Jod (n)
iodémie (f)	Jodspiegel (m)
ionogramme (m)	Serumelektrolyte (mpl)
irradiant/e	ausstrahlend
irradiation (f)	Ausstrahlung (f), Strahlung (f), Bestrahlung (f)
irradiation (f) par contact	Kontaktbestrahlung (f)
irréductible	irreponibel, nicht reponierbar
irrégulier/irrégulière	unregelmäßig
irresponsabilité (f)	Unzurechnungsfähigkeit (f), Verantwortungslosigkeit (f)
irrigation (f)	Spülung (f)
irrigation (f) sanguine	Durchblutung (f)
irritable	erregbar, reizbar
irritation (f)	Erregung (f), Reizung (f)
isthme (m) aortique	Aortenisthmus (m)
ivresse (f)	Rausch (m), Trunkenheit (f)

J

jambe (f)	Bein (n), Unterschenkel (m)
jambe (f) artificielle	Beinprothese (f)
jaunâtre	gelblich
jaunisse (f)	Gelbsucht (f)
jet (m)	Schwall (m), Strahl (m)
jet (m) d'urine	Harnstrahl (m)
jeûner	fasten
jointure (f)	Gelenkeinheit (f)
joue (f)	Backe (f), Wange (f)
jours (mpl) sans boire	trockene Tage (mpl)
jumeau (m)	Zwilling (m)
jumeaux (mpl) univitellins	Zwillinge (mpl), eineiige

K

kératite (f)	Hornhautentzündung (f)
kinésithérapeute (m/f)	Physiotherapeut/in (m/f)
kinésithérapie (f)	Physiotherapie (f)
kyste (m)	Zyste (f)
kyste (m) amygdaloïde	Halszyste (f), laterale
kyste (m) du tractus thyréoglosse	Halszyste (f), mediale
kyste (m) ovarien	Ovarialzyste (f)
kyste (m) rénal	Nierenzyste (f)
kystectomie (f)	Zystektomie (f)
kystique	zystisch

L

labilité (f) émotionnelle	affektlabil
laboratoire (m)	Labor (n)
laboratoire (m) d'urgence	Notfalllabor (n)
lacération (f)	Einriss (m), Zerreißung (f)
lacrymal/e	Tränen-
lactation (f)	Milchbildung (f)
lactescent/e	milchig
lactose (m)	Milchzucker (m)

lacune (f)	Lücke (f)
lacune (f) du champ visuel	Gesichtsfelddefekt (m)
lait (m) artificiel	Ersatzernährung (f), Flaschenmilch (f)
lait (m) maternel	Muttermilch (f)
lambeau (m)	Lappen (m)
lame (f)	Lamina (f), Membran (f)
lame (f) (porte-objet)	Objektträger (m)
lamellaire	schuppig
lampe (f) à fente (LAF)	Spaltlampe (f)
lampe (f) de poche	Taschenlampe (f)
lancinant/e	stechend
langage (m)	Sprache (f)
langue (f)	Zunge (f)
langue (f) brillante	Lackzunge (f)
lapsus (m)	Versprecher (m)
largeur (f)	Breite (f)
largeur (f) de doigt(s)	fingerbreit
larme (f)	Träne (f)
laryngoscopie (f)	Kehlkopfspiegelung (f)
larynx (m)	Kehlkopf (m)
lassitude (f)	Ermüdung (f)
lavage (m)	Spülung (f)
lavage (m) d'estomac	Magenspülung (f)
lavement (m)	Darmspülung (f), Einlauf (m)
lavement (m) baryté, opaque	Kontrasteinlauf (m)
laxatif (m)	Abführmittel (n)
laxité (f)	Aufklappbarkeit (f), übermäßige Beweglichkeit (f)
léger, légère	leicht, schwach
lentille (f)	Linse (f)
lentille (f) de contact	Kontaktlinse (f)
lèpre (f)	Lepra (f)
lesbienne	lesbisch
léser	benachteiligen, schädigen
lésion (f)	Schädigung (f), Verletzung (f), Läsion (f)
lésion (f) cutanée	Hauterscheinung (f)
lésion (f) élémentaire	Effloreszenz (f)
lésion (f) en foyer	Herdläsion (f)
lésion (f) précancéreuse	Präkanzerose (f)

lésions (fpl) de grattage	Kratzspuren (fpl)
lésions (fpl) des parties molles	Weichteilverletzungen (fpl)
lettre (f)	Brief (m), Buchstabe (m)
leucémie (f)	Leukämie (f)
leucémie (f) aiguë lymphoïde (LAL)	Leukämie (f), akute lymphatische (ALL)
leucémie (f) aiguë myéloïde (LAM)	Leukämie (f), akute myeloische (AML)
leucémie (f) lymphoïde chronique (LLC)	Leukämie (f), chronisch lymphatische (CLL)
leucémie (f) myéloïde chronique (LMC)	Leukämie (f), chronisch myeloische (CML)
leucocyte (m), *leuco*	Leukozyt (m), weißes Blutkörperchen (n)
leucomalacie (f) périventriculaire	Leukomalazie (f), periventrikuläre (PVL)
leucoplasie (f)	Leukoplakie (f)
leucorrhée (f)	Fluor (m) albus, weißer Ausfluss (m)
lever, se	aufstehen
lèvre (f)	Lippe (f), Schamlippe (f)
licencier	entlassen
lichen (m) plan	Lichen (m) planus
lié/e	gebunden an, abhängig
lié/e à la respiration *douleurs*	atemabhängig *Schmerz*
ligament (m)	Band (n)
ligament (m) croisé	Kreuzband (n)
ligament (m) inguinal	Leistenband (n)
ligament (m) rotulien	Ligamentum (n) patellae, Patellarsehne (f)
ligaturer	abbinden
ligne (f) axillaire	Axillarlinie (f)
ligne (f) de croissance	Wachstumsfuge (f)
ligne (f) médioclaviculaire	Medioklavikularlinie (f)
limite (f)	Grenze (f)
limite (f) de charge	Belastungsgrenze (f)
limité/e	begrenzt
lipasémie (f)	Serumlipase (f)
liposoluble	fettlöslich
lipothymie (f)	Ohnmacht (f), Schwindel (m)
liquide	flüssig, wässrig
liquide (m)	Flüssigkeit (f)
liquide (m) amniotique	Fruchtwasser (n)
liquide (m) céphalo-rachidien (LCR)	Liquor (m) cerebrospinalis
liquide (m) gastrique	Magensaft (m)
lissage (m)	Glätten (n), Lifting (n)
lit (m) de l'ongle	Nagelbett (n)

literie (f)	Bettwäsche (f)
lithiase (f) biliaire	Gallensteinleiden (n)
lithiase (f) rénale	Nierensteinleiden (m)
livide	fahl, livide
lividité (f) cadavérique	Totenflecken (mpl)
livre (m)	Buch (n)
lobe (m)	Lappen (m), Lobus (m)
lobe (m) caudé	Nucleus (m) caudatus
lobe (m) de l'oreille	Ohrläppchen (n)
lobe (m) pulmonaire	Lungenlappen (m)
lobule (m)	Läppchen (n), Ohrläppchen (n)
loge (f) rénale	Nierenlager (n)
lombaire	Lenden-, lumbal
lombosciatalgie (f)	Rückenschmerzen (mpl), ausstrahlende
longueur (f)	Länge (f)
longueur (f) cranio-caudale (LCC)	Scheitel-Steiß-Länge (f) (SSL)
losangique	rautenförmig
louche	undurchsichtig
loucher	schielen
loupe (f)	Lupe (f)
lourdeur (f)	Schweregefühl (n)
lubrifiant (m)	Gleitmittel (n)
lubrifiant (m) oculaire	Tränenersatzmittel (n) mit Filmbildnern
lubrifier	einschmieren
luette (f)	Uvula (f), Zäpfchen (n)
lumière (f)	Lumen (n), Licht (n)
lunatique	launisch, zickig
lunettes (fpl)	Brille (f)
lunettes (fpl) pour lire	Lesebrille (f)
lupus (m) érythémateux disséminé (LED)	Lupus (m) erythematodes, systemischer (SLE)
luxation (f) articulaire	Gelenkluxation (f)
luxation (f) congénitale de la hanche (LCH)	Hüftluxation (f), kongenitale, angeborene
luxer	verrenken, luxieren
lycée (m)	Gymnasium (n)
lymphome (m) hodgkinien	Hodgkin-Lymphom (n)
lymphome (m) malin non hodgkinien (LMNH)	Non-Hodgkin-Lymphom (n) (NHL)
lyse (f)	Auflösung (f), Lyse (f)

M

mâcher	kauen
mâchoire (f)	Kiefer (m)
mâchonnement (m)	Kaubewegung (f) *bei Krampfanfällen*
macule (f)	Fleck (m), Makula (f) *Haut*
maïeuticien/ne (m/f)	Hebamme (f)/ Entbindungspfleger (m)
maigre	dünn, mager
maigrir	abmagern
main (f)	Hand (f)
main (f) en col de cygne	Fallhand (f)
main (f) en griffe	Krallhand (f)
main (f) en serment	Schwurhand (f)
main (f) tombante	Fallhand (f)
maintien (m) de la tête	Kopfkontrolle (f)
maîtrise (f) de soi	Selbstbeherrschung (f)
majeur (m)	Mittelfinger (m)
mal (m) de gorge, avoir mal à la gorge	Halsschmerzen (mpl)
mal (m) de tête, avoir mal à la tête	Kopfschmerzen (mpl)
mal (m) à respirer, avoir du	Atemnot (f)
mal (m) au cœur, avoir	Übelkeit (f)
mal (m) de ventre, avoir mal au ventre	Bauchschmerzen (mpl)
mal (m) de dents, avoir mal aux dents	Zahnschmerzen (mpl)
mal (m) d'oreilles, avoir mal aux oreilles	Ohrenschmerzen (mpl)
mal (m) de reins, avoir mal aux reins	Rückenschmerzen (mpl)
mal (m) des transports	Reisekrankheit (f)
mal (m), maux (mpl)	Krankheit (f), Leiden (n), Schmerz (m)
mal soigné/e	ungepflegt
malabsorption (f) après résection	Kurzdarmsyndrom (n)
malade	krank
malade (m/f)	Kranke/r (f/m), Patient/in (m/f)
maladie (f)	Erkrankung (f), Krankheit (f), Morbus (m)
maladie (f) cardiovasculaire	Herz-Kreislauf-Erkrankung (f)
maladie (f) concomitante	Begleiterkrankung (f)
maladie (f) coronarienne	Herzkrankheit (f), koronare (KHK)
maladie (f) de base	Grunderkrankung (f)
maladie (f) de Basedow	Morbus (m) Basedow
maladie (f) de Hodgkin	Morbus (m) Hodgkin
maladie (f) de Horton	Riesenzellarteriitis (f)

maladie (f) de la vache folle	Rinderwahnsinn (m) (BSE)
maladie (f) de Lyme	Lyme-Borreliose (f)
maladie (f) de peau	Hauterkrankung (f)
maladie (f) déclarée	Krankheitsbild (n)
maladie (f) des griffes du chat	Katzenkratzkrankheit (f)
maladie (f) des légionnaires	Legionärskrankheit (f)
maladie (f) des montagnes	Höhenkrankheit (f)
maladie (f) du charbon	Milzbrand (m)
maladie (f) héréditaire	Erbkrankheit (f)
maladie (f) infantile	Kinderkrankheit (f)
maladie (f) métabolique	Stoffwechselerkrankung (f)
maladie (f) osseuse rénale	Osteodystrophie (f), renale
maladie (f) professionnelle	Berufskrankheit (f)
maladie (f) rénale	Nierenerkrankung (f)
maladie (f) respiratoire	Atemwegserkrankung (f)
maladie (f) sérique	Serumkrankheit (f)
maladie (f) sexuellement transmissible (MST)	Geschlechtskrankheit (f) (STD) *sexually transmissed disease*
maladie (f), cinquième	Ringelröteln (pl)
maladresse (f)	Hilflosigkeit (f), Ungeschicklichkeit (f)
maladroit/e	ungeschickt
malaise (m)	Unbehagen (n), Unwohlsein (n)
malbouffe (f)	Schnellimbiss (m), Fast-Food (n)
mâle	männlich
malformation (f)	Fehlbildung (f), Missbildung (f)
malin/gne	bösartig, maligne
malléole (f)	Knöchel (m), Malleolus (m)
malmenage (m)	Fehlbelastung (f)
malnutrition (f)	Fehlernährung (f), Mangelernährung (f)
malodorant/e	übelriechend
malposition (f)	Fehlstellung (f)
maltraitance (f)	Misshandlung (f)
maltraité/e	misshandelt
manchon (m)	Muffe (f)
maniaco-dépressif/ve	manisch-depressiv
maniaque	manisch
manipulateur/trice (m/f) radiographe	Röntgenassistent/in (m/f)
manipulation (f)	Handgriff (f), Eingriff (f)
manœuvre (f) de Barré	Arm-/Beinvorhalteversuch (m)

manœuvre (f) de Heimlich	Heimlich-Handgriff (m)
manœuvre (f) de redressement	Schreitreaktion (f)
manœuvre (f) du tiré-assis	Traktionsversuch (m)
manœuvre (f) libératoire	Lagerungsprobe (f) *Schwindel*
manque (m) d'impulsion	Antriebsarmut (f)
manuel (m)	Lehrbuch (n)
marbré/e	marmoriert
marche (f)	Gang (m)
marche (f) sur les talons	Fersengang (m)
marcher à quatre pattes	krabbeln
marge (f)	Rand (m)
marquage (m) cytologique	zytologische Färbung (f)
marqué/e	ausgeprägt, markiert
marqueur (m) cellulaire	Zellmarker (m)
marqueur (m) tumoral	Tumormarker (m)
marteau (m) réflexe	Reflexhammer (m)
martial/e	Eisen-
masculin	männlich
masque (m)	Mundschutz (m), Maske (f)
masque (m) à oxygène	Sauerstoffmaske (f)
massage (m) cardiaque	Herzdruckmassage (f)
masse (f) abdominale	Resistenz (f), tastbare
mastiquer	kauen
matériel (m) à suturer	Nahtmaterial (n)
matériel (m) de pansement	Verbandmaterial (n)
maternité (f)	Mutterschaft (f), Wochenbettstation (f)
matinal/e	morgendlich
matité (f)	Schalldämpfung (f), Klopfschalldämpfung (f)
matité (f) en bois	Schenkelschall (m)
maturation (f)	Reifung (f)
maturité (f) sexuelle	Geschlechtsreife (f)
maux (mpl) de tête	Kopfschmerzen (mpl)
méat (m)	Gang (m), Meatus (m)
méat (m) acoustique externe/interne	Gehörgang (m), äußerer/innerer
médecin (m/f)	Arzt (m)/Ärztin (f)
médecin (m/f) capitaine	Notarzt/-ärztin (m/f) bei der Feuerwehr
médecin (m/f) chef	Chefarzt (m)/Chefärztin (f)
médecin (m/f) de garde	Arzt (m)/Ärztin (f), diensthabende/r

M

médecin (m/f) du travail	Arbeitsmediziner/in (m/f)
médecin (m/f) en cabinet	Arzt (m)/Ärztin (f), niedergelassene/r
médecin (m/f) généraliste	Hausarzt/-ärztin (m/f)
médecin (m/f) thésé/e	Facharzt/-ärztin (m/f) *mit abgeschlossener Promotion*
médecin (m/f) traitant/e	Arzt (m)/Ärztin (f), behandelnde/r
médecin (m/f) urgentiste	Notarzt (m)/Notärztin (f)
médecine (f) générale	Allgemeinmedizin (f)
médecine (f) légale	Gerichtsmedizin (f)
médicament (m) contrefait	Medikament (n), gefälschtes
médicament (m) d'urgence	Notfallmedikament (n)
médication (f)	Behandlung (f), medikamentöse
médius (m)	Mittelfinger (m)
médullaire	Knochenmark-, medullär
méfiance (f)	Misstrauen (n)
mégalérythème (m) épidémique	Erythema (n) infectiosum, Ringelröteln (pl)
mégalomanie (f)	Größenwahn (m)
méléna (m)	Teerstuhl (m), Blutstuhl (m)
membrane (f) basale	Basalmembran (f)
membre (m)	Extremität (f), Gliedmaße (f)
mémoire (f)	Gedächtnis (n)
menace (f)	Gefährdung (f), Risiko (n)
menace (f) d'accouchement prématuré (MAP)	Frühgeburtsrisiko (n)
ménager	schonen
méninge (f)	Hirnhaut (f)
ménisque (m)	Meniskus (m)
mensuel/le	monatlich
mensuration (f)	Messung (f)
mental/e	geistig
mentisme (m)	Gedankenflut (f), inkohärente
menton (m)	Kinn (n)
méplat (m)	Plateau (n)
mercure (m)	Quecksilber (n)
mésencéphale (m)	Mittelhirn (n)
mesure (f)	Maßnahme (f), Messung (f)
mesure (f) de la pression artérielle	Blutdruckmessung (f)
mesure (f) de l'urine résiduelle	Restharnbestimmung (f)
métabolisme (m)	Stoffwechsel (m), Umsatz (m)

métabolisme (m) de base (MB)	Grundumsatz (m)
métacarpien (m) (MC)	Mittelhandknochen (m)
métamorphopsies (fpl)	Verzerrtsehen (n)
métastase (f) à distance	Fernmetastase (f)
métastases (fpl) ganglionnaires, hépatiques, rénales, osseuses, tissulaires	Lymphknoten-, Leber-, Nieren-, Knochen-, Weichteilmetastasen (fpl)
métatarsien (m)	Mittelfußknochen (m)
métier (m)	Beruf (m)
mètre (m) de couturière	Maßband (n)
mettre au sein (m)	stillen
mettre en arrêt-maladie	krankschreiben
mettre en disponibilité	beurlauben
mettre en position (f)	lagern
microbe (m) pathogène	Krankheitserreger (m)
microprogestatif (m)	Minipille (f)
miction (f) nocturne	Nykturie (f)
milieu (m) de transport	Transportmittel (n)
mince	dünn, fein
minerve (f)	Halskrawatte (f)
mineur/e	minderjährig
minimiser la gravité	verharmlosen
miroir (m) laryngé	Kehlkopfspiegel (m)
mise (f) en disponibilité	Beurlaubung
mnésique	Gedächtnis-
mobilité (f)	Beweglichkeit (f)
mode (m) de vie (MDV)	Sozialanamnese (f)
modéré/e	mäßig
moelle (f) allongée	Medulla (f) oblongata
moelle (f) épinière	Rückenmark (n)
moelle (f) osseuse	Knochenmark (n)
môle (f) hydatiforme	Blasenmole (f)
molester	misshandeln
mollet (m)	Wade (f)
moniteur (m) ECG	EKG-Gerät (n)
monitorage (m)	Monitorüberwachung (f)
monotonie (f) affective	affektstarr
montée (f) laiteuse	Milcheinschuss (m)
monture (f) des lunettes	Brillengestell (n)
monture (f) d'essai	Brillengestell (n), Probe-

moral (m)	Stimmung (f)
morsure (f)	Biss (m)
mort (f)	Tod (m)
mort (f) subite du nourisson (MSN)	Kindstod (m), plötzlicher *(sudden infant death syndrome,* SIDS)
mortalité (f) néonatale	Säuglingssterblichkeit (f)
motif (m) de consultation (MDC)	Konsultationsgrund (m)
motif (m) d'hospitalisation (MDH)	Einweisungs-, Aufnahmegrund (m)
motilité (f)	Beweglichkeit (f)
motricité (f)	Motorik (f)
mou/molle	weich
moucher, se	Nase (f) putzen, sich die
mouches (fpl) volantes	schwarze Flecken (mpl) vor den Augen
mouillé/e	nass
moulé/e	geformt
mourir (de)	sterben (an)
mouvement (m)	Bewegung (f)
mouvements (mpl) actifs fœtaux (MAF)	Kindsbewegungen (fpl), spontane
mouvements (mpl) involontaires	Bewegungen (fpl), unwillkürliche
moyen (m)	Mittel (n), Weg (m)
moyen (m) de contraception	Verhütungsmittel (n)
moyen de contraception, utiliser un	verhüten
mucosité (f)	Schleim (m)
mue (f) de la voix	Stimmbruch (m)
muet/te	stumm
muguet (m)	Soor (m)
muqueuse (f)	Schleimhaut (f)
muqueuse (f) buccale	Mundschleimhaut (f)
murmure (m) vésiculaire (MV)	Atemgeräusch (n), vesikuläres
muscle (m) fléchisseur	Beuger (m)
muscle (m) grand dorsal	Musculus (m) latissimus dorsi
muscles (mpl) respiratoires accessoires	Atemhilfsmuskulatur (f)
muter	verändern
mutité (f)	Stummheit (f)
mutuelle (f) *assurance* complémentaire (f)	Zusatzversicherung (f)
mycose (f)	Pilzerkrankung (f), Tinea (f)
mycose (f) du pied	Fußpilz (m)
mydriase (f)	Pupillendilatation (f), Mydriasis (f)

myélinolyse (f) centropontine	Myelinolyse (f), zentral pontine (ZPM)
myélome (m) multiple	Plasmozytom (n), multiples Myelom (n)
myocarde (m)	Herzmuskel (m)
myope	kurzsichtig
myopie (f)	Kurzsichtigkeit (f)
myosis (m)	Pupillenkontraktion (f)
myringite (f)	Trommelfellreizung (f)
myringoplastie (f)	Tympanoplastik (f)

N

nævus (m)	Nävus (m)
nævus (m) stellaire	Spider-Nävus (m)
naissance (f)	Geburt (f)
naissance (f) prématurée	Frühgeburt (f)
narine (f)	Nasenloch (n)
natriémie (f)	Serumnatrium (n)
nature (f)	Art (f)
nausée (f)	Übelkeit (f)
nébuliseur (m)	Zerstäuber (m)
nécrose (f) tubulaire aiguë (NTA)	Tubulusnekrose (f), akute (ATN)
négation (f)	Verneinung (f)
négligé/e	verwahrlost
négligence (f)	Vernachlässigung (f)
néoformation (f)	Neubildung (f)
néphrite (f)	Nierenentzündung (f)
néphrite (f) lupique	Lupusnephritis (f)
néphrolithiase (f)	Harnsteinleiden (n), Nierensteinleiden (n)
néphropathie (f) interstitielle et tubulaire avec uvéite (NITU)	Nephritis (f) mit Uveitis, tubulointerstitielle (TINU)
nerf (m)	Nerv (m), Nervus (m)
nerf (m) auditif (cochléo-vestibulaire)	Nervus (m) vestibulocochlearis
nerf (m) crânien (NC)	Hirnnerv (m)
nerf (m) cubital/radial	Nervus (m) radialis
nerf (m) grand hypoglosse	Nervus (m) hypoglossus
nerf (m) moteur oculaire commun	Nervus (m) oculomotorius
nerf (m) moteur oculaire externe	Nervus (m) abducens
nerf (m) pathétique/trochléaire	Nervus (m) trochlearis

nerf (m) pneumogastrique/vague	Nervus (m) vagus
nerf (m) saphène	Nervus (m) suralis
nerf (m) sciatique	Ischias (m), Nervus (m) ischiadicus
nerf (m) sciatique externe	Nervus (m) tibialis
nerf (m) spinal	Nervus (m) accessorius
nerf (m) trijumeau	Nervus (m) trigeminus
net/te	deutlich, klar
neuromédiateur (m)	Neurotransmitter (m)
neurostimulateur (m)	Nervenstimulator (m)
neutre	neutral
névralgie (f)	Neuralgie (f)
névralgie (f) du trijumeau	Trigeminusneuralgie (f)
névrite (f)	Neuritis (f)
névrite (f) optique rétrobulbaire (NORB)	Retrobulbärneuritis (f)
névrose (f)	Neurose (f)
nez (m)	Nase (f)
nez (m) en selle	Sattelnase (f)
niveaux (mpl) hydroaériques	Spiegel (mpl) *Röntgenbild*
nocif/ve	schädlich
nocturne	nächtlich
nodosité (f)	Knoten (m)
nodosité (f) goutteuse	Gichtknoten (m)
nodule (m)	Knötchen (n), Nodulus (m)
nœud (m)	Knoten (m)
nœud (m) au cordon	Nabelschnurknoten (m)
nœud (m) auriculo-ventriculaire	AV-Knoten (m)
nœud (m) sinusal	Sinusknoten (m)
noirâtre	schwärzlich
nombril (m)	Bauchnabel (m)
notice (f)	Packungsbeilage (f)
nourrice (f) *nounou fam.*	Kinderfrau (f), Tagesmutter (f)
nourrisson (m)	Säugling (m)
nouveau-né (m) (NN)	Neugeborenes (n) (NG)
noyau (m)	Kern (m), Nukleus (m)
noyau (m) cellulaire	Zellkern (m)
noyaux (mpl) gris centraux	Basalganglien (npl)
nucal/e	Nacken-
nuisible	schädlich

nulliparité (f)	Kinderlosigkeit (f), Nulliparität (f)
numération (f) formule sanguine (NFS)	Blutbild (n) (BB)
nuque (f)	Genick (n), Nacken (m)
nutrition (f)	Ernährung (f)
nystagmus (m) de posture	Lagenystagmus (m)

O

obèse	adipös, fettleibig
obésité (f)	Adipositas (f), Fettsucht (f)
obésité (f) tronculaire	Stammfettsucht (f)
oblitération (f)	Verschluss (m)
oblitération (f) artérielle	Gefäßverschluss (m)
obnubilation (f)	Benommenheit (f), Dämmerzustand (m)
obnubilé/e, être … par	besessen sein von
observation (f)	Beobachtung (f), klinischer Befund (m)
observation (f) normale	Normalbefund (m)
observation (f) pathologique	pathologischer Befund (m)
observation (f) psychopathologique	psychopathologischer Befund (m)
obsession (f)	Zwang (m)
obstétricien/ne (m/f)	Geburtshelfer/in (m/f)
obstétrique (f)	Geburtshilfe (f)
obstruction (f)	Verschluss (m)
obstruction (f) du carrefour aortique	Aortenisthmusstenose (f)
obturateur (m)	Verschlußstück (n), Ballon (m) *Blasen-katheter*
occiput (m)	Hinterhaupt (n)
occlusion (f)	Verschluss (m)
occlusion (f) fonctionnelle	Ileus (m), paralytischer
occlusion (f) intestinale	Darmverschluss (m), Ileus (m)
occlusion (f) mécanique	Ileus (m), mechanischer
oculomotricité (f)	Augenmuskelbeweglichkeit (f)
odontologie (f)	Zahnheilkunde (f)
odorat (m)	Geruchssinn (m)
odynophagie (f)	Schluckbeschwerden (fpl)
œdème (m)	Ödem (n)
œdème (m) aigu du poumon (OAP)	Lungenödem (n), akutes
œdème (m) cérébral	Hirnödem (n)

œdème (m) malléolaire	Knöchelödem (n)
œdème (m) pulmonaire	Lungenödem (n)
œdèmes (mpl) des membres inférieurs (OMI)	Beinödeme (npl)
œil (m)	Auge (n)
œil (m) de perdrix	Hühnerauge (n)
œsophage (m)	Speiseröhre (f)
œuf (m) clair	Abortei (n), Molenschwangerschaft (f)
olfaction (f)	Geruchssinn (m)
ombilic (m)	Nabel (m)
ombre (f)	Schatten (m)
omoplate (f)	Schulterblatt (n), Skapula (f)
onde (f) P	P-Welle (f)
onde (f) péristaltique	Welle (f), peristaltische
ongle (m)	Fingernagel (m)
ongles (mpl) en verre de montre	Uhrglasnägel (mpl)
onguent (m)	Salbe (f)
opacification (f)	Trübung (f), Verdichtung (f)
opacification (f) du cristallin	Linsentrübung (f)
opacité (f)	Trübung (f), Verdichtung (f)
opérer à chaud	notfallmäßig operieren
opérer à froid	elektiv operieren
ophtalmologie (f)	Augenheilkunde (f)
opiacé (m)	Opiat (n)
oppressant/e	drückend, dumpf
opprimer	unterdrücken
opticien/ienne (mf)	Optiker/in (mf)
orbite (f)	Augenhöhle (f), Orbita (f)
ordonnance (f)	Rezept (n)
ordonner	verschreiben
oreille (f)	Ohr (n)
oreille (f) interne	Innenohr (n)
oreille (f) moyenne	Mittelohr (n)
oreillette (f)	Atrium (n), Vorhof (m)
oreillette (f) auriculaire	Herzohr (n)
oreillons (mpl)	Mumps (m/f)
organe (m) creux	Hohlorgan (n)
Organisation (f) mondiale de la Santé (OMS)	Weltgesundheitsorganisation (f) (WHO)

orgelet (m)	Gerstenkorn (n), Hordeolum (n)
orientation (f) temporo-spatiale	Orientierung (f), zeitlich-räumliche
orifice (m)	Mündung (f), Öffnung (f), Ostium (n)
orphelin (m)	Waisenkind (n)
orphelinat (m)	Waisenhaus (n)
orteil (m)	Zehe (f)
orteil (m) en marteau	Hammerzehe (m)
orteil (m), gros	Großzehe (f)
orthodontie (f)	Kieferorthopädie (f)
orthophoniste (m/f)	Logopäde (m)/Logopädin (f)
orthoptie (f)	Orthoptik (f), Schielbehandlung (f), Sehschule (f)
os (m)	Knochen (m)
os (mpl) du carpe	Handwurzelknochen (mpl)
osmoseur (m)	Umkehrosmose (f) *Gerät*
osselet (m) de l'oreille	Gehörknöchelchen (n)
osseux/osseuse	knöchern, Knochen-
ostéodensitométrie (f)	Knochendichtemessung (f)
ostéonécrose (f) de la tête fémorale	Femurkopfnekrose (f)
otalgie (f)	Ohrenschmerz (m)
otite (f) des piscines	Schwimmbadotitis (f)
otite (f) moyenne aiguë (OMA)	Mittelohrentzündung (f), akute
oto-rhino-laryngologie (f) (ORL)	Hals-Nasen-Ohren-Heilkunde (f) (HNO)
otospongiose (f)	Otosklerose (f)
ouate (f)	Watte (f)
ouïe (f)	Gehör (n)
ovaire (m)	Eierstock (m), Ovar (n)
oxygène (m)	Sauerstoff (m)

P

pacemaker (m)	Herzschrittmacher (m)
paire (f) crânienne (PC)	Hirnnervenpaar (n)
palais (m)	Gaumen (m)
pâle	blass, bleich, fahl
pâleur (f)	Blässe (f)
pallesthésie (f)	Vibrationsempfinden (n)
pallier	abhelfen, lindern

palpation (f)	Abtasten (n)
palpitation (f)	Herzklopfen (n), Herzstolpern (n)
paludisme (m)	Malaria (f)
panartérite (f) noueuse	Panarteriitis (f) nodosa
pancréas (m)	Bauchspeicheldrüse (f), Pankreas (n)
pansement (m)	Pflaster (n), Verband (m)
panseur (m)/panseuse (f)	OP-Pfleger/in (m/f)
papille (f) optique	Sehnervenpapille (f)
papule (f)	Knötchen (n), Papel (f)
papule (f) œdémateuse	Quaddel (f)
paquet (m) ganglionnaire	Lymphknotenpaket (n)
paquet-année (m) (PA) *tabagisme*	Packungsjahr (n) *pack year*
parage (m) d'une plaie	Wundrevision (f)
paralysie (f)	Lähmung (f), Paralyse (f)
paralysie (f) du récurrent	Rekurrensparese (f)
paralysie (f) faciale (PF)	Fazialisparese (f)
paralysie (f) oculomotrice (POM)	Augenmuskellähmung (f)
paralytique	gelähmt, paralytisch
paranéphrite (f)	Nierenkapselentzündung (f)
paranoïa (f)	Verfolgungswahn (m)
paraplégie (f)	Lähmung (f) beider Beine
parathyroïde (f)	Nebenschilddrüse (f)
parent (m)	Angehörige (m), Elternteil (m)
parésie (f)	Parese (f), unvollständige Lähmung (f)
paresthésie (f)	Missempfindung (f)
parité (f)	Geburtenanzahl (f), Parität (f)
paroi (f)	Abgrenzung (f), Wand (f)
paroi (f) abdominale	Bauchdecke (f)
paroi (f) thoracique	Brustwand (f)
parole (f) scandée	Sprache (f), skandierende
partie (f) molle	Weichteil (n)
partiel (m) *examen*	Klausur (f)
passer le cap	über dem Berg sein, es überstehen
pâteux/pâteuse	pastös, teigig
pathologique	auffällig, krankhaft, pathologisch
paume (f)	Handfläche (f)
paupière (f)	Augenlid (n), Lid (n)
pause (f) respiratoire	Atemaussetzer (m)
pauvreté (f) de la pensée	Gedankenarmut (f)

pauvreté (f) des gestes	Bewegungsarmut (f)
pauvreté (f) du discours	Wortkargheit (f)
pavillon (m)	Ohrmuschel (f)
peau (f)	Haut (f)
pédiatrie (f)	Kinderheilkunde (f), Pädiatrie (f)
pédicelles (mpl) des podocytes	Fußfortsätze (mpl) der Podozyten
pédiculé/e	gestielt
pédiculose (f)	Kopfläuse (fpl), Pediculose (f)
pédoncule (m) cérébelleux	Kleinhirnstiel (m)
peigne (m)	Kamm (m)
peler	schälen
pellicule (f)	Häutchen (n), Schuppe (f)
pénétrer	durchdringen, eindringen
pénis (m)	Glied (n), Penis (m)
pensée (f)	Denken (n), Gedanke (m)
pensée (f) automatique	Gedankendrängen (n)
pensée (f) divulguée	Gedankenausbreitung (f)
pensée (f) imposée	Gedankeneingebung (f)
pensée (f) inhibée	Gedankenhemmung (f)
pénurie (f) d'organes	Mangel (m) an Spenderorganen
percentile (m)	Wachstumskurve (f)
perception (f)	Wahrnehmung (f)
percer	aufstechen, durchbohren
perdre connaissance	ohnmächtig werden, Bewusstsein verlieren
perdre ses urines	inkontinent sein
perforation (f)	Durchbruch (m)
perforeuse (f)	Locher (m)
perfusion (f)	Infusion (f)
perfusion (f) cérébrale (PP)	Durchblutung (f), zerebrale
péril (m) grave	Gefahr (f), große
périmètre (m)	Umfang (m)
périmètre (m) crânien (PC)	Kopfumfang (m)
période (f) de latence	Latenzzeit (f)
période (f) de manque	Entzugsphase (f)
période (f) d'incubation	Inkubationszeit (f)
périoste (m)	Knochenhaut (f)
péristaltisme (m)	Peristaltik (f)
péritendinite (f)	Sehnenscheidenentzündung (f)

péritoine (m)	Bauchfell (n), Peritoneum (n)
permanent/e	dauerhaft, permanent
péroné (m)	Fibula (f)
persistance (f) du canal artériel (PCA)	Ductus (m) arteriosus Botalli, persistierender (PDA)
persister	andauern, fortbestehen
perte (f)	Verlust (m)
perte (f) d'appétit	Appetitverlust (m)
perte (f) d'audition	Hörverlust (m)
perte (f) de connaissance	Bewusstseinsverlust (m)
perte (f) de l'élan vital	antriebsarm
perte (f) de liquide	Flüssigkeitsverlust (m)
perte (f) de poids	Gewichtsverlust (m)
perte (f) de voix	Stimmlosigkeit (f)
perte (f) d'un calcul	Steinabgang (m)
perte (f) nette	Nettoverlust (m)
perturbation (f)	Störung (f)
pesant/e	drückend
pesanteur (f)	Druckgefühl (n), Schwere (f)
pesanteur (f) gastrique	Völlegefühl (n)
peser	wiegen
pessaire (m) intrautérin (PIU)	Intrauterinpessar (n) (IUP)
petit doigt (m)	Finger (m), kleiner
peu	wenig
peur (f)	Angst (f)
phalange (f)	Fingerglied (n)
pharmacie (f)	Apotheke (f)
pharmacien/ne (m/f)	Apotheker/in (m/f)
pharmacodépendance (f)	Arzneimittelabhängigkeit (f)
pharynx (m)	Rachen (m)
phase (f)	Stadium (n)
phénomène (m) de Raynaud (PR)	Raynaud-Syndrom (n)
phimosis (m)	Vorhautverengung (f)
phlébite (f)	Venenentzündung (f)
phlébothrombose (f)	Venenthrombose (f), tiefe (TVT)
phosphènes (mpl)	Lichtblitze (mpl)
photo-exposé/e	lichtexponiert
photosensibilité (f)	Lichtempfindlichkeit (f)
physique	körperlich

picotement (m)	Kribbeln (n), Prickeln (n)
pied (m)	Fuß (m)
pied (m) bot	Fußdeformität (f)
pied (m) bot équin	Spitzfuß (m)
pied (m) bot varus équin	Klumpfuß (m)
pied (m) creux	Hohlfuß (m)
pied (m) plat	Plattfuß (m)
pied (m) plat étalé	Spreizfuß (m)
pied (m) valgus	Knickfuß (m)
pileux/pileuse	Haar-, haarig
pilier (m) du palais	Gaumenbogen (m)
pilosité (f)	Behaarung (f)
pilosité (f) pubienne	Schambehaarung (f)
pilule (f) du lendemain	Pille (f) danach
pilule (f) microdosée	Minipille (f)
pince (f)	Klemme (f), Zange (f)
pince (f) à agrafes	Metallclip-Zange (f)
pince (f) à dissection	Dissektionsklemme (f)
pince (f) à griffes	Fasszange (f)
pince (f) à pansement	Tupferklemme (f)
pince (f) porte-tampon	Tupferklemme (f)
pince-ciseaux (f)	Mikroschere (f)
pincement (m)	Einklemmen (n)
pincette (f)	Pinzette (f)
piquant/e	stechend
piqûre (f)	Injektion (f), Stich (m)
piqûre (f) à qqn, faire une	Spritze (f) geben, jemandem eine
piqûre (f) d'insecte	Insektenstich (m)
pistolet (m)	Urinflasche (f)
placard (m)	Schrank (m), große Plaque (f) *Haut*
plaie (f)	Wunde (f)
plaindre de, se	beklagen über, sich
plainte (f)	Beschwerde (f), Klage (f)
plan/e	flach
plancher (m)	Boden (m)
plancher (m) de la bouche	Mundboden (m)
plancher (m) pelvien	Beckenboden (m)
planification (f) thérapeutique	Therapieplanung (f)
plante (f) du pied	Fußsohle (f)

plaque (f)	Belag (m), Plaque (f), großer Fleck (m), Osteosyntheseplatte (f)
plaquette (f)	Blutplättchen (n), Plättchen (n), Thrombozyt (m)
plastie (f)	Plastik (f), plastische Operation (f)
plâtre (m)	Gips (m)
plâtre (m) brachio-antébrachiopalmaire	Ober-Unterarmgips (m)
pléthorique	überfüllt
pleurer	weinen
pleurésie (f)	Pleuritis (f)
plèvre (f)	Pleura (f), Rippenfell (n)
pli (m)	Falte (f)
pli (m) cutané	Hautfalte (f), Hautturgor (m)
pli (m) du coude	Ellenbeuge (f)
pli (m) palmaire transverse	Vierfingerfurche (f)
plier	beugen, biegen, falten
plisser	falten, runzeln
plombage (m)	Füllung (f)
pneumonie (f)	Lungenentzündung (f)
pneumopathie (f)	Lungenerkrankung (f)
pneumothorax (m) compressif	Spannungspneumothorax (m)
poche (f) des eaux	Fruchtblase (f)
pochette (f)	Hülle (f), Umschlag (m)
poids (m)	Gewicht (n)
poids (m) corporel	Körpergewicht (n)
poids (m) de naissance	Geburtsgewicht (n)
poids (m) sec	Trockengewicht (n)
poignet (m)	Handgelenk (n)
poils (mpl)	Körperhaare (npl)
poinçon (m)	Stanze (f)
poing (m)	Faust (f)
pointe (f) du nez	Nasenspitze (f)
points (mpl) lumineux	Lichtblitze (mpl)
points (mpl) simples	Naht (f), einfache
poison (m) du fuseau	Spindelgift (n)
poitrine (f)	Brust (f)
pôle (m) inférieur	Unterpol (m)
pôle (m) supérieur	Oberpol (m)
pollen (m)	Blütenstaub (m)

poly	mehrere
polygone (m) artériel de Willis	Circulus (m) arteriosus Willisi
polykystose (f) rénale autosomique dominante (PKRAD)	Nierenerkrankung (f), autosomal dominante polyzystische (ADPKD)
polykystose (f) rénale autosomique récessive (PKRAR)	Nierenerkrankung (f), autosomal rezessive polyzystische (ARPKD)
polynucléaires (mpl) (PN)	Granulozyten (mpl)
polytraumatisme (m)	Polytrauma (n)
pommade (f)	Salbe (f)
pommette (f)	Backenknochen (m)
pompe (f)	Pumpe (f)
ponction (f) cytologique à l'aiguille fine	Feinnadelpunktion (f)
ponction (f) de la crête iliaque	Beckenkammpunktion (f)
ponction (f) de la moelle osseuse	Knochenmarkpunktion (f)
ponction (f) de liquide amniotique	Amniozentese (f)
ponction (f) écho-guidée	Punktion (f) unter Ultraschallkontrolle
ponction (f) lombaire (PL)	Lumbalpunktion (f)
ponction (f) pleurale (PP)	Pleurapunktion (f)
pondéral/e	Gewichts-
pont (m), pont (m) de Varole	Brücke (f), Pons (m)
pontage (m)	Bypass (m)
porte-aiguille (m)	Nadelhalter (m)
poser/mettre une voie veineuse	Zugang (m) legen
position (f) de la présentation	Geburtslage (f), Lage (f) des Fetus
position (f) latérale de sécurité (PLS)	Seitenlage (f), stabile
posologie (f)	Dosierung (f)
postcharge (f)	Nachlast (f)
poste (m) de soins	Pflegestützpunkt (m)
post-partum (m)	Wochenbett (n)
posture (f)	Haltung (f)
potassium (m)	Kalium (n)
potentiels (mpl) évoqués visuels (PEV)	Potenziale (npl), visuell evozierte (VEP)
potomanie (f)	psychogene Polydipsie (f)
pou (m) de corps	Kleiderlaus (f)
pou (m) de tête	Kopflaus (f)
pouce (m)	Daumen (m)
pouls (m)	Puls (m)
pouls (m) faible	Puls (m), flacher
pouls (m) irrégulier	Puls (m), unregelmäßiger

poumon (m)	Lunge (f)
poumon (m) de choc	Schocklunge (f)
poumon (m) de fermier (PF)	Farmerlunge (f)
poumon (m) en rayon de miel	Honigwabenlunge (f)
pourcentage (m)	Prozentsatz (m)
poussée (f)	Schub (m)
poussée (f) abdominale	Bauchpresse (f)
poussée (f) de croissance	Wachstumsschub (m)
poussée (f) d'hypertension artérielle	Blutdruckentgleisung (f)
poussette (f)	Buggy (m), Kinderwagen (m)
poussière (f)	Staub (m)
poux (mpl)	Läuse (fpl)
praticien/ne (m/f) attaché/e	Stationsarzt (m)/Stationsärztin (f)
praticien/ne (m/f) hospitalier/hospitalière (PH)	Privatdozent/in (m/f) (PD)
pratique (f) fondée sur les preuves	evidenzbasierte Medizin (f) (EbM)
préalable	vorherig, vorangehend
précharge (f)	Vorlast (f)
précieux/précieuse	wertvoll
précipités (mpl) rétrocornéens (PRC) (fpl)	Eiweißablagerungen (fpl), retrokorneale
précoce	frühzeitig, vorzeitig
prédisposition (f)	Anfälligkeit (f), Veranlagung (f)
préhension (f)	Greifen (n)
prélèvement (m)	Abstrich (m), Entnahme (f)
prélèvement (m) de villosités choriales	Chorionzottenbiopsie (f)
prélèvement (m) oropharyngé	Halsabstrich (m)
prélèvement (m) sanguin	Blutentnahme (f)
prématuré (m), *préma*	Frühgeborene (n) (FG)
prématurité (f)	Frühgeburtlichkeit (f)
premier secours (m)	Erste Hilfe (f)
première intention (f)	Wahl (f), erste
premières règles (fpl)	Regelblutung (f), erste
premiers soins (mpl)	Erste Hilfe (f)
prendre du poids	zunehmen *Gewicht*
prendre la température	Fieber messen
prendre soin	kümmern, sorgen um, sich
préparation (f) de suite	Folgenahrung (f)
préparation (f) pour nourrissons	Säuglingsnahrung (f)

préparer	vorbereiten
prépuce (m)	Vorhaut (f)
presbyacousie (f)	Altersschwerhörigkeit (f)
presbytie (f)	Altersweitsichtigkeit (f)
présentation (f)	Darreichungsform (f), Kindslage (f)
présentation (f) de la face	Gesichtslage (f)
présentation (f) du siège	Beckenendlage (f) (BEL), Steißlage (f)
présentation (f) du vertex	Scheitellage (f)
présentation (f) occipito-iliaque droite postérieure (OIDP)	Hinterhauptslage (f), rechte hintere
présentation (f) occipito-iliaque gauche antérieure (OIGA)	Hinterhauptslage (f), linke vordere
présentation (f) sacro-iliaque gauche antérieure (SIGA)	Steißlage (f), linke vordere
présentation (f) transverse	Querlage (f)
préservatif (m)	Kondom (n)
pression (f)	Druck (m)
pression (f) artérielle (PA)	Blutdruck (m), arterieller
pression (f) d'ultrafiltation (Puf)	Ultrafiltrationsdruck (m)
pression (f) de filtration glomérulaire (PFG)	Filtrationsdruck (m), glomerulärer
pression (f) intracrânienne (PIC)	Druck (m), intrakranieller (ICP)
pression (f) intraoculaire (PIO)	Augeninnendruck (m)
pression (f) veineuse centrale (PVC)	Druck (m), zentral-venöser (ZVD)
prestations (fpl) maladie	Krankengeld (n)
preuve (f)	Nachweis (m), *Evidence*
primiparité (f)	Erstgeburt (f)
princeps (m)	Originalpräparat (n)
prise (f)	Einnahme (f) *Medikamente*
prise (f) de poids	Gewichtszunahme (f)
prise (f) de sang (PdS)	Blutentnahme (f) (BE)
prise (f) d'oxygène	Sauerstoffanschluss (m)
prise (f) électrique	Steckdose (f)
prise (f) en charge des patients	Patientenversorgung (f)
prise (f) en charge d'un malade	Übernahme (f) *eines Patienten*
privation (f)	Entzug (m)
processus (m) expansif	Raumforderung (f)
procidence (f) du cordon	Nabelschnurvorfall (m)
proclive	geneigt
procréation (f) médicalement assistée (PMA)	Reproduktionsmedizin (f)

P

produit (m) de contraste	Kontrastmittel (n)
profession (f)	Beruf (m)
profond/e	tief
progressif/ve	fortschreitend, zunehmend
projeter	projizieren, werfen, planen
proliférer	vermehren
prolongation (f) *dans le temps*	Verlängerung (f) *zeitlich*
prolongement (m) *dans l'espace*	Erneuerung (f), Verlängerung (f) *räumlich*
pronostic (m)	Prognose (f)
prophylaxie (f)	Vorbeugung (f), Prophylaxe (f)
protection (f)	Schutz (m), Windel (f)
protection (f) maternelle et infantile (PMI)	Mutterschutz-Zentrum (n)
protection (f) vaccinale	Impfschutz (m)
protéine (f) du lait de vache (PLV)	Kuhmilchprotein (n)
protéine (f) porteuse	Trägerprotein (n)
protéines (fpl) augmentées de l'inflammation	Akute-Phase-Proteine (npl)
protéinorachie (f)	Liquoreiweiß (n)
protéinurie (f) d'effort	Proteinurie (f) bei körperlicher Anstrengung
protéinurie (f) en clinostatisme	Proteinurie (f), orthostatische
prothèse (f) auditive	Hörgerät (n)
prothèse (f) dentaire	Zahnprothese (f)
prothèse (f) totale de la hanche (PTH)	Totalendoprothese (f) (TEP)
prothétique (m) artério-veineuse	Prothesenshunt (m)
protocole (m) opératoire	Operationsbericht (m)
protocole (m) thérapeutique	Therapieprotokoll (n)
protrusion (f)	Vorfall (m)
protubérance (f) annulaire	Brücke (f), Pons (m)
pseudokyste (m)	Pseudozyste (f)
psoriasis (m)	Schuppenflechte (f)
psychogène	psychogen
psycho-oncologie (f)	Psychoonkologie (f)
psychothérapie (f) de soutien	Gesprächstherapie (f)
ptérygium (m)	Flügelfell (n)
puberté (f)	Pubertät (f)
puériculteur (m)/puéricultrice (f)	Kinderkrankenpfleger/in (m/f)
puissance (f)	Potenz (f), Leistungsfähigkeit (f)

pulpe (f) des doigts	Fingerkuppe (f)
pulsatile	klopfend, pochend, pulsierend
pultacé/e	breiig
purpura (m) rhumatoïde (PR)	Purpura (f) Schoenlein-Henoch
purulent/e	eitrig
pus (m)	Eiter (m)
pustule (f)	Eiterblase (f), Pustel (f)
putréfaction (f)	Fäulnis (f), Verwesung (f)
pyélonéphrite (f)	Nierenbeckenentzündung (f)
pyjama (m) de bloc	OP-Hemd (n) und -hose (f)
pyramide (f) rénale	Markpyramide (f)
pyrosis (m)	Sodbrennen (n)

Q

qualité (f) de vie	Lebensqualität (f)
queue (f) de cheval	Kauda (f)
quinte (f) de toux	Hustenanfall (m)
quotient (m) intellectuel (QI)	Intelligenz-Quotient (m) (IQ)

R

raccourcir	verkürzen
race (f)	Rasse (f)
rachialgie (f)	Rückenschmerzen (mpl)
rachianesthésie (f)	Rückenmarksanästhesie (f), Spinalanästhesie (f) (SPA)
rachis (m)	Rückgrat (n), Wirbelsäule (f)
racine (f)	Ursprung (m), Wurzel (f)
radiation (f)	Bestrahlung (f)
radio(graphie) (f) en double contraste	Doppelkontrastdarstellung (f)
radiodiagnostic (m)	Röntgendiagnostik (f)
radiographie (f) (Rx)	Röntgenaufnahme (f)
radiolésion (f)	Strahlenschaden (m)
radio-manipulateur (m)/radio-manipulatrice (f)	Röntgenassistent/in (m/f)
radioopaque	strahlendicht
radioprotection (f)	Strahlenschutz (m)

radioscopie (f)	Durchleuchtung (f)
radiothérapie (f)	Bestrahlung (f), Strahlentherapie (f)
radiotransparent/e	strahlendurchlässig
rage (f)	Tollwut (f)
raide	steif
raideur (f)	Steife (f)
raideur (f) articulaire	Gelenkversteifung (f)
raideur (f) de la nuque	Meningismus (m), Nackensteifigkeit (f)
ralenti/e	verlangsamt
ralentissement (m)	Verlangsamung (f)
ralentissement (m) à l'initiation	Starthemmung (f)
râles (mpl)	Rasselgeräusche (npl) (RG), Röcheln (n)
râles (mpl) bronchiques	Brummen (n)
râles (mpl) crépitants	Rasselgeräusche (npl) (RG) feinblasige
râles (mpl) sibilants	Giemen (n)
ramollissement (m)	Auflockerung (f), Erweichung (f)
râpe (f)	Raspel (f)
rapide	schnell
rappel (m)	Erinnerung (f), Mahnung (f), Auffrischimpfung (f)
rappel (m) unique	Booster-Impfung (f)
rapport (m)	Quotient (m), Verhältnis (n)
rapport (m) albumine/créatinine urinaire (RAC)	Albumin/Kreatinin-Quotient (m)
rapport (m) protéinurie/créatinine urinaire (RPC)	Eiweiß/Kreatinin-Quotient (m)
rapport (m) sexuel	Geschlechtsverkehr (m)
raréfaction (f) des gestes	Bewegungsarmut (f)
rassurer	beruhigen
rate (f)	Milz (f)
ratio (m)	Quotient (m), Verhältnis (n)
rattrapage (m)	Wiederholungs-, Nachprüfung (f)
rauque *voix*	heiser *Stimme*
rayon (m)	Radius (m), Röntgenstrahl (m), Strahl (m)
réaction (f) cutanée	Hautreaktion (f)
réaction (f) d'intolérance	Unverträglichkeitsreaktion (f)
réaction (f) greffe contre hôte	Graft-versus-Host-Reaktion (f)
réaction (f) inflammatoire (RI)	Entzündungsreaktion (f)
réanimation (f)	Wiederbelebung (f)

réanimation (f) chirurgicale	Intensivmedizin (f), chirurgische
réanimation (f) médicale	Intensivmedizin (f), medizinische
rebord (m) costal	Rippenbogen (m)
recessus (m)	Randwinkel (m)
receveur (m)	Empfänger (m)
recherche (f)	Forschung (f)
recherche, faire de la	forschen
rechute (f)	Rückfall (m), Recurrence (f)
récidive (f)	Rückfall (m), Rezidiv (n)
récipient (m)	Behälter (m), Gefäß (n)
recommandations (fpl) *de bonnes pratiques* (RBP)	medizinische Leitlinien (fpl)
reconnaissance (f)	Wiedererkennung (f)
recrutement (m)	Recruitment (n)
rectiligne	geradlinig
rectocolite (f) hémorragique (RCH)	Colitis (f) ulcerosa (CU)
rectorragie (f)	Mastdarmblutung (f)
rectum (m)	Mastdarm (m), Rektum (n)
recueil (m) des urines de 24 h	Sammelurin (m), 24h-
recueil (m) urinaire	Uringewinnung (f)
récupération (f)	Genesung (f), Gesundung (f)
redouter	fürchten
réduction (f)	Einrenkung (f) *Luxation,* Einrichtung (f) *Bruch,* Reposition (f)
réduire	einrenken, einrichten, reponieren
réduit/e	reduziert, vermindert
rééducation (f)	Rehabilitation (f)
rééducation (f) fonctionnelle	Krankengymnastik (f)
réel	wirklich, real
réferent/e (m) de protocole	Studienassistent/in (m/f)
réflexe (m)	Reflex (m)
réflexe (m) achilléen	Achillessehnenreflex (m) (ASR)
réflexe (m) bicipital	Bizepssehnenreflex (m) (BSR)
réflexe (m) carpométacarpien	Trömner-Reflex (m)
réflexe (m) cornéen	Kornealreflex (m)
réflexe (m) cutané abdominal	Bauchhautreflex (m)
réflexe (m) cutanéo-plantaire (RCP)	Pyramidenbahnzeichen (n)
réflexe (m) d'agrippement	Greifreflex (m)
réflexe (m) de clignotement	Lidschlussreflex (m)

réflexe (m) de la marche automatique	Schreitreflex (m)
réflexe (m) de position	Stellreflex (m)
réflexe (m) de recherche	Einstellreflex (m), oraler
réflexe (m) de redressement	Schreitreflex (m)
réflexe (m) de succion	Saugreflex (m)
réflexe (m) nauséeux/pharyngé	Würgereflex (m)
réflexe (m) photomoteur	Pupillenreflex (m)
réflexe (m) rotulien	Patellarsehnenreflex (m) (PSR)
réflexe (m) stylo-radial	Brachioradialisreflex (m) (BRR)
réflexe (m) tricipital	Trizepssehnenreflex (m) (TSR)
réflexes (mpl) archaïques	Neugeborenenreflexe (mpl)
réflexes (mpl) cutanés (RC)	Fremdreflexe (mpl)
réflexes (mpl) du nourrisson	Säuglingsreflexe (mpl)
réflexes (mpl) ostéotendineux (ROT)	Muskeleigenreflexe (mpl)
reflux (m) gastro-œsophagien (RGO)	Reflux (m), gastroösophagealer
refoulement (m)	Stauung (f), Verdrängung (f)
refroidissement (m)	Abkühlung (f), Auskühlung (f), Erkältung (f)
regard (m)	Blick (m)
régénération (f)	Erholung (f)
régime (m)	Diät (f), Krankenkost (f)
région (f)	Bereich (m), Region (f)
règles (fpl)	Menstruation (f), Regelblutung (f)
régresser	zurückbilden, sich
régulier/régulière	regelmäßig
régurgitation (f)	Aufstoßen (n), Rückfluss (m)
rein (m)	Niere (f)
rein (m) en éponge	Schwammniere (f)
rein (m) polykystique (RP)	Zystenniere (f)
rein (m) unique	Einzelniere (f)
rejet (m) de greffe	Transplantatabstoßung (f)
rejeter	abstoßen
relâchement (m)	Erschlaffung (f), Lockerung (f)
relâcher *muscle*	erschlaffen *Muskel*
relief (m)	Erhabenheit (f)
rémission (f)	Rückbildung (f)
remplacement (m)	Ersetzen (n)
remplissage (m)	Füllung (f)
rendez-vous (m) (RDV)	Termin (m)

R

renfermé/e	verschlossen
renfler	anschwellen
reniement (m)	Verleugnung (f)
renoncement (m) thérapeutique	Behandlungsverzicht (m), Therapieverzicht (m), Therapieabbruch (m)
renouvellement (m)	Erneuerung (f), Verlängerung (f)
renseignements (mpl) personnels	Angaben (fpl), Daten (pl), persönliche
réparti au hasard	randomisiert
repérage (m)	Markierung (f)
répercussion (f)	Auswirkung (f), Nachwirkung (f)
répli (m) péri-unguéal	Nagelwall (m)
réponse (f) immunitaire	Immunantwort (f)
repos (m)	Bettruhe (f), Ruhe (f)
reposer, se	ausruhen, sich, ruhen
réseau (m) variqueux portosystèmique	Umgehungskreisläufe (mpl), portosystemische
réséquer	operativ entfernen, resezieren
résidu (m) post-mictionnel	Restharnvolumen (n)
résistance (f)	Widerstand (m), Resistenz (f)
résistance (f) des voies aérienne (RVA/RaW)	Atemwegswiderstand (m) (PAW)
résistance (f) périphérique (RP)	Widerstand (m), peripherer (pW)
résorbable	resorbierbar
respectant	aussparend
respirateur (m)	Beatmungsgerät (n)
respiration (f)	Atmung (f)
ressaut (m)	Vorsprung (m)
ressentir	empfinden, spüren, wahrnehmen
resserrer	zusammenziehen
restaurant (m) du personnel	Kantine (f), Personalkantine (f)
restreint/e *motricité*	eingeschränkt *Beweglichkeit*
résultat (m)	Befund (m), Ergebnis (n), Untersuchungsbefund (m)
résultats (mpl) biologiques	Laborbefunde (mpl)
résumé (m) des caractéristiques du produit (RCP)	Fachinformation (f), Zusammenfassung (f) der Merkmale des Arzneimittels
rétablir, se	erholen, sich
rétablissement (m)	Besserung (f)
retard (m)	Rückstand (m), Retardierung (f)
retard (m) à l'initiation des gestes	Starthemmung (f)

retard (m) de croissance intra-utérin (RCIU)	Wachstumsretardierung (f), intrauterine
retard (m) staturo-pondéral (RSP)	Größen- und Gewichtsrückstand (m)
rétention (f) urinaire	Harnverhalt (m)
rétine (f)	Retina (f)
retour (m) de couches	Wiedereinsetzen (n) der Menstruation
rétraction (f) musculaire	Muskelkontraktur (f)
rétraction (f) *peau*	Einziehung (f) *Haut*
rétréci/e	verengt
rétrécissement (m)	Stenose (f), Verengung (f), Striktur (f)
rétrocontrôle (m) tubulo-glomérulaire (RTG)	Rückkopplung (f), tubuloglomeruläre
rétroversion (f)	Rückwärtsbeugung (f)
réunion (f) de concertation pluridisciplinaire (RCP)	Tumorkonferenz (f)
réveillé/e	wach
réveils (mpl) nocturnes	Durchschlafstörungen (fpl)
revêtement (m)	Belag (m), Beschichtung (f)
révulsion (f) oculaire *epilepsie*	Augenverdrehen (n) *Epilepsie*
rhabiller, se	anziehen, sich
rhinite (f)	Schnupfen (m), Rhinitis (f)
rhumatisme (m)	Rheuma (n)
rhumatisme (m) articulaire aigu (RAA)	Fieber (n), rheumatisches
rhume (m)	Erkältung (f), Schnupfen (m)
rhume (m) des foins	Heuschnupfen (m)
ride (f)	Falte (f)
rien à signaler (RAS)	ohne (pathologischen) Befund (m) (o. B.)
rigide	starr, steif
rigidité (f)	Starre (f), Steifigkeit (f), Unbeweglichkeit (f)
risque (m) suicidaire	Suizidalität (f)
robinet (m) à trois voies	Dreiwegehahn (m)
rompre	einreißen, aufplatzen
ronchus (m)/ronchi (mpl)	Brummen (n)
ronfler	schnarchen
roséole (f)	Dreitagefieber (n), Exanthema (n) subitum
rot (m)	Bäuerchen (n), Rülpser (m)
rotation (f) externe	Außenrotation (f)
rotation (f) interne	Innenrotation (f)
rotule (f)	Kniescheibe (f), Patella (f)

rougeole (f)	Masern (pl)
rougeole-oreillons-rubéole (ROR) *vaccin*	Mumps-Masern-Röteln (MMR) *Impfung*
rouget (m) de porc	Erysipeloid (n), Schweinerotlauf (m)
rougeur (f)	Rötung (f)
roux/sse	rothaarig
rubéfaction (f)	Rötung (f)
rubéole (f)	Röteln (pl)
rugueux/rugueuse	rau
ruminations (fpl)	Grübeln (n)
rupture (f)	Riss (m), Ruptur (f), Perforation (f)
rupture (f) artificielle des membranes (RAM)	Amniotomie (f), eingeleiteter Blasensprung (m) (BS)
rupture (f) de cordages	Papillarmuskelabriss (m)
rupture (f) ligamentaire	Bänderriss (m)
rupture (f) prématurée de la poche des eaux	Blasensprung (m), vorzeitiger
rythme (m) cardiaque fœtal (RCF)	Kardiotokogramm (n) (CTG), kindlicher Herzrhythmus (m)
rythme (m) sinusal	Sinusrhythmus (m)
rythme (m) ventriculaire	Kammerrhythmus (m)

S

sabots (mpl)	Sicherheitsschuhe (mpl), Operationsschuhe (mpl)
saburral *langue*	belegt *Zunge*
sac (m) lacrymal	Tränensack (m)
saccadé/e *parole*	abgehackt, skandierend *Sprache*
sage-femme (f)	Hebamme (f)
saignement (m)	Blutung (f)
saignements (mpl) de nez	Nasenbluten (n)
saigner	bluten
saignotement (m)	Schmierblutung (f)
saillant/e	erhaben, hervortretend
sain/e	gesund
saisir	greifen
sale	dreckig, schmutzig
salive (f)	Speichel (m)
salle (f) d'attente	Wartezimmer (n)
salle (f) de consultation	Sprechzimmer (n)

salle (f) de déchoquage	Schockraum (m)
salle (f) de réveil	Aufwachraum (m)
salle (f) de travail/de naissance	Kreißsaal (m)
salle (f) d'examens	Untersuchungsraum (m)
SAMU (m)	Rettungsdienst (m)
sang (m)	Blut (n)
sanguin/e	blutig
sans espoir	hoffnungslos
sans irritation	reizlos
sans particularité(s) (f)	ohne (pathologischen) Befund (m) (o. B.)
santé (f)	Gesundheit (f)
sas (m)	Schleuse (f) *Operation*
satisfaction (f)	Befriedigung (f)
saturation (f)	Sättigung (f)
saturation (f) en oxygène (SaO_2)	Sauerstoffsättigung (f) (SaO_2)
saturnisme (m)	Bleivergiftung (f)
saute (f) d'humeur	Stimmungsschwankung (f)
sauvetage (m)	Rettung (f)
scalpel (m)	Skalpell (n)
scanner (m)	Computertomografie (f) (CT)
scarlatine (f)	Scharlach (m)
sciatalgie (f)	Ischialgie (f)
scintigraphie (f)	Szintigrafie (f)
scissure (f)	Fissur (f), Spalt (m), Sulcus (m)
scissure (f) de Rolando	Sulcus (m) centralis
sclère (f)	Aderhaut (f), Sklera (f)
sclérose (f) en plaques (SEP)	multiple Sklerose (f) (MS)
sclérose (f) latérale amyotrophique (SLA)	Lateralsklerose (f), amyotrophe (ALS)
scope (m)	Monitor (m) *Vitalfunktionsüberwachung*
score (m) d'Apgar	Apgar-Index (m)
scrotum (m)	Hodensack (m), Skrotum (n)
séance (f)	Sitzung (f)
sébum (m)	Talg (m)
sec/sèche *toux*	trocken, unproduktiv *Husten*
sécateur (m)	Knochenschere (f)
sécher	trocknen
secouriste (m/f)	Rettungssanitäter/in (m/f)

S

secousse (f) rapide/lente *nystagmus*	Komponente (f), schnelle/langsame *Nystagmus*
sécréter	ausscheiden
sécrétion (f)	Ausscheidung (f), Absonderung (f)
sécrétion (f) sudorale	Schweißsekretion (f)
sécurité (f) sociale	Krankensicherung (f), staatliche
sédatif (m)	Beruhigungsmittel (n), Sedativum (n)
sédation (f)	Sedierung (f)
sédiment (m) urinaire	Urinsediment (n)
segment (m) *ECG*	Strecke (f) *EKG*, Segment (n)
sein (m)	Brust (f), Mamma (f)
séjour (m)	Aufenthalt (m)
selles (fpl)	Stuhl (m)
selles (fpl) sanglantes	Blutstuhl (m)
semaines (fpl) d'aménorrhée	Schwangerschaftswochen (fpl)
semelle (f)	Sohle (f)
semestre (m)	Semester (n)
sémiologie (f)	Symptomatologie (f)
senior (m) de garde	Hintergrunddienst (m)
sens (m)	Sinn (m)
sens (m) de position du gros orteil (SPGO)	Lagesinn (m) *der Großzehe*
sensation (f)	Empfindung (f), Gefühl (n), Sinneswahrnehmung (f)
sensation (f) constrictive	Beklemmungsgefühl (n)
sensation (f) de plénitude	Völlegefühl (n)
sensation (f) thermique de chaud	Wärmegefühl (n)
sensation (f) thermique de froid	Kältegefühl (n)
sensibilité (f)	Empfindlichkeit (f), Sensibilität (f)
sensibilité (f) à la lumière	Lichtempfindlichkeit (f)
sensibilité (f) algique	Schmerzempfindung (f)
sensibilité (f) profonde	Tiefensensibilität (f)
sensibilité (f) superficielle	Oberflächensensibilität (f)
sensibilité (f) tactile	Berührungsempfindung (f)
sensibilité (f) thermique	Temperaturempfindung (f)
sensibilité (f) vibratoire	Vibrationsempfinden (n)
sensible à la palpation, à la pression	druckschmerzhaft
sentiment (m)	Gefühl (n), emotionale Empfindung (f)
sentir	empfinden, fühlen, riechen
séparé/e	getrennt

sépulture (f)	Begräbnis (n), Bestattung (f)
séquelle (f)	Folge (f), Folgeerscheinung (f), Konsequenz (f)
seringue (f)	Spritze (f)
seringue (f) de gonflement du ballonnet	Blockerspritze (f)
serrage (m)	Einklemmen (n)
service (m)	Station (f)
service (m) d'accueil des urgences	Notaufnahme (f)
service (m) d'astreinte	Bereitschaftsdienst (m)
service (m) de réanimation	Intensivstation (f) (Intensiv)
serviette (f) hygiénique	Damenbinde (f)
seuil (m)	Schwelle (f)
seuil (m) auditif	Hörschwelle (f)
sevrage (m)	Entwöhnung (f), Entzug (m)
sexe (m)	Geschlecht (n)
sialorrhée (f)	Speichelfluss (m)
sibilance (f)	Giemen (n)
sidération (f) médullaire	Querschnittssyndrom (n)
siège (m)	Lokalisation (f), Position (f), Sitz (m)
sifflement (m) expiratoire	Stridor (m), exspiratorischer
sifflement (m) respiratoire	Pfeifen (n)
siffler	pfeifen
signe (m)	Symptom (n), Zeichen (n)
signe (m) d'accompagnement	Begleitsymptom (n)
signe (m) de lutte	Atemnotzeichen (npl)
signe (m) de maturité	Reifezeichen (n)
signe (m) de Tyndall	Lichtweg (m) positiv, Tyndall-Effekt (m) *Augenheilkunde*
signe (m) d'irritation du psoas	Psoasreizschmerz (m)
signe (m) du glaçon	Asziteszeichen (n)
signe (m) du rideau	Kulissenphänomen (n)
signe (m) du tiroir	Schubladenphänomen (n)
signe (m) fonctionnel	Symptom (n), klinisches
signe (m) inflammatoire	Entzündungszeichen (n)
signe (m) précurseur	Prodrom (n)
signes (mpl) cutanéo-muqueux	Leberhautzeichen (npl)
signes (mpl) d'appel	Warnzeichen (npl)
signes (mpl) généraux (SG)	Allgemeinsymptome (npl)

silence (m) auscultatoire	Atemgeräusch (n), aufgehobenes
silence (m) complet	Totenstille (f) *Auskultation*
sinus (m)	Höhle (f), Sinus (m)
sinus (m) carotidien	Carotissinus (m)
sinus (m) caverneux	Sinus (m) cavernosus
sinus (m) ethmoïdal	Siebbeinhöhle (f)
sinus (m) frontal	Stirnhöhle (f)
sinus (m) maxillaire	Kieferhöhle (f)
sinus (m) sphénoïdal	Keilbeinhöhle (f)
sinus (mpl) nasaux	Nasennebenhöhlen (fpl)
sinusite (f)	Nasennebenhöhlenentzündung (f), Sinusitis (f)
sismothérapie (f) (sismo)	Elektroschocktherapie (f)
sniffer	schnüffeln *Drogenkonsum*
sodium (m)	Natrium (n)
soif (f)	Durst (m)
soigner	pflegen
soins (m) infirmiers	Krankenpflege (f)
soins (mpl)	Betreuung (f), Pflege (f)
soins (mpl) corporels	Körperpflege (f)
soins (mpl) des personnes âgées	Altenpflege (f)
soins (mpl) impossibles à domicile (SIAD)	stationär pflegebedürftig
soins (mpl) intensifs	Intensivpflege (f)
soins (mpl) ontologiques de support	supportive Therapiemaßnahmen (f)
solide	fest
soluble	löslich
solutés (mpl) de remplissage	Volumenersatzlösungen (fpl)
solutés (mpl) électrolytiques	Elektrolytlösung (f)
sommeil (m)	Schlaf (m)
sommet (m) du cœur	Herzspitze (f)
somnambulisme (m)	Schlafwandeln (n)
somnifère (m)	Schlafmittel (n)
somnolence (f)	Schläfrigkeit (f), Somnolenz (f)
son (m) grave	Ton (m), tiefer
son (m) tympanique	Schall (m), tympanischer
sondage (m)	Katheterisierung (f), Sondierung (f)
sonde (f) à demeure	Dauerkatheter (m), Verweilkatheter (m)
sonde (f) gastrique	Magensonde (f)
sonde (f) naso-gastrique (SNG)	Magensonde (f)

sonde (f) urinaire	Blasenkatheter (m)
sonorité (f)	Klopfschall (m)
sortie (f) *d'un patient*	Entlassung (f) *eines Patienten*
soudain/e	plötzlich
souffle (m) cardiaque	Herzgeräusch (n)
souffle (m) diastolique	Diastolikum (n)
souffle (m) systolique	Systolikum (n)
souffle (m) vasculaire	Strömungsgeräusch (n)
souffrance (f)	Leid (n)
souillé/e	verschmutzt
soulagement (m)	Erleichterung (f), Linderung (f)
soulager	lindern, erleichtern
souple	weich
sourcil (m)	Augenbraue (f)
sourd/e	dumpf, stumm, taub
sourd-muet/sourde-muette	taubstumm
sous	unter
sous-alimentation (f)	Unterernährung (f)
sous-jacent/e	darunterliegend
soutien (m) psychologique	Unterstützung (f), psychologische
soutien (m) psychosocial	Beratung (f), psychosoziale
soyeux/soyeuse	seidig, weich
sparadrap® (m)	Heftpflaster (n)
spasmodique	krampfartig
spastique	krampfhaft
spastique (f) en cran d'arrêt	Taschenmesserphänomen (n)
spatule (f)	Spatel (m)
spatule (f) en verre	Glasspatel (m)
spéculum (m) d'oreille	Ohrtrichter (m)
spéculum (m) nasal	Nasenspekulum (n)
spirométrie (f)	Lungenfunktionsprüfung (f) (LuFu)
splénomégalie (f) (SM)	Milzvergrößerung (f)
sport (m) de compétition	Leistungssport (m)
squames (fpl)	Schuppen (fpl)
squelette (m)	Skelett (n)
stable	konstant, stabil
stadification (f)	Staging (n)
stage (m)	Praktikum (n)
standard (m)	Telefonzentrale (f)

stase (f)	Stauung (f)
statut (m) vaccinal	Impfstatus (m)
stéatorrhée (f)	Fettstuhl (m)
stéatose (f) hépatique	Fettleber (f)
sténose (f) cicatricielle	Bridenstriktur (f), Narbenstriktur (f)
sténose (f) mitrale	Mitralklappenstenose (f)
sténose (f) par fibrodysplasie de l'artère rénale (SFAR)	Nierenarterienstenose (f), fibromuskuläre (NAST)
sténose (f) valvulaire aortique	Aortenklappenstenose (f)
steppage (m)	Steppergang (m)
stérilet (m)	Spirale (f)
stimulateur (m) cardiaque interne/externe (SCI/E)	Herzschrittmacher (m), interner/externer
stimulation (f) cellulaire par des facteurs de croissance	Zellstimulation (f) mit Wachstumsfaktoren
stockage (m)	Einlagerung (f), Speicherung (f)
stomatologie (f)	Zahn-Mund-Kieferchirurgie (f)
striction (f)	Einschnürung (f)
strié/e	gestreift, streifenförmig, geriffelt
subir	durchmachen, erleiden, ertragen
substance (f) blanche/grise du cerveau	Hirnsubstanz (f), weiße/graue
substance (f) médullaire	Nierenmark (n)
suc (m)	Saft (m)
succion (f)	Saugen (n)
suer	schwitzen
sueur (f)	Schweiß (m)
sueurs (fpl)	Schweißausbrüche (mpl)
suicider, se	umbringen, sich
suintant/e/suinter	nässend/sickern, nässen
suite (f)	Folge (f)
suites (fpl) tardives	Spätfolgen (fpl)
suivi (m)	Nachgehen (n), Weiterbehandlung (f)
suivi (m) de la grossesse	Schwangerschaftsbegleitung (f)
sulfure (m)	Schwefel (m)
superposition (f)	Überlagerung (f)
supplémentation (f)	Hinzugabe (f)
supporter	ertragen
suppositoire (m)	Zäpfchen (n)
suppuration (f) intrarénale	Pyonephrose (f)
suppurer	eitern

sur	über
suractivité (f)	Überfunktion (f)
suralimentation (f)	Überernährung (f)
surcharge (f)	Überforderung (f), Überlastung (f)
surcharge (f) en pression	Druckbelastung (f)
surcharge (f) volumétrique	Volumenbelastung (f)
surdistension (f)	Überdehnung (f)
surdité (f)	Schwerhörigkeit (f), Taubheit (f)
surdité (f) de perception (SP)	Schallempfindungsschwerhörigkeit (f)
surdité (f) de transmission (ST)	Schallleitungsschwerhörigkeit (f)
surdosage (m)	Überdosierung (f)
surélévation (f)	Aufstockung (f), Erhebung (f), Überhöhung (f)
surélévation (f) diaphragmatique	Zwerchfellhochstand (m)
surestimer	überschätzen
surface (f)	Oberfläche (f)
surface (f) corporelle	Körperoberfläche (f)
surinfection (f)	Superinfektion (f)
surmenage (m)	Überanstrengung (f), Überarbeitung (f), Überbelastung (f)
surmener, se	überarbeiten, überlasten, sich
sur-moi (m)	Über-Ich (n)
surveillance (f)	Überwachung (f), Verlaufskontrolle (f)
surveillante (f)	Stationsleitung (f)
survenir	auftreten
survie (f)	Überleben (n)
sus-jacent/e	darüberliegend, übergeordnet
suspect/e	verdächtig
suspicion (f) de	Verdacht (m) auf (V. a.)
suture (f)	Naht (f)
suture (f) à boutons	Knopfnaht (f)
suture (f) à points perdus	Naht (f), versenkte
suture (f) aponévrotique	Fasziennaht (f)
suturer	nähen
symétrique	seitengleich
symptômes (mpl) généraux	Allgemeinsymptomatik (f)
syncope (f)	Bewusstseinsverlust (m), Synkope (f)
syndrome (m) canalaire	Kompressionssyndrom (n)
syndrome (m) coronarien aigu (SCA)	Koronarsyndrom (n), akutes (ACS)

syndrome (m) d'accélération/de décélération	Schleudertrauma (n)
syndrome (m) de Claude Bernard Horner	Horner-Syndrom (n)
syndrome (m) de détresse respiratoire aiguë (SDRA)	Atemnotsyndrom (n), akutes (ARDS)
syndrome (m) de la jonction urétéro-pyélique	Nierenbeckenabgangsstenose (f)
syndrome (m) de la queue de cheval	Kaudasyndrom (n)
syndrome (m) de levée d'obstacle (SLO)	Diurese (f), postobstruktive
syndrome (m) de lyse tumorale (SLT)	Tumorlyse-Syndrom (n)
syndrome (m) de sevrage	Entzugssyndrom (n)
syndrome (m) d'écrasement	Crushsyndrom (n)
syndrome (m) des loges	Kompartmentsyndrom (n)
syndrome (m) d'immunodéficience acquise (SIDA)	Immunschwächesyndrom (n), erworbenes *acquired immune deficiency syndrome* (AIDS)
syndrome (m) du canal carpien (SCC)	Karpaltunnelsyndrom (n)
syndrome (m) du grêle court	Kurzdarmsyndrom (n)
syndrome (m) du vol de la sous-clavière	Subclavian-Steal-Syndrom (n)
syndrome (m) hémolytique et urémique (SHU)	Syndrom (n), hämolytisch urämisches (HUS)
syndrome (m) néphrotique à lésions glomérulaires minimes (SNLGM)	Minimal-Change-Glomerulonephritis (f) (MCGN)
syndrome (m) radiculaire	Wurzelsyndrom (n)
syndrome (m) transitionnel	Durchgangssyndrom (n) (HOPS)
syndromes (mpl) myéloprolifératifs	myeloproliferative Erkrankungen (fpl)
synéchies (fpl)	Verklebungen (fpl)
système (m) de conduction	Reizleitungssystem (n)
système (m) digestif (SO), dig	Gastrointestinaltrakt (m) (GIT), Magen-Darm-Trakt (m), Verdauungssystem (n)
système (m) nerveux central (SNC)	Nervensystem (n), zentrales (ZNS)
système (m) nerveux périphérique (SNP)	Nervensystem (n), peripheres (PNS)
système (m) pleuropulmonaire (pp)	Atemwege (mpl), Respirationstrakt (m)

T

tabagisme (m)	Nikotinabusus (m)
table (f) d'examen	Liege (f)
tableau (m) clinique	Krankheitsbild (n)
tablier (m) de protection	Bleischürze (f)
tabouret (m)	Hocker (m)

tache (f)	Fleck (m)
tache (f) aveugle	Fleck (m), blinder
tache (f) de rousseur	Sommersprosse (f)
tache (f) de vin	Feuermal (n), Naevus (m) flammeus
tache (f) rouge cerise de la rétine	Makulafleck (m), kirschroter
tache (f) rubis	Angiektasie (f)
taches (fpl) noires	schwarze Flecken (mpl) vor den Augen
tachypsychie (f)	Ideenflucht (f), Gedankendrängen (n)
taille (f)	Größe (f), Körpergröße (f)
talc (m)	Talkpuder (n)
talon (m)	Ferse (f)
tampon (m)	Stempel (m), Tupfer (m)
tamponnement (m)	Tamponade (f)
tapis (m) roulant	Laufband (n)
tardif/ve	spät
tare (f)	Defekt (m)
tartre (m) dentaire	Zahnstein (m)
tassement (m)	Abflachung (f), Senkung (f), Sinterung (f)
taux (m)	Quote (f), Rate (f), Spiegel (m)
taux (m) de survie	Überlebensrate (f)
taux (m) d'insuline	Insulinspiegel (m)
taux (m) normal (TN)	Normalwert (m)
taux (m) sanguin	Blutspiegel (m)
taxis (m)	Reponierung (f), Zurückverlagerung (f)
tégument (m)	Deckhaut (f), Hautoberfläche (f)
teigne (f)	Tinea (f) capitis
télédiastolique	enddiastolisch
télésystolique	endsystolisch
tempe (f)	Schläfe (f)
température (f)	Fieber (n), Temperatur (f)
temps (m) de céphaline activée (TCA/TCK)	Thromboplastinzeit (f), partielle (PTT)
temps (m) de prothrombine (TP)	Thromboplastinzeit (f)
temps (m) de Quick (TQ)	Quick-Wert (m)
temps (m) de saignement (TS)	Blutungszeit (f)
tendance (f) à	Veranlagung (f) zu
tendineux/tendineuse	Sehnen-
tendinite (f)	Sehnenentzündung (f)
tendon (m)	Sehne (f)

tendon (m) rotulien	Patellarsehne (f)
tendu/e	gespannt, prall, straff
teneur (f)	Gehalt (m)
teneur (m) corpusculaire moyenne en Hb (TCMH)	Hämoglobin (n), mittleres korpuskulä-res (MCH)
ténosynovite (f)	Sehnenscheidenentzündung (f)
tensiomètre (m)	Blutdruckmessgerät (n)
tension (f) artérielle (TA)	Blutdruck (m), arterieller
tension (f) intracrânienne (TIC)	Hirndruck (m)
tension (f) oculaire (TO)	Augeninnendruck (m)
tentative (f) de suicide (TS)	Selbstmordversuch (m)
tenue (f)	Haltung (f)
terme (m)	Geburtstermin (m)
terreux/terreuse	aschfahl, blass
test (m) (biologique) de grossesse (TBG)	Schwangerschaftstest (m)
test (m) de bronchodilatation	Spasmolysetest (m)
test (m) de densité minérale osseuse (DMO)	Knochendichtemessung (f)
test (m) de grattage	Scratch-Test (m)
test (m) de la sueur	Schweißtest (m)
test (m) de privation d'eau	Durstversuch (m)
test (m) de provocation par inhalation	Provokationstest (m)
test (m) diagnostique rapide (TDR)	Schnelltest (m)
testicule (m)	Hoden (m)
tête (f) chauve	Glatze (f)
téter le sein	gestillt werden
tétine (f)	Schnuller (m)
téton (m)	Brustwarze (f), Sauger (m)
thé (m)	Tee (m), schwarzer
thérapie (f) antiémétique	Antiemese (f)
thèse (f)	Dissertation (f), Doktorarbeit (f)
thorax (m) en entonnoir	Trichterbrust (f)
thorax (m) en tonneau	Fassthorax (m)
thrill (m)	Schwirren (n)
thrombose (f) veineuse cérébrale (TVC)	Sinusvenenthrombose (f)
thrombose (f) veineuse profonde (TVP)	Venenthrombose (f), tiefe (TVT)
thymie (f)	Stimmung (f)
thymorégulateur (m)	Stimmungsstabilisator (m)
thyroïde (f)	Schilddrüse (f)
tige (f)	Schaft (m), Stiel (m)

timbres (mpl) transdermiques	Pflaster (n), transdermales
tinter	bimmeln, klirren
tique (f)	Zecke (f)
tirage (m) intercostal (TIC)	Einziehung (f), interkostale
tirer les pelles	Haken halten
tiroir (m)	Schublade (f)
tissu (m)	Gewebe (n)
tissu (m) adipeux	Fettgewebe (n)
tissu (m) conjonctif	Bindegewebe (n)
tissu (m) mou	Weichteilgewebe (n)
tituber	schwanken, taumeln
tolérer	vertragen
tomber	fallen, stürzen
tomber bien bas	verwahrlosen
tomber dans les pommes *fam.*	umkippen *ugs.*
tomber enceinte	schwanger werden
tomodensitométrie (f) (TDM)	Computertomografie (f) (CT)
tomographie (f) par émission de positrons	Positronenemissionstomografie (f)
tomoscintigraphie (f) de perfusion	Perfusionsszintigrafie (f)
tonus (m) musculaire	Tonus (m)
topographie (f)	Ausbreitung (f)
torse (m)	Brustkorb (m), Stamm (m)
torsion (f)	Umknicken (n), Verdrehung (f)
torsion (f) d'annexe	Stieldrehung (f) der Adnexen
torsion (f) testiculaire	Hodentorsion (f)
torus (m) musculaire	Muskelwulst (m)
touche (f) de piano	Klaviertastenphänomen (n)
toucher (m) rectal (TR)	Untersuchung (f), rektale
toucher (m) vaginal (TV)	Untersuchung (f), vaginale
tourniquet (m)	Stauschlauch (m)
tousser	husten
toux (f)	Husten (m)
toux (f) d'irritation	Reizhusten (m)
toux (f) productive	Husten (m), produktiver
toxicité (f)	Giftigkeit (f)
toxicomanie (f)	Drogensucht (f), Rauschgiftsucht (f)
toxique	giftig, toxisch
trace (f)	Spur (f)

T

trachée (f)	Luftröhre (f), Trachea (f)
traitement (m) de consolidation	Konsolidierungstherapie (f)
traitement (m) (ttt)	Behandlung (f), Therapie (f)
traitement (m) à domicile	Heimtherapie (f)
traitement (m) conservateur	Therapie (f), konservative
traitement (m) d'entretien	Erhaltungstherapie (f)
traitement (m) d'induction	Induktionstherapie (f)
traitement (m) de la douleur	Schmerztherapie (f)
traitement (m) de suppléance de la fonction rénale	Nierenersatztherapie (f)
traitement (m) local	Lokalbehandlung (f)
traitement (m) prophylactique	Prophylaxe (f)
trajet (m)	Strecke (f), Weg (m), Verlauf (m)
tranchées (fpl)	Nachwehen (fpl)
transfert (m) diffusif	Diffusion (f)
transfixation (f)	Durchbohrung (f)
transformation (f)	Umwandlung (f)
transfusion (f) de plaquettes	Thrombozytentransfusion (f)
transfusion (f) de plasma frais congelé (PFC)	Blutplasmatransfusion (f) *fresh frozen plasma (FFP)*
transfusion (f) sanguine	Bluttransfusion (f)
transillumination (f)	Durchleuchtung (f)
transit (m) baryté	Bariumbreischluck (m)
transit (m) gastro-duodénal (TGD)	Magen-Darm-Passage (f) (MDP)
transit (m), intestinal	Passage (f), Verdauung (f)
transitoire	vorübergehend
transmission (f)	Übertragung (f)
transmission (f) respiratoire	Tröpfcheninfektion (f)
transpirer	schwitzen
transplantation (f) rénale	Nierentransplantation (f)
transport (m) médicalisé	Krankentransport (m) mit Arztbeglei-tung
traumatisme (m)	Trauma (n), Verletzung (f)
traumatisme (m) crânio-cérébral (TCC)	Schädel-Hirn-Trauma (n) (SHT)
traumatisme (m) fermé	Trauma (n), stumpfes
traumatisme (m) obstétrical	Geburtstrauma (n)
traumatisme (m) sonore	Lärmtrauma (n)
traumatisme (m) viscéral	Verletzungen (fpl), innere
tremblement (m)	Tremor (m), Zittern (n)

tremblement (m) d'attitude	Haltetremor (m)
tremblement (m) de repos	Ruhetremor (m)
tremblement (m) d'intention/d'action	Intentionstremor (m)
triade (f) clinique	Symptomentrias (f)
triangle (m) lumineux	Trommelfellreflex (m)
trigone (m) vésical	Harnblasendreieck (n)
trijumeau (m)	Trigeminus (m)
triplés (mpl)	Drillinge (pl)
tristesse (f)	Traurigkeit (f)
tronc (m)	Stamm (m), Truncus (m)
tronc (m) cérébral	Hirnstamm (m)
tronc (m) nerveux	Nervenstamm (m)
trou (m) anionique	Anionlücke (f)
trou (m) occipital	Foramen (n) magnus
trouble (m)	Beschwerde (f), Störung (f)
trouble (m) anxieux	Angststörung (f)
troubles (mpl) acido-basiques	Störung (f) des Säure-Basen-Haushaltes
troubles (mpl) circulatoires/de la circulation	Durchblutungsstörungen (fpl), Kreislaufstörungen (fpl)
troubles (mpl) de la concentration	Konzentrationsstörungen (fpl)
troubles (mpl) de la conscience	Bewusstseinsstörungen (fpl)
troubles (mpl) de la déglutition	Schluckstörungen (fpl)
troubles (mpl) de la mémoire	Gedächtnisstörungen (fpl)
troubles (mpl) de la perception sensorielle	Sinnesstörungen (fpl)
troubles (mpl) de la personnalité	Persönlichkeitsstörung (f)
troubles (mpl) de l'attention	Aufmerksamkeitsstörung (f)
troubles (mpl) de l'élocution	Sprechstörungen (fpl)
troubles (mpl) de l'équilibre	Gleichgewichtsstörungen (fpl)
troubles (mpl) de l'équilibre acido-basique	Störungen (fpl) im Säure-Basen-Haushalt
troubles (mpl) de l'érection	Erektionsstörungen (fpl)
troubles (mpl) de l'humeur	Stimmungsschwankungen (fpl)
troubles (mpl) de parole	Sprechstörungen (fpl)
troubles (mpl) de perception	Wahrnehmungsstörungen (fpl)
troubles (mpl) digestifs	Verdauungsstörungen (fpl)
troubles (mpl) du comportement	Verhaltensstörungen (fpl)
troubles (mpl) du cours de la pensée	Denkstörung (f), formale
troubles (mpl) du cycle	Zyklusstörungen (fpl)
troubles (mpl) du sommeil	Schlafstörungen (fpl)

troubles (mpl) gastro-intestinaux (TGI)	Magen-Darm-Beschwerden (fpl)
troubles (mpl) mictionnels	Miktionsbeschwerden (fpl)
troubles (mpl) moteurs	Störung (f) der Motorik
troubles (mpl) obsessionnels compulsifs (TOC)	Zwangsstörungen (fpl)
troubles (mpl) psychoaffectifs	Störungen(fpl), affektive
troubles (mpl) respiratoires	Atembeschwerden (fpl)
troubles (mpl) sensitifs	Sensibilitätsstörungs (fpl)
troubles (mpl) végétatifs	Störungen (fpl), vegetative
troubles (mpl) visuels	Sehstörungen (fpl)
trousse (f) de pansement	Verbandsmaterial (n)
tubage (m)	Intubierung (f)
tube (m)	Rohr (n), Tubus (m)
tube (m) à rayons	Röntgenröhre (f)
tube (m) collecteur	Sammelrohr (n)
tube (m) contourné distal (TCD)	distaler Tubulus (m)
tube (m) contourné proximal (TCP)	proximaler Tubulus (m)
tubercule (m)	Knötchen (n)
tuméfaction (f)	Raumforderung (f), Schwellung (f)
tumeur (f)	Geschwulst (n), Tumor (m)
tumeur (f) cutanée	Hauttumor (m)
tumeur (f) germinale	Keimzelltumor (m)
tumeur (f) intracrânienne	Hirntumor (m)
tumeur (f) maligne (TM)	Tumor (m), bösartiger
tumeur (f) ovarienne/de l'ovaire	Ovarialtumor (m)
tumeur (f) placentaire	Plazentatumor (m)
tumeur (f) urothéliale	Urothelkarzinom (n)
tumeur (f) vitelline	Dottersacktumor (m)
tunnelisation (f)	Osteotomie (f), tunnelförmige
turgescence (f) jugulaire (TJ)	Jugularvenenfüllung (f)
tuyau (m)	Schlauch (m)
tuyaux (mpl) d'orgue	Schlingen (fpl), stehende *Röntgen*
tympan (m)	Trommelfell (n)
tympanisme (m)	Klopfschall (m), hypersonorer/tympanischer
type (m) constitutionnel	Konstitutionstyp (m)
type (m) de diffusion	Ausbreitungsmuster (n)
type (m) de pilosité	Behaarungstyp (m)

T

U

ulcère (m)	Geschwür (n), Ulkus (n)
ulcère (m) cornéen	Hornhautulkus (n)
ulcère (m) de jambes	Ulcus (n) cruris venosum
ulcère (m) gastrique	Magengeschwür (n), Ulcus
unité (f)	Einheit (f)
urée (f)	Harnstoff (m)
uretère (m)	Harnleiter (m)
urètre (m)	Harnröhre (f)
urgence (f)	Notfall (m)
urgences (fpl)	Notaufnahme (f), Notfälle (mpl)
urine (f)	Urin (m)
urine (f) de milieu du jet	Mittelstrahlurin (m)
urine (f) des 24 heures	24-Stunden-Sammelurin (m)
urine (f) résiduelle	Restharn (m)
uriner	Wasser lassen
urographie (f) intra-veineuse (UIV)	Urografie (f), intravenöse (IUG)
urolithiase (f)	Harnsteinleiden (n)
urothélium (m)	Urothel (n)
utérorelaxant (m)	Tokolytikum (n)
utérotonique (m)	Tokomimetikum (n)
utérus (m)	Gebärmutter (f), Uterus (m)
utilisation (f) hors de l'autorisation de mise sur le marché (AMM)	Anwendung (f), zulassungsüberschreitende („Off-Label-Use“)
uvéite (f) antérieure	Iridozyklitis (f)
uvule (f)	Zäpfchen (n), Uvula (f)

V

vaccin (m) vivant	Lebendimpfstoff (m)
vaccination (f)	Impfung (f)
vaccination (f) de base	Grundimmunisierung (f)
vaccination (f) préventive	Schutzimpfung (f)
vacciner	impfen
vagin (m)	Scheide (f)
vaisseau (m)	Gefäß (n)
valeur (f)	Wert (m)
valeur (f) normale	Normwert (m)
valeurs (fpl) fonctionnelles du rein	Nierenfunktionsparameter (mpl)

valide	gültig
valvule (f)	Klappe (f)
valvule (f) aortique	Aortenklappe (f)
valvule (f) mitrale	Mitralklappe (f)
valvule (f) sigmoïde de l'artère pulmonaire	Pulmonalklappe (f)
valvule (f) tricuspide	Trikuspidalklappe (f)
valvule (f) uréthrale	Urethralklappe (f)
valvuloplastie (f)	Klappenplastik (f)
varices (fpl) des membres inférieurs (VMI)	Krampfadern (fpl)
varices (fpl) œsophagiennes (VO)	Ösophagusvarizen (fpl)
vascularisé/e	durchblutet
vecteur (m)	Überträger (m)
végétations (fpl) adénoïdes (VA)	Vegetationen (fpl), adenoide
veille (f)	Wachheitszustand (m)
veine (f)	Vene (f)
veines (fpl) pulmonaires	Pulmonalvenen (fpl)
ventilation (f)	Beatmung (f)
ventouse (f)	Saugglocke (f)
ventre (m)	Bauch (m)
ventre (m) de bois	Bauch (m), brettharter
ventricule (m)	Ventrikel (m), Hirnventrikel (mpl)
ventricule (m) latéral	Seitenventrikel (m)
ver (m)	Wurm (m)
ver (m) solitaire	Bandwurm (m)
verdâtre	grünlich
verge (f)	Glied (n), männliches
vergetures (fpl)	Striae (fpl)
verres (mpl) de correction	Korrekturgläser (npl)
verrouillage (m)	Verriegelungsnagel (m)
verrue (f)	Warze (f)
version (f) *gynécologie*	Wendung (f), äußere
vertèbre (f)	Wirbel (m)
vertèbre (f) aplatie-concave	Fischwirbel (m)
vertex (m)	Scheitel (m)
vertige (m)	Schwindel (m)
vésicule (f)	Bläschen (n)
vésicule (f) biliaire	Gallenblase (f)
vésicule (f) séminale	Samenblase (f)

V

vessie (f)	Blase (f)
vessie (f) de lutte	Balkenblase (f)
vibrations (fpl) vocales (VV)	Stimmschwingungen (fpl)
vibrer	schwingen
vice (m)	Vitium (n)
vidange (f)	Entleerung (f)
vider	entleeren
vie (f) quotidienne	Alltag (m)
vieillissement (m)	Altern (n)
vif/ve	lebhaft
vigilance (f)	Wachsamkeit (f), Wachheit (f)
violacé/e	livide
virus (m) de l'immunodéficience humaine (VIH)	Immundefizienz-Virus (n), humanes (HIV)
vis (f)	Schraube (f)
viscères (mpl)	Organe (npl), innere
viscères (mpl) creux	Hohlorgane (npl)
visibilité (f)	Sichtbarkeit (f)
vision (f)	Visus (m)
vision (f) de loin (VL)	Weitsicht (f)
vision (f) de près (VP)	Nahsicht (f)
vision (f) des couleurs	Farbsehen (n)
visite (f) préopératoire	Prämedikationsvisite (f)
visiteur (m)	Besucher (m)
vissage (m)	Verschraubung (f)
visualisation (f)	Darstellung (f)
vitalité (f)	Lebendigkeit (f)
vitesse (f)	Geschwindigkeit (f)
vitesse (f) de conduction nerveuse (VCN)	Nervenleitgeschwindigkeit (f) (NLG)
vitesse (f) de sédimentation (VS)	Blutsenkungsgeschwindigkeit (f) (BSG)
vitropression (f)	Wegdrückbarkeit (f)
vivant/e	lebendig
voie (f)	Zugang (m)
voie (f) basse *accouchement par*	Entbindung (f), vaginale
voie (f) de chasse	Auswurfbahn (f)
voie (f) de suppléance	Ersatzkreislauf (m)
voie (f) sanguine	Blutbahn (f)
voies (fpl) aérodigestives supérieures (VADS)	Atem- und Speisewege (mpl), obere
voies (fpl) biliaires (VB)	Gallenwege (mpl)

voies (fpl) lacrymales	Tränengänge (mpl)
voies (fpl) urinaires	Harnwege (mpl)
voile (m)	Vorhang (m)
voile (m) du palais	Gaumensegel (n)
vol (m) de la pensée	Gedankenentzug (m)
volet (m) costal	Rippenserienfraktur (f)
volume (m) courant (VC)	Atemzugvolumen (n)
volume (m) de réserve ex-/inspiratoire (VRE/I)	Reservevolumen (n), ex-/inspiratorisches (ERV/IRV)
volume (m) d'urine (VU)	Urinvolumen (n)
volume (m) globulaire moyen (VGM)	Volumen (n), mittleres korpuskuläres (MCV)
volume (m) plasmatique (VP)	Plasmavolumen (n) (PV)
volume (m) sanguin	Blutvolumen (n)
vomir	erbrechen
vomissement (m) à sec	Würgen (n)
vomissement (m) fécaloïde	Stuhlerbrechen (n)
voussure (f)	Krümmung (f)
voûte (f) crânienne	Schädelkalotte (f)
voûte (f) plantaire	Fußgewölbe (n)
vulnérable	verwundbar
vulvo-vaginite (f)	Vaginose (f), bakterielle

W

week-end (m) d'intégration	*von höheren Semestern organisiertes Einführungswochenende für neue Studierende*
wheezing (m)	Pfeifen (n)

Y

yeux (mpl)	Augen (npl)

Z

zona (m)	Herpes (m) zoster
zone (f) corticale	Nierenrinde (f)
zozoter	lispeln

Deutsch französisch

A

abbinden	ligaturer
Abdomenleeraufnahme (f)	abdomen (m) sans préparation (ASP)
Abendhoch/tief (n)	amélioration/aggravation (f) vespérale
Abfall (m)	chute (f)
abgehackt *Sprache*	saccadé/e *parole*
abgeschwächt	diminué/e
Abgestumpftheit (f)	hébétude (f)
Abgrenzung (f)	paroi (f)
abhängig	lié/e à, dépendent/e
Abhängigkeit (f)	dépendance (f)
Abitur (n) mit naturwissenschaftl. Schwerpunkt	baccalauréat (m) scientifique
abklemmen *Gefäß*	clamper *vaisseau*
Ablagerung (f)	dépôt (m)
Ablatio (f) retinae	décollement (m) rétinien (DR)
Ableitung (f) *EKG*	dérivation (f) *ECG*
abmagern	maigrir
ABO-Inkompatibilität (f)	incompatibilité (f) ABO
Abort (m)	avortement (m)
Abriss (m)	arrachement (m), désinsertion (f)
Abrissfraktur (f)	fracture (f) par arrachement
absaugen	aspirer
Abschürfung (f)	excoriation (f)
Abschwächung (f)	atténuation (f), baisse (f)
Absonderung (f)	excrétion (f), sécrétion (f)
abstoßen	rejeter
Abstrich (m)	frottis (m), prélèvement (m)
abtasten	palper
Abteilung (f)	département (m)
Abtreibung (f)	avortement (m), interruption (f) volontaire de grossesse (IVG)
Abwehrspannung (f)	défense (f)
Abweichung (f)	déviation (f), écart (m)
abwesend	absent/e
Acetabulum (n)	cotyle (m)

Achillessehnenreflex (m) (ASR)	réflexe (m) achilléen
Achsehöhle (f)	creux (m) de l'aisselle
Achselhöhle (f)	creux (m) axillaire
Aderhaut (f)	sclère (f)
Adhäsion (f), Verwachsung (f)	adhérence (f)
Adipositas (f), adipös	obésité (f), obèse
affektarm	indifférence (f) affective
Agrammatismus (m)	aphasie (f) syntactique
Akte (f)	dossier (m)
akut	aigu/ë
Akute-Phase-Proteine (npl)	protéines (fpl) augmentées de l'inflammation
Albumin/Kreatinin-Quotient (m)	rapport (m) albumine/créatinine urinaire (RAC)
Alkoholismus (m)	éthylisme (m)
Alkoholspiegel (m)	alcoolémie (f)
Alkylantien (fpl)	agents (mpl) alkylants
Allgemeinmediziner (m)	médecin (m) généraliste
Allgemeinsymptome (npl)	signes/symptômes (mpl) généraux (SG)
Allgemeinzustand (m) (AZ)	état (m) général (EG)
Alltag (m)	vie (f) quotidienne
Altenpflege (f)	soin (m) des personnes âgées
Altern (n)	vieillissement (m)
Altersschwerhörigkeit (f)	presbyacousie (f)
Altersweitsichtigkeit (f)	presbytie (f)
Ambu®-Beutel (m)	ambu (m)
Ambulanz (f)	consultation (f)
Ameisenkribbeln (n)	fourmillement (m)
Amnionschnur (f)	adhérence (f) amniotique
Amniotomie (f)	rupture (f) artificielle des membranes (RAM)
Amniozentese (f)	ponction (f) de liquide amniotique
Anamnesegespräch (n)	interrogatoire (m), observation (f)
Anästhesiekrankenpfleger/in (m/f)	infirmier (m)/infirmière (f) anesthésiste
Aneurysma (n)	anévrisme (m)
Anfall (m)	accès (m), attaque (f), crise (f)
Anfall (m), epileptischer	crise (f) comitiale
Anfall (m), generalisierter tonisch-klonischer	crise (f) généralisée tonicoclonique (CGTC)
anfeuchten	humidifier

Angaben (fpl), persönliche	renseignements (mpl) personnels
angeboren	congénital/e
Angehörige (m)	parent (m), famille (f)
Angiektasie (f)	tache (f) rubis
Angina (f) pectoris (AP)	angine (f) de poitrine (AP), angor (m)
Angiografie (f), digitale	angiographie (f) numérique
angrenzend	adjacent/e
Angst (f)	angoisse (f), peur (f), anxiété (f)
ängstlich	anxieux/anxieuse
Angststörung (f)	troubles (mpl) anxieux
Anionen (npl), nicht gemessene	anions (mpl) non mesurés
Anionlücke (f)	trou (m) anionique
Anorexia (f) nervosa	anorexie (f) mentale (AM)
Anpassungsfähigkeit (f)	adaptivité (f)
Ansammlung (f)	accumulation (f)
anschwellen	renfler
ansteckend	infectieux/infectieuse
Anstieg (m)	augmentation (f), ascension (f)
Anstrengung (f), körperliche	effort (m), exercice (m) physique
anstrengungsbedingt	concomitant d'un effort
Antiemese (f)	thérapie (f) antiémétique
Antigennachweis (m)	détection (f) des antigènes
Antikörpernachweis (m)	détection (f) des anticorps
Antimykotikum (n)	antifongique (m)
Antrieb (m)	initiation (f), énergie (f) vitale
antriebsarm	perte (f) de l'élan vital
Antriebsarmut (f)	manque (m) d'impulsion
antriebsgehemmt	inhibition (f) de l'énergie
antriebsgesteigert	augmentation (f) de l'énergie
Anus (m) praeter	anus (m) artificiel
Anwendung (f), zulassungsüberschreitende („Off-Label-Use“)	utilisation (f) hors de l'autorisation de mise sur le marché (AMM)
Anzeichen (n)	indice (m)
anziehen, sich	se rhabiller
Aortenbogen (m)	crosse (f) aortique
Aortenisthmusstenose (f)	obstruction (f) du carrefour aortique
Aortenklappe (f)	valvule (f) aortique
Aortenklappeninsuffizienz (f)	insuffisance (f) de la valve aortique
Aortenklappenstenose (f)	rétrécissement (m) aortique

Apgar-Index (m)	cotation (f) d'Apgar
Apotheke (f)	pharmacie (f)
Apotheker/in (m/f)	pharmacien/ne (m/f)
Appetitverlust (m)	perte (f) d'appétit
Arbeitsmedizin (f)	médecine (f) du travail
Arbeitsunfähigkeit (f)	incapacité (f) de travail
Arm-/Beinvorhalteversuch (m)	manœuvre (f) de Barré
Armbinde (f)	brassard (m)
Armschlinge (f)	écharpe (f)
Arterie (f)	artère (f)
Arzneimittelabhängigkeit (f)	pharmacodépendance (f)
Arzneimittel-Fachinformation (f)	résumé (m) des caractéristiques du produit (RCP)
Arzneimittelvergiftung (f)	intoxication (f) médicamenteuse
Arzt (m)/Ärztin (f)	médecin (m/f)
Arzt (m)/Ärztin (f), behandelnde/r	médecin (m/f) traitant(e)
Arzt (m)/Ärztin (f), diensthabende/r	médecin (m/f) de garde
Arzt (m)/Ärztin (f), niedergelassene/r	médecin (m/f) en cabinet
Arztbrief (m)	compte-rendu (m)
Ärztekammer (f)	Conseil (m) national de l'Ordre des médecins *France*
Arzthelfer/in (m/f)	assistant/e (m/f) médical/e
Arztzimmer (n)	bureau (m) médical
Assistenzarzt (m)/Assistenzärztin (f)	interne (m/f) *Suisse: assistant/e*
Asthma (n) bronchiale	asthme (m) bronchique
Asthmaanfall (m)	crise (f) d'asthme
Atem (m)	haleine (f)
atemabhängig	lié/e à la respiration
Atemaussetzer (m)	pause (f) respiratoire
Atembeschwerden (fpl)	troubles (mpl) respiratoires
Atemfrequenz (f) (AF)	fréquence (f) respiratoire (FR)
Atemgeräusch (n), aufgehobenes	silence (m) auscultatoire
Atemgeräusch (n), bronchiales	bruit (m) trachéo-bronchique
Atemgeräusch (n), vesikuläres	murmure (m) vésiculaire (MV)
Atemhilfsmuskulatur (f)	muscles (mpl) respiratoires accessoires
Atemlosigkeit (f)	essoufflement (m)
Atemnot (f)	détresse (f) respiratoire, dyspnée (f), mal (m) à respirer
Atemnotsyndrom (n), akutes (ARDS)	syndrome (m) de détresse respiratoire aiguë (SDRA)

Atemnotzeichen (n)	signe (m) de lutte
Atemwege (mpl)	système (m) pleuropulmonaire/respiratoire
Atemwegsbehinderung (f)	gêne (f) respiratoire
Atemwegswiderstand (m) (PAW)	résistance (f) des voies aérienne (RVA/RaW)
Atemzugvolumen (n)	volume (m) courant (VC)
Atmung (f), atmen	respiration (f), respirer
Attest (n)	certificat (m) médical
auf Höhe von	au niveau de
Aufenthalt (m)	séjour (m)
auffällig	pathologique
Auffrischimpfung (f)	rappel (m), vaccination (f) de
aufgehoben *Reflexe*	aboli/e *réflexe*
Aufhellung (f)	hypodensité (f), hyperclarté (f)
Aufklappbarkeit (f)	laxité (f)
Aufklärung (f), medizinische	clarification (f)
Aufklärungsformular (n)	formulaire (m) d'explication
Auflösung (f)	lyse (f)
Aufmerksamkeitsstörung (f)	troubles(mpl) de l'attention
Aufnahme (f)	admission (f)
Aufnahme (f), stationäre	hospitalisation (f)
Aufrichten (n)	redressement (m)
aufschneiden	inciser
aufspreizen	écarter
aufstechen	percer
Aufstoßen (n)	éructation (f), régurgitation (f)
auftragen	appliquer
Auftreibung (f)	ballonnement (m), gonflement (m), enflure (f)
Auftreten (n)	apparition (f)
Aufwachraum (m)	salle (f) de réveil
Augapfel (m)	globe (m) oculaire
Auge/n (n/pl)	œil (m), yeux (mpl)
Augengel (n)	gel (m) oculaire
Augenheilkunde (f)	ophtalmologie (f)
Augenhintergrundspiegelung (f)	fond (m) de l'œil (FO)
Augenhöhle (f)	orbite (f)
Augeninnendruck (m)	tension (f) oculaire (TO), pression (f) intraoculaire (PIO)
Augenmuskellähmung (f)	paralysie (f) oculomotrice (POM)

Augenringe (mpl)	cernes (fpl)
Augentropfen (pl)	collyre (m)
Ausbreitung (f), Ausweitung (f)	expansion (f), diffusion (f)
Ausbreitung (f), Verbreitung (f)	topographie (f)
Ausbreitungsmuster (n)	type (m) de diffusion
Ausdehnung (f)	expansion (f)
Auseinanderklaffen (n)	déhiscence (f)
Ausfall (m)	déficit (m)
Ausfallerscheinung (f), motorisch-sensible	déficit (m) sensitivo-moteur
Ausfluss (m)	écoulement (m)
ausgeprägt	marqué/e
Ausheilung (f)	guérison (f)
Auskühlung (f)	refroidissement (m)
auslösen *Reflexe*	déclencher *réflexe*
ausrenken	déboîter
Ausriss (m)	arrachement (m)
Ausschabung (f)	curetage (m), abrasion (f)
ausscheiden	éliminer, sécréter
Ausscheidung (f)	excrétion (f), sécrétion (f), élimination (f)
Ausschlag (m)	éruption (f)
Ausschlussdiagnose (f)	diagnostic (m) d'élimination
Außenrotation (f)	rotation (f) externe,
ausstrahlend	irradiant/e
Ausstrahlung (f)	irradiation (f)
Auswirkung (f)	répercussion (f)
Auswurf (m)	crachat (m), expectoration (f), éjection (f)
Auswurfbahn (f)	voie (f) de chasse
Auswurffraktion (f)	fraction (f) d'éjection
ausziehen, sich	déshabiller, se
AV-Block (m)	bloc (m) auriculo-ventriculaire (BAV)
AV-Knoten (m)	nœud (m) auriculo-ventriculaire

B

Backe (f)	joue (f)
Bajonettfinger (m)	doigt (m) en baïonnette
Bakterium (n)	germe (m), bacille (m)
Balken (m)	corps (m) calleux

Balkenblase (f)	vessie (f) de lutte
Ballaststoffe (mpl)	fibres (fpl) alimentaires
Ballondilatation (f)	dilatation (f) artérielle par une sonde à ballonnet
Band (n)	ligament (m), bride (f)
Bänderriss (m)	rupture (f) ligamentaire
Bandscheibenvorfall (m)	hernie (f) discale
Bariumbreischluck (m)	transit (m) baryté
Barrett-Ösophagus (m)	endobrachyœsophage (m) (EBO)
Basalganglien (npl)	noyaux (mpl) gris centraux, ganglions (mpl) de la base
Basaliom (n)	carcinome/épithéliome (m) basocellu-laire (CBC)
Basalmembran (f)	membrane (f) basale
Basenabweichung (f) (BA)	excès (m) de bases
Bauch (m)	ventre (m), abdomen (m)
Bauchglatze (f)	dépilation (f) abdominale
Bauchhautreflex (m)	réflexe (m) cutané abdominal
Bauchlage (f)	décubitus (m) ventral (DV)
Bauchnabel (m)	nombril (m), ombilic (m)
Bauchpresse (f)	poussée (f) abdominale
Bauchschmerzen (mpl)	douleurs (fpl) abdominales/mal (m) au ventre
Bauchspannung (f)	distension (f) abdominale
Bauchspeicheldrüse (f)	pancréas (m)
Beatmung (f)	ventilation (f)
Beatmungsbeutel (m) (Ambu®)	ballon (m), BAVU (m)
Beatmungsgerät (n)	respirateur (m)
Beckenboden (m)	plancher (m) pelvien
Beckenendlage (f) (BEL)	présentation (f) du siège
Beckenkamm (m)	crête iliaque
Bedürfnis (n)	besoin (m)
Befall (m), befallen	atteinte (f), atteindre
Befragung (f)	interrogatoire (m)
Befriedigung (f)	satisfaction (f)
Befruchtung (f)	fécondation (f), insémination (f)
Befund (m)	résultat (m)
Befund (m), klinischer	observation (f)
Befund (m), Normal-	observation (f) normale
Befund (m), pathologischer	observation (f) pathologique

Befund (m), psychopathologischer	observation (f) psychopathologique
Begleiterkrankung (f)	maladie (f) concomitante
Begleitsymptom (n)	signe (m) d'accompagnement
Begräbnis (n)	sépulture (f)
begrenzt	limité/e
Begrenzung (f)	contour (m)
begünstigt	favorisé/e
Begutachtung (f)	inspection (f)
Behaarung (f)	pilosité (f)
Behaarungstyp (m)	type (m) de pilosité
Behälter (m)	récipient (m)
Behandlung (f), medikamentöse	médication (f), traitement (m) (ttt)
Behandlungskosten (pl)	frais (mpl) médicaux
Behandlungsverzicht (m), Therapieverzicht (m), Therapieabbruch (m)	renoncement (m) thérapeutique
behindern	gêner
beidseits (bds)	des deux côtés (ddc)
Bein (n)	jambe (f)
Beinödeme (npl)	œdèmes (mpl) des membres inférieurs (OMI)
Beinprothese (f)	jambe (f) artificielle
Belag (m)	plaque (f), revêtement (m)
Belastung (f)	effort (m), charge (f)
Belastungsangina (f)	angor (m) d'effort
Belastungstest (m)	épreuve (f) d'effort
belegt, *Zunge*	saburral, e *langue*
Belüftung (f) *Lunge*	aération (f) *poumon*
Benommenheit (f)	obnubilation (f)
Beratung (f)	conseil (m)
Beratung (f), psychosoziale	soutien (m) psychosocial
Bereich (m)	région (f)
Bereitschaftsdienst (m)	service (m) d'astreinte
bersten	éclater
Berstungfraktur (f)	fracture (f) par éclatement
Beruf (m)	métier (m), profession
Berufskrankheit (f)	maladie (f) professionnelle
Berufsunfähigkeit (f)	incapacité (f) professionnelle
beruhigen	rassurer
Beruhigungsmittel (n)	calmant (m), sédatif (m)
Berührungsempfindung (f)	sensibilité (f) tactile

beschleunigt	accéléré/e
Beschwerde (f)	plainte (f), trouble (m)
Besserung (f)	amélioration (f), rétablissement (m)
Bestimmung (f)	détermination (f)
Bestrahlung (f)	irradiation (f), radiothérapie (f)
Besucher (m)	visiteur (m)
Betreuung (f)	soins (mpl)
Bettlägerigkeit (f)	alitement (m)
bettlägrig	grabataire
Bettpfanne (f)	bassin (m) de lit
Bettruhe (f)	repos (m)
beugen	fléchir, plier, incliner
Beuger (m)	fléchisseur (m), muscle (m) fléchisseur
Beule (f)	bosse (f)
beurlauben	mettre en disponibilité
Beurlaubung (f)	mise en disponibilité, congé (m)
Beurteilung (f)	appréciation (f)
Beweglichkeit (f)	mobilité (f)
Beweglichkeit (f), übermäßige	laxité (f)
Bewegung (f), überschießende	hypermétrie (f)
Bewegungen (fpl), unwillkürliche	mouvements (mpl) involontaires
Bewegungsapparat (m)	appareil (m) locomoteur
Bewegungsarmut (f)	pauvreté (f) des gestes, bradykinésie (f)
Bewusstsein (n)	conscience (f), connaissance (f)
Bewusstseinsstörungen (fpl)	troubles (mpl) de la conscience
Bewusstseinsverlust (m)	perte (f) de connaissance
biegen	plier, infléchir
Bildgebung (f)	imagerie (f)
bimmeln, klirren	tinter
Binde (f), Damenbinde *Hygiene*	garniture (f), serviette (f) hygiénique
Bindegewebe (n)	tissu (m) conjonctif
Bindehaut (f)	conjonctive (f)
Bindehautrötung (f)	hyperémie (f) conjonctivale
Bizeps (m)	biceps (m) brachial
Bizepssehnenreflex (m) (BSR)	réflexe (m) bicipital
Blähungen (fpl)	flatulence (f), gaz (mpl)
Bläschen (n)	vésicule (f)
Blase (f)	vessie (f), ampoule (f) *fam.*
Blasenentzündung (f)	cystite (f)

Blasenkatheter (m)	sonde (f) urinaire
Blasensprung (m) (BS), vorzeitiger	rupture (f) prématurée de la poche des eaux
blasig	bulleux/bulleuse
blass/bleich	pâle, terreux/se
Bleischürze (f)	tablier (m) de protection
Bleivergiftung (f)	saturnisme (m)
blenden	éblouir
Blickstarre (f)	fixité (f) du regard
Blinddarm (m)	appendice (m)
Blindheit (f)	cécité (f)
blinzeln	cligner des yeux
blitzartig	foudroyant/e, fulgurant/e
Blut (n)	sang (m)
Blutausstrich (m)	étalement (m) de sang, frottis (m) sanguin
Blutbild (n) (BB)	numération (f) formule sanguine (NFS)
Blutdruck (m), arterieller	tension (f) artérielle (TA)
Blutdruckentgleisung (f)	poussée (f) d'hypertension artérielle
Blutdruckmessgerät (n)	tensiomètre (m), appareil à tension artérielle
Blutdruckmessung (f)	mesure (f) de la pression/tension artérielle
bluten	saigner
Blütenstaub (m)	pollen (m)
Blutentnahme (f)	prise (f) de sang (PdS), prélèvement (m) sanguin
Bluterbrechen (n)	hématémèse (f)
Bluterguss (m)	hématome (m)
Blutfluss (m), zerebraler	débit (m) sanguin cérébral
Blutgasanalyse (f) (BGA)	gaz (m) du sang (GDS), gaz(ométrie) (f) artérielle
Blutgerinnsel (n)	caillot (m)
Blutgerinnung (f)	coagulation (f) sanguine
Blutgruppe (f)	groupe (m) sanguin
Blutgruppenbestimmung (f)	groupage (m) sanguin
Blut-Hirn-Schranke (f)	barrière (f) hémato-encéphalique
Bluthochdruck (m)	hypertension (f) artérielle (HTA)
Bluthusten (m)	hémoptysie (f)
blutig	sanguin/e
Blutkörperchen (n), rotes	globule (m) rouge (GR), érythrocyte (m), hématie (f)

Blutkultur (f)	hémoculture (f), séroculture (f)
Blutplasmatransfusion (f) (fresh frozen plasma, FFP)	transfusion (f) de plasma frais congelé (PFC)
Blutsenkungsgeschwindigkeit (f) (BSG)	vitesse (f) de sédimentation (VS)
Blutspende (f)	don (m) du sang
Blutspiegel (m)	taux (m) sanguin
Blutstuhl (m)	selles (fpl) sanglantes, méléna (m)
Bluttransfusion (f)	transfusion (f) sanguine
Blutung (f)	saignement (m), hémorragie (f)
Blutungszeit (f)	temps (m) de saignement (TS)
Blutwerte (mpl)	constante (f) sanguine
Blutzucker (m)	glycémie (f)
Brachioradialisreflex (m) (BRR)	réflexe (m) stylo-radial
Brachytherapie (f)	curiethérapie (f)
Brandblase (f) *Haut*	bulle (f)
bräunlich	brunâtre
Brechreiz (m)	envie (f) de vomir
breiig	pultacé/e
Breite (f)	largeur (f)
brennen	brûler
Brennen (n) beim Wasserlassen	brûlure (f) mictionnelle
brennend	brûlant/e
bretthart *Bauch*	ventre (m) de bois
Bridenstriktur/-ileus (f/m)	sténose (f) cicatricielle
Brille (f)	lunettes (fpl)
Brillengestell (n) zur Probe	monture (f) d'essai
Bronchialkarzinom (n), kleinzelliges	carcinome (m) à petites cellules du poumon
Bronchiektase (f)	bronchectasie (f), dilatation (f) des bronches
Bronchoskopie (f)	fibroscopie (f) bronchique
Bruch (m)	cassure (f), fracture (f)
brüchig	cassant/e
Bruchstück (n)	fragment (m)
Brücke (f) *Gehirn*	pont (m), protubérance (f) annulaire, pont de Varole
Brummen (n)	ronchus (m)/ronchi (mpl), râles (mpl) bronchiques
Brust (f)	poitrine (f), sein (m)
Brustkorb (m)	cage (f) thoracique, torse (m)
Brustwand (f)	paroi (f) thoracique

Buggy (m), Kinderwagen (m)	poussette (f)
Bulimie (f)	hyperphagie (f)
Butterfly (m)	ailette (f)
Bypass (m)	pontage (m)
Venenthrombose (f), tiefe (TVT)	thrombose (f) veineuse profonde (TVP)

C

Chefarzt/ärtzin (m/f)	chef/fe (m/f) de service, médecin (m/f) chef
Chemotherapie (f)	chimiothérapie (f)
Chirurgie (f) am offenen Herzen	chirurgie (f) à coeur ouvert
Cholangiografie (f), perkutane transhepatische	cholangiographie (f) percutanée transhépatique (CPT)
Cholangiopankreatikografie (f), endoskopische retrograde (ERCP)	cholangiographie (f) pancréatique rétrograde endoscopique (CPRE)
Cholesterin (n)	cholestérol (m)
Chorionzottenbiopsie (f)	prélèvement (m) de villosités choriales
chronisch	chronique
Cimino-Shunt (m)	fistule (f) artério-veineuse
Circulus (m) arteriosus Willisi	hexagone (m) de Willis, polygone (m) artériel de Willis
Cochlea (f)	cochlée (f)
Cochlea-Implantat (n)	implant (m) cochléaire
Colitis (f) ulcerosa (CU)	Colite (f) ulcéreuse, rectocolite hémorragique (RCH)
Computertomografie (f) (CT)	scanner (m), tomodensitométrie (f) (TDM)
Concha (f) nasalis	cornet (m) nasal
Corda (f) tympani	corde (f) du tympan
Corti-Organ (n)	organe (m) de Corti
Crush-Syndrom (n)	syndrome (m) d'écrasement

D

Dammriss (m)	déchirure (f) périnéale
Dammschnitt (m)	épisiotomie (f)
Darm (m)	intestin (m)
Darmgeräusche (npl)	bruits (mpl) hydroaériques (BHA)
Darmspülung (f)	lavement (m)
Darmverschluss (m)	occlusion (f) intestinale

Darstellung (f)	exploration (f), présentation (f), visualisation (f)
Daten (pl), persönliche	renseignements (mpl) personnels
Dauerdrainage (f)	drain (m) à demeure
Dauerkatheter (m)	sonde (f) à demeure
Daumen (m)	pouce (m)
Defekt (m)	tare (f), érosion (f)
Defibrillation (f)	choc (m) électrique externe (CEE)
Defibrillator (m)	défibrillateur (m)
Degeneration (f)	dégénérescence (f)
Dehnbarkeit (f)	extensibilité (f), ductibilité (f)
Dehnungssonde (f)	bougie (f)
Dehydrierung (f)	déshydratation (f)
Dekubitus (m)	escarre (f)
Demenz (f)	démence (f)
Dengue-Fieber (n)	fièvre (f) rouge
Denkinhalt (m)	contenu (m) de la pensée
Denkstörung (f), formale	trouble (m) du cours de la pensée
Denkvermögen (n)	faculté (f) de penser
Dermatitis (f), atopische	dermatite (f) atopique (DA), eczéma (m) atopique
Desinfektionsmittel (n)	désinfectant (m)
Desorientierung (f), zeitliche und örtliche	désorientation (f) temporo-spatiale (DTS)
deutlich	net/te
Diabetes (m) mellitus	diabète (m)
Diagnose (f)	diagnostic (m)
Dialysat (n)	bain (m) de dialyse
Dialyseflüssigkeit (f)	bain (m) de dialyse
Diastolikum (n) *Herzgeräusch*	souffle (m) diastolique
Diät (f)	régime (m)
Diätassistent/in (m/f)	diététicien/ne (m/f)
dick	épais/épaisse
Dickdarm (m)	côlon (m)
Dicke (f)	épaisseur (f)
Dienst (m)	garde (f)
diensthabend	de garde
Dienstzimmer (n)	bureau (m) médical
Differentialblutbild (n)	formule (f) leucocytaire
Diffusion (f)	transfert (m) diffusif

Diktiergerät (n)	dictaphone (m)
Dislokation (f)	dislocation (f), déplacement (m)
Dissektionsklemme (f)	pince (f) à dissection, dissecteur (m)
distaler Tubulus (m)	tube (m) contourné distal (TCD)
Diurese (f), postobstruktive	syndrome (m) de levée d'obstacle (SLO)
Diuretika (npl), kaliumsparende	diurétiques (mpl) épargneurs de potassium (DEK)
Doktorarbeit (f)	thèse (f)
Doppelkontrastdarstellung (f)	radio(graphie) (f) en double contraste
doppelt	double
Dornfortsatz (m)	apophyse (f) épineuse
Dosierung (f)	posologie (f), dosage (m)
Dosisbestimmung (f)	dosage (m)
Douglas-Raum (m)	cul-de-sac (m) de Douglas
Drahtzug (m)	broche (f) d'extension
Drainagenentfernung (f)	déméchage (m)
Drang (m)	besoin (m)
Dranginkontinenz (f)	incontinence (f) par impériosité
Dreitagefieber (n)	roséole (f)
Dreiwegehahn (m)	robinet (m) à trois voies
Drillinge (pl)	triplés (mpl)
Drogensüchtigkeit (f)	toxicomanie (f)
Druck (m)	pression (f)
Druckbelastung (f)	surcharge (f) en pression
drückend	pesant/e, oppressant/e
Druckgefühl (n)	pesanteur (f)
druckschmerzhaft	sensible à la palpation/pression
Druckstelle (f)	escarre (f)
Druckverband (m)	bandage (m) compressif
Drüse (f)	glande (f)
Ductus (m)	conduit (m), canal (m)
Ductus (m) arteriosus Botalli	canal (m) artériel
Ductus (m) pancreaticus major	canal (m) pancréatique de Wirsung
dumpf	oppressant/e, sourd/e
dunkel	foncé/e
Dünndarm (m)	intestin (m) grêle, grêle (m)
Dura (f) mater	dure-mère (f)
Durchblutung (f), durchblutet	perfusion (f) sanguine, vascularisé/e
Durchblutung (f), zerebrale	perfusion (f) cérébrale (PC)

Durchblutungsstörung (f)	troubles (mpl) de la circulation
Durchbruch (m)	perforation (f)
durchdringen	pénétrer
Durchfall (m)	diarrhée (f)
Durchfluss (m)	débit (m)
durchführen	effectuer
Durchgangssyndrom (n) (HOPS)	syndrome (m) transitionnel
Durchleuchtung (f)	radioscopie (f), transillumination (f)
Durchmesser (m)	diamètre (m)
Durchschlafstörungen (fpl)	réveils (mpl) nocturnes
Durchuntersuchung (f)	bilan (m) de santé
Durst (m)	soif (f)
Durstversuch (m)	test (m) de privation d'eau

E

Echinokokkose (f)	hydatidose (f)
echoarm	hypoéchogène
Effloreszenz (f)	lésion (f) élémentaire
Eierstock (m)	ovaire (m)
Eigenblutspende (f)	autotransfusion (f)
Eigengefährdung (f)	autoaggressivité (f)
Eileiterschwangerschaft (f)	grossesse (f) tubaire
einbluten	s'extravaser
eincremen mit	enduire de
eindringen	pénétrer
Einelternfamilie (f)	famille (f) monoparentale
eingeschränkt *Beweglichkeit*	restreint/e *motricité*
eingewachsen	incarné
Eingriff (m)	intervention (f), manipulation (f)
Einklemmen (n)	pincement (m), serrage (m)
einklemmen *Finger*	se coincer *les doigts*
Einklemmung (f) *Gehirn*	engagement (m) cérébral
Einlauf (m)	lavement (m)
Einnahme (f) *Medikamente*	prise (f), ingestion (f)
einrenken, einrichten	réduire
Einriss (m)	déchirure (f), fissure (f), lacération (f)
einschlafen	endormir

Einschlafstörungen (fpl)	difficultés (fpl) d'endormissement
Einschmelzung (f)	fonte (f)
einschmieren	lubrifier, enduire
einschneiden	inciser
Einstellreflex (m), oraler	réflexe (m) de recherche
Einweisungsgrund (m)	motif (m) d'hospitalisation (MDH)
einwilligen	consentir à qc.
Einzelniere (f)	rein (m) unique
Einziehung (f) *Haut*	rétraction (f) *peau*
Einziehung (f), interkostale	tirage (m) intercostal (TIC)
eisenhaltig	martial/e, ferrique
Eisenmangelanämie (f)	anémie (f) par carence martiale, anémie (f) ferriprive
Eiter (m)	pus (m)
Eiterblase (f)	pustule (f)
eitern, eitrig	suppurer, purulent/e
Eiweiß/Kreatinin-Quotient (m)	rapport (m) protéinurie/créatinine urinaire (RPC)
Eiweißelektrophorese (f)	électrophorèse (f) des protéines (sériques) (EPS)
EKG-Gerät (n)	moniteur (m) ECG
Elektrokardiogramm (n) (EKG)	électrocardiogramme (m) (ECG)
Elektrolytlösung (f)	cristalloïdes (mpl), solutés (mpl) électrolytiques
Elektrolytstörung (f)	déséquilibre (m) électrolytique
Elektroschocktherapie (f)	sismothérapie (f), *sismo*
Ellenbogen (m)	coude (m)
Embolus (m)	embol (m)
Embryo (m)	embryon (m)
Empfang (m)	accueil (m)
Empfänger (m)	receveur (m)
empfinden	sentir, ressentir
Empfindlichkeit (f)	sensibilité (f)
empfindsam, feinfühlig	émotif/ve
Empfindung (f)	sensation (f), sentiment (m)
enddiastolisch/systolisch	télédiastolique/systolique
Endoskop (n)	endoscope (m)
Endoskopie (f)	fibroscopie (f), endoscopie (f)
Endothel (n)	endothélium (m)
Endothelzellen (fpl)	cellules (fpl) endothéliales

Energieaufnahme (f)	apport (m) énergétique
eng	étroit/e
Enge (f)	détroit (m), angor (m)
Engwinkelglaukom (n)	glaucome (m) à angle fermé
Entbindung (f)	accouchement (m)
entfärbt	décoloré/e
entgleisen	échapper
Entgleisung (f)	décompensation (f)
enthalten	contenant
entkleiden	dévêtir, déshabiller, se
Entladung (f)	décharge (f)
entlassen	licencier, congédier, sortir de l'hôpital
Entlassung (f) *eines Patienten*	sortie (f) *d'un patient*
Entlastung (f)	décharge (f)
Entlastungsschnitt (m)	incision (f) de décharge
entleeren	vider
entspannen	détendre
Entwicklung (f), körperliche	développement (m) staturo-pondéral
Entzug (m)	sevrage (m), privation (f)
Entzugssyndrom (n)	syndrome (m) de sevrage
Entzündung (f), entzündet	inflammation (f), enflammé/e
Epiduralhämatom (n)	hématome (m) extra-dural (HED)
Epikutantest (m)	épidermoréaction (f)
Epiphyse (f)	glande (f) pinéale
Epiphysenlösung (f)	décollement (m) épiphysaire
Epithel (n)	épithélium (m)
Erbkrankheit (f)	maladie (f) héréditaire
Erblindung (f)	cécité (f)
erbrechen	vomir
Erektionsstörungen (fpl)	troubles (mpl) de l'érection
Ergebnis (n)	résultat (m)
Erguss (m)	épanchement (m)
erhaben	saillant/e, en relief
Erhaltungstherapie (f)	traitement (m) d'entretien
erhöht	augmenté/e, élevé/e
erholen, sich	rétablir, se
Erholung (f)	régénération (f)
Erinnerung (f)	rappel (m)
erkälten, sich	enrhumer, s'

Erkältung (f)	rhume (m), refroidissement (m)
Erkrankung (f)	maladie (f), affection (f)
Erleichterung (f)	soulagement (m)
erloschen *Reflex*	aboli/e *réflexe*
Ermüdungsfraktur (f)	fracture (f) de fatigue
Ernährung (f), parenterale	gavage (m)
Ernährungszustand (m) (EZ)	état (m) nutritionnel
Erneuerung (f), Verlängerung (f) *räumlich*	renouvellement (m), prolongement (m) *dans l'espace*
erniedrigt	abaissé/e
Eröffnungsphase (f) *Gynäkologie*	engagement (m)
erregbar	irritable
Erregbarkeit (f)	émotivité (f)
Ersatzkreislauf (m)	voie (f) de suppléance
Erscheinung (f)	apparence (f)
erschlaffen *Muskel*	relâcher, se *muscle*
erschöpft	épuisé/e
Erschütterung (f)	ébranlement (m)
erstarrt *Gesicht*	figé *visage*
Erste Hilfe (f)	premier secours (m), premiers soins (mpl)
Erstgeburt (f)	primiparité (f)
ertragen	subir, supporter
Erwachen (n)	éveil (m)
Erwerbsunfähigkeit (f)	incapacité (f) de gain
Erythema (n) exsudativum multiforme	érythème (m) polymorphe
Erythema (n) infectiosum	mégalérythème (m) épidémique
Erythema (n) nodosum	érythème (m) noueux
Erythrozyt (m) (Ery)	globule (m) rouge (GR)
Erythrozytenzylinder (m)	cylindre (m) érythrocytaire
Esslöffel (m)	cuillière (f) à soupe
Exanthema (n) subitum	roséole (f)
Extrasystole (f), supraventrikuläre (SVE)	extrasystole (f) auriculaire (ESA)
Extrauteringravidität (f) (EUG)	grossesse (f) extra-utérine (GEU)
Extremität (f)	membre (m)
Exzision (f)	exérèse (f)

F

Facharzt (m)/Fachärztin (f) *mit abgeschlossener Promotion*	médecin (m/f) thésé/e
Facharztausbildung (f)	internat (m)
fahl	livide
fallen	tomber
Fallhand (f)	main (f) en col de cygne, main (f) tombante
Falte (f)	pli (m), ride (f)
Familienanamnese (f)	antécédents (ATCD, mpl) familiaux
Familienverhältnis (n)	contexte (m) socio-familial
Farbdoppler (m)	doppler (m) couleur
farbenblind	daltonien/ne
Farbsehen (n)	vision (f) des couleurs
Farmerlunge (f)	poumon (m) de fermier (PF)
Fassthorax (m)	thorax (m) en tonneau
Fasszange (f)	pince (f) à griffes
fasten	jeûner
Fasziennaht (f)	suture (f) aponévrotique
Faust (f)	poing (m)
Faustschlag (m), präkordialer	coup (m) de poing sternal
Fazialisparese (f)	paralysie (f) faciale (PF)
Fehlbelastung (f)	malmenage (m)
Fehlbildung (f)	déformation (f), malformation (f)
Fehlernährung (f)	malnutrition (f)
Fehlgeburt (f)	fausse couche (f)
Fehlstellung (f)	écart (m), malposition (f)
Feinnadelpunktion (f)	ponction (f) cytologique à l'aiguille fine
Femoralhernie (f)	hernie (f) crurale (HC)
Femurkopfnekrose (f)	ostéonécrose (f) de la tête fémorale
Fernmetastase (f)	métastase (f) à distance
Ferse (f)	talon (m)
Fersengang (m)	marche (f) sur les talons
Fertilisation (f) in vitro	fécondation (f) in vitro (FIV)
fest	ferme, solide
fetal	fœtal/e
Fett (n)	graisse (f)
fett, fettig	gras/se, graisseux/graisseuse
Fettgewebe (n)	tissu (m) adipeux
Fettleber (f)	stéatose (f) hépatique

fettlöslich	liposoluble
Fettstuhl (m)	stéatorrhée (f)
Fetus (m), Fet	fœtus (m)
feucht	humide
Feuchtigskeitscreme (f)	crème (f) hydrante
Fibula (f)	péroné (m), fibula (f)
Fieber (n)	fièvre (f), température (f)
Fieber (n) messen	prendre la température
Fieber (n) unbekannter Ursache	fièvre (f) d'étiologie inconnue
Fieber (n), rheumatisches	rhumatisme (m) articulaire aigu (RAA)
Filtration(srate) (f) (GFR), glomeruläre	filtration (f) glomérulaire (FG), débit (m) de filtration glomérulaire (DFG)
Filtrationsdruck (m), glomerulärer	pression (f) de filtration glomérulaire (PFG)
Fimbrie (f)	frange (f)
Finger (m)	doigt (m)
fingerbreit	largeur (f) de doigt(s)
Fingerglied (n)	phalange (f)
Fingerling (m)	doigtier (m)
Finger-Nase-Versuch (m)	épreuve (f) doigt-nez
Fingerzählen (n)	compter les doigts (mpl)
Fischwirbel (m)	vertèbre (f) aplatie-concave
Fissur (f)	fente (f), scissure (f)
Fistel (f)	fistule (f)
Fistel (f), AV-	fistule (f) artério-veineuse
flach	plan/e
flächig	en nappe
Flanke (f)	flanc (m)
Flankenschmerz (m)	douleur (f) au niveau des flancs
Fleck (m)	tache (f), macule (f), plaque (f), bouton (m)
Fleck (m), blauer	bleu (m)
Fleck (m), blinder	tache (f) aveugle
Flecken (mpl), schwarze, vor den Augen	mouches (fpl) volantes, taches (fpl) noires
Flexur (f)	angle (m)
flüchtig	fugace
Fluor (m) albus	leucorrhée (f)
flüssig	liquide
Flüssigkeit (f)	fluide (m), liquide (m)
Flüssigkeitsaustausch (m)	échange (m) liquidien

Flüssigkeitsverlust (m)	perte (f) de liquide
flüstern	chuchoter
Foetor (m) ex ore	haleine (f) fétide
Fokus (m)	foyer (m)
Folge (f)	suite (f), séquelle (f)
Folgeerscheinung (f)	séquelle (f)
Folsäure (f)	acide (m) folique
Foramen (n) magnus	trou (m) occipital
forschen	faire de la recherche
Forscher (m)	chercheur (m)
Forschung (f)	recherche (f)
Fortbildung (f)	formation (f)
fortgeschritten	avancé/e
fortschreitend	progressif/ve
Fraktur (f)	fracture (f)
Fraktur (f), dislozierte	fracture (f) déplacée
Fraktur (f), geschlossene	fracture (f) fermée
Fraktur (f), offene	fracture (f) ouverte
freimachen *Körper*	dévêtir, déshabiller, se
Fremdbeeinflussung (f), subjektive *Wahn*	automatisme (m) mental
fremdeln	avoir peur de l'étranger
Fremdgefährdung (f)	hétéroaggressivité (f)
Fremdkörper (m)	corps (m) étranger (CE)
Fremdkörperaspiration (f)	inhalation (f) de corps étranger
Fremdreflexe (mpl)	réflexes (mpl) cutanés (RC)
Frist (f)	délai (m)
fröhlich	gai/e
Frösteln (n)	frissonnement (m)
Fruchtblase (f)	poche (f) des eaux
Fruchtwasser (n)	liquide (m) amniotique
Früherkennung (f)	dépistage (m) précoce
Frühgeborene (n) (FG)	prématuré (m), préma
Frühgeburt (f)	accouchement (m) prématuré
Frühgeburtsrisiko (n)	menace (f) d'accouchement prématuré (MAP)
frühzeitig	précoce
fühlen	sentir, ressentir
Fundusstand (m)	hauteur (f) utérine (HU)
Funktionseinschränkung (f)	impotence (f) fonctionnelle

fürchten	redouter, craindre
furchtsam	craintif/ve
Furunkel (m/n)	furoncle (m)
Fuß (m)	pied (m)
Fußdeformität (f)	pied (m) bot
Fußfortsätze (mpl) der Podozyten	pédicelles (mpl) des podocytes
Fußgewölbe (n)	voûte (f) plantaire, courbure (f) du pied
Fußpilz (m)	mycose (f) du pied
Fußrücken (m)	dos (m) du pied
Fußsohle (f)	plante (f) du pied

G

Gähnen (n), gähnen	bâillement (m), bâiller
Galle (f)	bile (f)
Gallenblase (f)	vésicule (f) biliaire
Gallenkolik (f)	colique (f) hépatique
Gallenstein (m)	calcul (m) biliaire
Gallensteinleiden (n)	lithiase (f) biliaire
Gallenwege (mpl)	voies (fpl) biliaires (VB)
Gang (m)	démarche (f), marche (f), méat (m) *anat*
Gang (m), breitbeiniger/ataktischer	élargissement (m) du polygone de sustentation, démarche (f) pieds écartés
Gang (m), kleinschrittiger	démarche (f) à petits pas
Gang (m), unsicherer	démarche (f) mal assurée
Ganglion (n)	ganglion (m)
Gasbrand (m)	gangrène (f) gazeuse
Gasthörerin (m/f)	auditeur (m)/auditrice (f) libre
Gastrointestinalblutung (f) (GIB)	hémorragie (f) digestive (HD)
Gastrointestinaltrakt (m) (GIT)	système (m) digestif (SD) (dig)
Gaumen (m)	palais (m)
Gaumenmandel (f)	amygdale (f) palatine
Gebärmutter (f)	utérus (m)
Gebiss (n), künstliches	dentier (m)
gebläht	ballonné/e
Geburt (f)	accouchement (m), naissance (f)
Geburtenanzahl (f)	parité (f)
Geburtseinleitung (f)	déclenchement (m) du travail

Geburtsgewicht (n)	poids (m) de naissance
Geburtshelfer/in (m/f)	obstétricien/ne (m/f), accoucheur (m)/ accoucheuse (f)
Geburtshilfe (f)	obstétrique (f)
Geburtslage (f)	présentation (f)
Geburtswehen (fpl)	travail (m), contractions (fpl)
Geburtszange (f)	forceps (m)
Gedächtnis (n), Gedächtnis-	mémoire (f), mnésique
Gedächtnisstörungen (fpl)	troubles (mpl) de la mémoire
gedämpft	assourdi/e
Gedanke (m)	pensée (f)
Gedankenabreißen (n)	barrage (m)
Gedankenarmut (f)	pauvreté (f) de la pensée
Gedankenausbreitung (f)	pensée (f) divulguée
Gedankendrängen (n)	pensée (f) automatique, tachypsychie (f)
Gedankeneingebung (f)	automatisme (m) mental, pensées (fpl) imposées
Gedankenentzug (m)	vol (m) de la pensée
Gedankenflut (f), inkohärente	mentisme (m)
Gedankenhemmung (f)	pensée (f) inhibée, bradypsychie (f)
Gefäß (n)	vaisseau (m), récipient (m)
Gefäßverschluss (m)	oblitération (f) artérielle
Gefäßzugang (m)	abord (m) vasculaire
geformt	moulé/e
Gefühl (n)	sentiment (m), sensation (f)
Gehalt (m)	teneur (f)
gehemmt	inhibé/e
Gehirn (n)	cerveau (m)
Gehirnerschütterung (f)	commotion (f) cérébrale
Gehör (n)	ouïe (f)
Gehörgang (m)	conduit (m) auditif, méat (m) acoustique
Gehversuch (m)	étude (f) de la marche
geistig	mental/e
gelähmt	paralytique, paralysé/e
Gelbkörper (m)	corps (m) jaune
gelblich	jaunâtre
Gelenk (n), Gelenks-	articulation (f), articulaire
Gelenkbluterguss (m)	hémarthrose (f)
Gelenkerguss (m)	épanchement (m) articulaire

Gelenkschmerzen (mpl)	arthralgie (f)
Gelenkversteifung (f)	raideur (f) articulaire
Generikum (n), Nachahmerpräparat (n)	générique (m)
Genick (n)	nuque (f)
Gerichtsmedizin (f)	médecine (f) légale
Gerinnung (f)	hémostase (f)
gerötet, entzündlich	érythémateux/érythémateuse
Gerstenkorn (n)	orgelet (m)
Geruchssinn (m), Geruch-	odorat (m), olfactif/ve
Gesamteindruck (m)	impression (f) générale
Gesäß (n)	fesses (fpl)
Geschicklichkeit (f)	habilité (f) manuelle
geschieden	divorcé/e
Geschlecht (n)	sexe (m)
Geschlechtskrankheit (f) (STD), *sexually transmissed disease*	maladie (f) sexuellement transmissible (MST)
Geschlechtsreife (f)	maturité (f) sexuelle
Geschlechtsverkehr (m)	rapport (m) sexuel
Geschmack(ssinn) (m), Geschmack-	goût (m), gustatif/ve
geschwollen	enflé/e, gonflé/e
Geschwür (n)	exulcération (f), ulcération (f), ulcère (m)
Gesicht (n)	face (f)
Gesichtsausdruck (m)	faciès (m)
Gesichtsfeld (n)	champ (m) visuel (CV)
Gesichtsfelddefekt (m)	lacune (f) du champ visuel
Gesichtslage (f)	présentation (f) de la face
gespannt	tendu/e
Gesprächstherapie (f)	psychothérapie (f) de soutien
gesteigert	augmenté/e, exagéré/e, accru/e
gestielt	pédiculé/e
Gestik (f)	gesticulation (f)
gestreift	strié/e
gesund	sain/e, en bonne santé
Gesundheit (f)	santé (f)
Gesundheitszeugnis (n)	certificat (m) de santé
getrennt	séparé/e
Gewalt (f), psychische	cruauté (m) mentale
Gewebe (n)	tissu (m)
Gewicht (n), Gewichts-	poids (m), pondéral/e

Gewichtskontrolle (f)	contrôle (m) du poids
Gewichtsverlust (m)	perte (f) de poids
Gewichtszunahme (f)	prise (f) de poids
Gewohnheit (f)	habitude (f)
Gicht (f)	goutte (f)
Gichtknoten (m)	nodosité (f) goutteuse
Giemen (n)	sibilance (f), râles (mpl) sibilants
Giftigkeit (f), giftig	toxicité (f), toxique
Gips (m)	plâtre (m)
Gipsschiene (f)	attelle/gouttière (f) plâtrée
Gipsverband (m)	bandage (m) plâtré
Glasgow-Coma-Scale (f)	échelle (f) de Glasgow
Glaskörper (m)	corps (m) vitré
Glasspatel (m)	spatule (f) en verre
glatt	lisse
Gleichgewicht (n)	équilibre (m)
Gleichgewichtsprüfung (f)	épreuve (f) vestibulaire
Gleichgewichtsstörungen (fpl)	troubles (mpl) de l'équilibre
Gleithernie (f), axiale	hernie (f) hiatale par glissement
Gleitmittel (n)	lubrifiant (m)
Glenoid (n)	glène (f)
Glied (n), männliches	pénis (m), verge (f)
Glimmstängel (m), Kippe (f) *ugs.*	clope (f) *fam.*
Glomerulonephritis (f), rapid progressive (RPGN)	glomérulonéphrite (f) rapidement progressive (GNRP)
Glomerulosklerose (f), fokal segmentale (FSGS)	glomérulosclérose (f) segmentaire et focale (GSF)
Glukosetoleranztest (m) (GTT)	épreuve (f) de tolérance au glucose (ETG)
Gluteus (m) maximus	grand fessier (m), muscle (m) grand fessier
Gluteus (m) medius	moyen fessier (m), muscle (m) moyen fessier
Goldstandard (m)	examen (m) de référence
Grad (m)	degré (m)
Graft-versus-host-Reaktion (f)	réaction (f) greffe contre hôte
Granulozyten (mpl)	polynucléaires (mpl) (PN)
gräulich	grisâtre
Greifen (n), greifen	préhension (f), saisir
Greifreflex (f)	réflexe (m) d'agrippement, grasping (m)
Grenze (f)	limite (f)
Größe (f)	taille (f)

Größen- und Gewichtsrückstand (m)	retard (m) staturo-pondéral (RSP)
Größenwachstum (n)	croissance (f) staturale
Größenwahn (m)	idées (fpl) délirantes de grandeur, mégalomanie (f)
Großzehe (f)	gros orteil (m)
Grübchen (n)	fossette (f)
Grübeln (n)	ruminations (fpl), ruminer
Grunderkrankung (f)	maladie (f) de base
Grundimmunisierung (f)	vaccination (f) de base
Grundumsatz (m)	métabolisme (m) de base (MB)
Grünholzfraktur (f)	fracture (f) en bois vert
grünlich	verdâtre
gültig	valide
gutartig	bénin/gne
Gymnasium (n)	lycée (m)

H

Haarausfall (m)	chute (f) de cheveux
Haare (npl)	cheveux (mpl) *tête*, poils (mpl) *corps*
haarig	pileux/pileuse
haftend	adhérent/e
Haken (m)	crochet (m)
Haken halten	tirer les pelles
halbseitig, halb	hémi-
Hals (m)	cou (m), gorge (f)
Halsabstrich (m)	prélèvement (m) oropharyngé
Halskrawatte (f)	minerve (f)
Hals-Nasen-Ohren-Heilkunde (f) (HNO)	oto-rhino-laryngologie (f) (ORL)
Halsschmerzen (mpl)	mal (m) à la gorge
Halszyste (f), laterale	kyste (m) amygdaloïde
Halszyste (f), mediale	kyste (m) du tractus thyréoglosse
Haltbarkeitsdauer (f)	durée (f) de conservation
Haltetremor (m)	tremblement (m) d'attitude
Haltung (f)	posture (f), tenue (f), attitude (f)
Hämodialyse (f)	épuration (f) extra-rénale (EER)
Hämodialysefilter (m)	dialyseur (m) à fibres capillaires
Hämodialysegerät (n)	générateur (m) d'hémodialyse

Hämoglobin (n), mittleres korpuskuläres (MCH)	teneur (m) corpusculaire moyenne en Hb (TCMH)
Hämoglobinkonzentration (f), mittlere korpuskuläre (MCHC)	concentration (f) corpusculaire moyenne en Hb (CCMH)
Hand (f)	main (f)
Handfläche (f)	paume (f)
Handgelenk (n)	poignet (m)
Handschuhe (mpl)	gants (mpl)
handschuhförmig *Sensibilitätsstörungen*	en gants *hypoesthésie*
Handwurzelknochen (mpl)	os (mpl) du carpe
Harnausscheidung (f)	diurèse (f)
Harndrang (m)	besoin (m) mictionnel (BM), envie (f) d'uriner
Harnfluss (m)	débit (m) urinaire
Harnleiter (m)	uretère (m)
Harnröhre (f)	urètre (m)
Harnsäure (f)	acide (m) urique (AU)
Harnsteinleiden (n)	urolithiase (f), néphrolithiase (f)
Harnstoff (m)	urée (f)
Harnstrahl (m)	jet (m) d'urine
Harnverhalt (m)	globe (m) vésical, rétention (f) urinaire
Harnwege (mpl)	voies (fpl) urinaires
Harnwegsinfekt (m) (HWI)	infection (f) urinaire (IU)
Hartspann (m)	gélose (f)
häufig	fréquent/e, souvent
Hausarzt (m)/Hausärztin (f)	médecin (m/f) généraliste *Canada : omnipraticien/ne*
Haut (f)	peau (f)
Hautanhangsgebilde (npl)	annexes (fpl) épidermiques
Hautausschlag (m)	éruption (f) cutanée, exanthème (m)
Hautbefund (m)	état (m) cutané
Häutchen (n)	pellicule (f)
Hauterkrankung (f)	maladie (f) de la peau
Hauterscheinung (f)	lésion (f) cutanée
Hautfalte (f)	pli (m) cutané
Hautfarbe (f)	coloration (f) cutanée
Hautkrebs (m)	cancer (m) de la peau
Hautoberfläche (f)	tégument (m)
Hautturgor (m)	pli (m) cutané
Hebamme (f)	sage-femme (f)

Heftpflaster (n)	sparadrap® (m)
Heilung (f)	guérison (f)
Heimlich-Handgriff (m)	manœuvre (f) de Heimlich
Heimtherapie (f)	traitement (m) à domicile
heiser	éraillé/e, rauque *voix*
Heiserkeit (f)	enrouement (m)
heiter	gai/e, serein/e
hell	clair/e, décoloré/e
Hemd (n)	chemise (f)
Hemianopsie (f), homonyme	hémianopsie (f) latérale homonyme (HLH)
Henle-Schleife (f), dicker/dünner Ast	anse (f) de Henle, segment large/grêle
Herd (m)	foyer (m)
Hernie (f), paraösophageale	hernie (f) hiatale par roulement
Herpes (m) zoster	zona (m)
Herzdruckmassage (f)	massage (m) cardiaque
Herzechografie (f)	échocardiographie (f)
Herzfrequenz (f) (HF)	fréquence (f) cardiaque (FC)
Herzgeräusch (n)	souffle (m) cardiaque
Herzinfarkt (m)	infarctus (m) du cœur, du myocarde
Herzinsuffizienz (f)	insuffisance (f) cardiaque
Herzkatheter (m)	cathéter (m) cardiaque
Herzklappensprengung (f)	fenestration (f) des valves cardiaques
Herzklopfen/-stolpern (n)	palpitation (f)
Herzkrankheit (f), koronare (KHK)	maladie (f) coronarienne
Herz-Kreislauf-Erkrankung (f)	maladie (f) cardiovasculaire
Herz-Kreislauf-Stillstand (m)	arrêt (m) cardiaque
Herz-Lungen-Maschine (f)	circulation (f) extracorporelle (CEC)
Herzminutenvolumen (n) (HMV)	débit (m) cardiaque (DC)
Herzmuskel (m)	myocarde (m)
Herzohr (n)	oreillette (f) auriculaire
Herzschlag (m)	battement (m) du cœur
Herzschrittmacher (m), interner/externer	stimulateur (m) cardiaque interne/externe (SCI/E), pacemaker (m)
Herzspitze (f)	sommet (m) du cœur
Herzspitzenstoß (m)	choc (m) de pointe cardiaque
Herzton (m) (HT)	bruit (m) du cœur (BDC)
Herztöne (mpl), fetale	bruit (m) cardiaque fœtal (BCF)
Herzversagen (n)	défaillance (f) cardiaque

Heuschnupfen (m)	rhume (m) des foins
Hilflosigkeit (f)	maladresse (f)
hinken	boiter
hinlegen, sich	allonger, s'
Hintergrunddienst (m)	senior (m) de garde
Hinterhauptslage (f)	présentation (f) occipito-iliaque
Hinterhorn (n)	corne (f) postérieure de la moelle épinière
Hinterkammer (f) *Auge*	chambre (f) postérieure (SP)
Hinterkammerimplantat (n)	implant (m) de chambre postérieure (ICP)
Hinterkopf (m)	occiput (m)
Hinterstrang (m) *Rückenmark*	cordon (m) postérieur de la moelle épinière
Hinweis (m)	indice (m)
Hinzugabe (f)	supplémentation (f)
Hirn (n)	cerveau (m)
Hirndruck (m)	tension (f) intracrânienne (TIC)
Hirndurchblutungsstörung (f)	insuffisance (f) circulatoire cérébrale
Hirnhaut (f)	méninge (f)
Hirnnerv (m)	nerf (m) crânien (NC), paire (f) crânienne (PC)
Hirnödem (n)	œdème (m) cérébral
Hirnstamm (m)	tronc (m) cérébral
Hirnsubstanz (f), weiße/graue	substance (f) blanche/grise du cerveau
Hirnventrikel (mpl)	ventricule (m)
Hitzewallung (f)	bouffée (f) de chaleur (BDC)
Hoden (m)	testicule (m)
Hodenhochstand (m)	ectopie (f) testiculaire,cryptorchidie (f)
Hodensack (m)	bourse (f), scrotum (m)
Hodgkin-Lymphom (n)	lymphome (m) hodgkinien
hoffnungslos	sans espoir
Höhenkrankheit (f)	maladie (f) des montagnes
hohl	creux/creuse
Höhle (f)	cavité (f), sinus (m)
Hohlfuß (m)	pied (m) creux
Hohlorgane (npl)	viscères (mpl) creux, organes (mpl) creux
Hohlraum (m)	cavité (f), creux (m)
Holzspatel (m)	abaisse-langue (m)
Honigwabenlunge (f)	poumon (m) en rayon de miel
Hordeolum (n)	orgelet (m)

Hörgerät (n)	prothèse (f) auditive, appareil (m) auditif
Hörminderung (f)	hypoacousie (f)
Hormontherapie (f)	hormonothérapie (f)
Horner-Syndrom (n)	syndrome (m) de Claude Bernard Horner
Hornhaut (f)	cornée (f)
Hornhautentzündung (f)	kératite (f)
Hornhautulkus (n)	ulcère (m) cornéen
Hornschicht (f)	couche (f) cornée
Hörsaal (m)	amphithéâtre (m), *amphi*
Hörscreening (n)	dépistage (m) de la surdité
Hörtest (m)	audiométrie (f) tonale
Hörverlust (m)	perte (f) d'audition
Hüfte (f)	hanche (f)
Hüftluxation (f)	luxation (f) de la hanche
Hülle (f)	pochette (f), gaine (f) *anat*
Humor (m)	humour (m)
Hunger (m)	faim (f)
Husten (m), husten	toux (f), tousser
Hustenanfall (m)	quinte (f) de toux
Hustenreiz (m)	envie (f) de tousser
Hymenalatresie (f)	imperforation (f) de l'hymen
Hypästhesie (f)	hypoesthésie (f)
Hyper-/Hypothyreose (f)	hyper-/hypothyroïdie (f)
Hyperglykämie (f)	hyperglycémie (f)
Hyperparathyreoidismus (m)	hyperparathyroïdie (f)
Hypophyse (f)	glande (f) pituitaire
Hypotonie (f)	hypotension (f)
Hypoxie (f)	hypoxémie (f)
Hysterie (f)	folie (f) hystérique

I

Ideenflucht (f)	fuite (f) des idées, tachypsychie (f)
Ikterus (m)	ictère (m), jaunisse (f)
Ileum (n)	intestin (m) grêle, grêle (m)
Ileus (m)	occlusion (f) intestinale
Immobilisierung (f)	immobilisation (f)

Immunabwehr (f)	défense (f) immunitaire
Immunantwort (f)	réponse (f) immunitaire
Immunglobulin-Gabe (f)	don (m) des immunoglobulines
immunologische Diagnostik (f)	examen (m) immunologique
Immunschwäche (f)/-defekt (m)	déficience (f) immunitaire
immunsupprimiert	immunodéprimé
Immuntherapie (f)	immunothérapie (f)
Impedanzmessung (f)	impédancemétrie (f)
impfen	vacciner
Impfkalender (m)	calendrier (m) vaccinal
Impfpass (m)	certificat (m) de vaccinations
Impfschutz (m)	immunité (f) vaccinale, protection (f) vaccinale
Impfung (f)	vaccination (f)
Impfung (f), Booster-	rappel (m) unique
Implantat (n)	implant (m)
Impotenz (f)	impuissance (f)
Impressionsfraktur (f)	fracture (f) par impaction
in der Höhe/Region von	au niveau de
Induktionstherapie (f)	traitement (m) d'induction
Infiltration (f)	envahissement (m)
Infusion (f)	perfusion (f)
inhalieren	inhaler
Injektion (f)	piqûre (f)
inkarzeriert	étranglé/e
Inkongruenz (f)	disparité (f)
inkontinent sein	perdre ses urines
Inkubationszeit (f)	période (f) d'incubation
Inkubator (m) *Neonatologie*	couveuse (f)
Innenohr (n)	oreille (f) interne
Innenrotation (f)	rotation (f) interne
Insektenstich (m)	piqûre (f) d'insecte
Insuffizienz (f), akute respiratorische	insuffisance (f) respiratoire aiguë
Insuffizienz (f), chronisch-venöse	insuffisance (f) veineuse chronique
insulinpflichtig	insulinodépendant/e
Insulinspiegel (m)	insulinémie (f)
Insult (m), ischämischer	accident (m) ischémique cérébral (AIC)
Intensivmedizin (f), chirurgische	réanimation (f) chirurgicale
Intensivmedizin (f), medizinische	réanimation (f) médicale

Intensivpflege (f)	soins (mpl) intensifs
Intensivstation (f)	service (m) de réanimation
Intentionstremor (m)	tremblement (m) d'intention/d'action
Interkostalraum (m) (ICR)	espace (m) intercostal (EIC)
Intrakutantest (m)	intradermoréaction (f) (IDR)
Intrauterinpessar (n) (IUP)	dispositif (m)/pessaire (m) intra-utérin (D/PIU)
Intubierung (f)	tubage (m)
Inzisur (f)	échancrure (f)
ipsilateral	homolatéral/e
Iridozyklitis (f)	uvéite (f) antérieure
irreponibel	irréductible
Ischialgie (f)	sciatalgie (f)
Ischias (m)	nerf (m) sciatique

J

Jod (n)	iode (m)
Jodspiegel (m)	iodémie (f)
jucken	démanger
Juckreiz (m)	démangeaison (f), prurit (m)

K

Kaiserschnitt (m)	césarienne (f)
Kalium (n)	potassium (m)
Kallus (m)	cal (m)
Kälteempfindung (f)	sensation (f) thermique de froid
kaltschweißig	couvert/e de sueurs froides
Kalziumantagonist (m)	inhibiteur (m) calcique
Kammer (f)	cavité (f)
Kammerflimmern (n)	fibrillation (f) ventriculaire (FV)
Kammerscheidewand (f)	cloison (f) interventriculaire
Kammerwasser (n)	humeur (f) aqueuse
Kantine (f)	restaurant (m) du personnel
Kanüle (f)	canule (f)
Kanzel (f)	poste (m) de soins, bureau (m) infirmier
Kapsel (f)	capsule (f), gélule (f)

Karbunkel (m)	anthrax (m)
Kardiotokogramm (n) (CTG)	rythme (m) cardiaque fœtal (RCF)
Karies (f)	carie (f)
Karpaltunnelsyndrom (n)	syndrome (m) du canal carpien (SCC)
Katheter (m)	bougie (f), cathéter (m)
Katheterisierung (f)	sondage (f)
Katzenkratzkrankheit (f)	maladie (f) des griffes du chat
Kauda (f)	queue (f) de cheval
Kaudasyndrom (n)	syndrome (m) de la queue de cheval
kauen	mâcher, mastiquer
Kaugummi (m)	gomme (f)
Kehlkopf (m)	larynx (m)
Kehlkopfspiegel (m)	miroir (m) laryngé
Kehlkopfspiegelung (f)	laryngoscopie (f)
Keilbeinhöhle (f)	sinus (m) sphénoïde
Keimnachweis (m)	identification (f) du germe
Keimzelltumor (m)	tumeur (f) germinale
Kern (m)	noyau (m)
Keuchhusten (m)	coqueluche (f)
Kiefer (m)	mâchoire (f)
Kieferhöhle (f)	sinus (m) maxillaire
Kinderfrau (f)	nourrice (f) *nounou fam.*
Kindergarten (m)	crèche (f)
Kinderkrankenpfleger/in (m/f)	puériculteur (m)/puéricultrice (f)
Kinderkrankheit (f)	maladie (f) infantile
kindlich	infantile
Kindsbewegungen (fpl), spontane	mouvements (mpl) actifs fœtaux (MAF)
Kindslage (f)	présentation (f)
Kindstod (m), plötzlicher (SIDS)	mort (f) subite du nourrisson (MSN)
Kinn (n)	menton (m)
Kittel (m)	blouse (f)
klagen über	se plaindre de
Klammer (f)	clamp (m)
Klappe (f)	valvule (f), valve (f)
Klappeninsuffizienz (f)	insuffisance (f) valvulaire
Klappenplastik (f)	valvuloplastie (f)
Klappensegel (n)	feuillet (m) valvulaire
Klappenton (m)	claquement (m) valvulaire
klar	net/te

Klausur (f)	partiel (m)
Klaviertastenphänomen (n)	touche (f) de piano
Kleiderlaus (f)	pou (m) de corps
Kleinhirn (n), Kleinhirn-	cervelet (m), cérébelleux/cérébelleuse
Kleinhirnbrückenwinkel (m)	angle (m) ponto-cérébelleux
Kleinhirnstiel (m)	pédoncule (m) cérébelleux
Klemme (f)	agrafe (f), pince (f)
Klick (m)	claquement (m)
klopfend	battant/e, pulsatile
Klopfschall (m)	sonorité (f)
Klopfschall (m), hypersonorer/tympanischer	tympanisme (m)
Klopfschalldämpfung (f)	matité (f)
Klumpfuß (m)	pied (m) bot varus équin
Knie (n)	genou (m)
Kniebandage (f)	genouillère (f)
Knie-Hacke-Versuch (m) (KHV)	épreuve (f) talon-genou
Kniekehle (f)	creux (m) poplité
Kniescheibe (f)	rotule (f)
Knistern (n)	grésillement (m)
Knisterrasseln (n)	crépitants (mpl)
Knöchel (m)	cheville (f), malléole (f) *anat*
Knöchelödem (n)	œdème (m) malléolaire
Knochen (m)	os (m)
Knochenalterbestimmung (f)	détermination (f) de l'âge osseux
Knochenbruch (m)	fracture (f)
Knochendichtemessung (f)	test (m) de densité minérale osseuse (DMO), ostéodensitométrie (f)
Knochenleitung (f)	conduction (f) osseuse (CO)
Knochenmark (n), Knochenmarks-	moelle (f) osseuse, médullaire
Knochenmarkhistologie (f)	histologie (f) de la moelle osseuse
Knochenmarkpunktion (f)	ponction (f) de la crête iliaque/de la moelle osseuse
Knochenmarktransplantation (f) (KMT)	greffe (f) de moelle osseuse (GMO)
Knochenmarkuntersuchung (f)	examen (m) de la moelle osseuse
Knochenschere (f)	sécateur (m)
Knochenschmerzen (mpl)	douleurs (fpl) osseuses
knöchern, Knochen-	osseux/osseuse
Knopflochfinger (m)	doigt (m) en boutonnière
Knorpel (m)	cartilage (m)

Knötchen (n)	nodule (m), papule (f), tubercule (m)
Knoten (m)	nœud (m), nodosité (f)
Kolik (f)	colique (f)
Kompartmentsyndrom (n)	syndrome (m) des loges
Kompressionsstrumpf (m)	bas (m) de contention
Kompressionssyndrome (npl)	syndromes (mpl) canalaires
Kompressionsverband (m)	bandage (m) compressif, serre-corps (m)
Konsil (n)	avis (m)
Konsistenz (f)	consistance (f)
Konsolidierungstherapie (f)	traitement (m) de consolidation
konstant	stable
Konstitutionstyp (m)	type (m) constitutionnel
Konsultationsgrund (m)	motif (m) de consultation (MDC)
Kontaktbestrahlung (f)	irradiation (f) par contact
Kontaktdermatitis (f)	dermite (f) de contact
Kontaktlinse (f)	lentille (f) de contact
Kontrasteinlauf (m)	lavement (m) baryté/opaque
Kontrastmittel (n)	produit (m) de contraste
Konus (m) *Rückenmark*	cône (m) terminal
Konzentrationsstörungen (fpl)	troubles (mpl) de la concentration
Kopfhaut (f)	cuir (m) chevelu
Kopfkontrolle (f)	maintien (m) de la tête
Kopfschmerzen (mpl)	mal (m) à la tête, céphalée (f)
Kopfumfang (m)	périmètre (m) crânien (PC)
Kornealreflex (m)	réflexe (m) cornéen
Koronarinsuffizienz (f)	insuffisance (f) coronarienne
Koronarsklerose (f)	athérosclérose (f) coronarienne
Koronarsyndrom (n), akutes (ACS)	syndrome (m) coronarien aigu (SCA)
Körperbau (m)	constitution (f)
Körpergewicht (n)	poids (m) corporel
Körpergröße (f)	taille (f)
Körperhaar (n)	poil (m)
körperlich	physique
Körperoberfläche (f)	surface (f) corporelle
Körperpflege (f)	hygiène (f) corporelle
Korrekturgläser (npl)	verres (mpl) de correction
Kosten (pl)	frais (mpl)
krabbeln	marcher à quatre pattes
Kraft (f)	force (f)

Kragenschnitt (m)	incision (f) en cravate
Krallhand (f)	main (f) en griffe
Krampf (m)	convulsion (f), crampe (f)
Krampfadern (fpl)	varices (fpl) des membres inférieurs (VMI)
Krampfanfall (m)	crise (f) convulsive
krampfartig *Schmerz*	à type de colique, spasmodique
Krankenakte (f)	dossier (m) médical
Krankengeld (n)	prestations (fpl) maladie
Krankengymnastik (f)	rééducation (f) fonctionnelle
Krankenhaus (n)	hôpital (m)
Krankenkasse (f)	caisse (f) d'assurance maladie
Krankenkost (f)	régime (m)
Krankenpfeger/in (m/f)	infirmier (m)/infirmière (f)
Krankenpflege (f)	soins (m) infirmiesr
Krankenpflegehelfer/in (m/f)	aide-soignant/e (m/f)
Krankensicherung (f), staatliche	sécurité (f) sociale
Krankentransporteur (m)/Krankentrans-porteurin (f)	brancardier (m)/brancardière (f)
Krankenversicherung (f), regionale *Frankreich*	Caisse (f) Régionale d'Assurance Maladie (CRAM)
Krankenwagen (m)	ambulance (f)
Krankenwagenfahrer/in (m/f)	ambulancier (m)/ambulancière (f)
Krankheit (f)	maladie (f), affection (f)
Krankheitsanamnese (f)	histoire (f) de la maladie
Krankheitsbild (n)	tableau (m) clinique/maladie (f) déclarée
Krankheitserreger (m)	agent/microbe (m) pathogène
Krankheitsverlauf (m)	évolution (f) de la maladie
Krankmeldung (f)	arrêt (m) de travail
krankschreiben	mettre en arrêt-maladie
Krätze (f)	gale (f)
kratzen	gratter
Kratzspuren (fpl)	lésions (fpl) de grattage
Krebs (m)	cancer (m)
Kreislauf (m)	circulation (f)
Kreislaufstörungen (f)	troubles (m) circulatoires/de la circulation
Kreislaufversagen (n)	défaillance (f) circulatoire
Kreißsaal (m)	salle (f) de travail *naissance*
Kreppbinde (f)	bande (f) de crêpe
Kreuzband (n)	ligament (m) croisé

Kribbeln (n)	fourmillement (m), picotement (m)
Krücke (f)	canne (f), béquille (f), crosse (f)
Krupp (m)	croup (m)
Kruste (f)	croûte (f)
Kühlung (f)	glaçage (m)
Kuhmilchproteinintoleranz (f)	intolérance (f) aux protéines de lait de vache (IPLV)
Kulissenphänomen (n)	signe (m) du rideau
künstliche Lebensverlängerung (f)	acharnement (m) thérapeutique
Kurve (f)	courbe (f)
kurzatmig	essoufflé/e
Kurzatmigkeit (f)	dyspnée (f)
Kurzdarmsyndrom (n)	syndrome (m) du grêle court
kurzsichtig	myope
Kurzsichtigkeit (f)	myopie (f)
Kutis (f)	derme (m)

L

Labor (n)	laboratoire (m)
Laborbefund (m)	résultats (mpl) biologiques
Laborparameter (mpl)	constantes (fpl) biologiques
Labyrinthprüfung (f), thermische	examen (m) vestibulaire calorique calibré (EVCC)
Lackzunge (f)	langue (f) brillante
Ladung (f)	charge (f)
Lage (f)	décubitus (m), position (f), siège (m)
Lage (f) des Fetus	présentation (f)
Lagenystagmus (m)	nystagmus (m) de posture
lagern	mettre en position
Lagerungsprobe (f) *Schwindel*	manœuvre (f) libératoire
Lagesinn (m) *der Großzehe*	sens (m) de position du gros orteil (SPGO)
Lähmung (f)	paralysie (f), parésie (f)
Länge (f)	longueur (f)
Langzeit-EKG (n)	Holter-ECG (m)
Langzeit-RR (n)	Holter (m) tensionnel
Laparoskopie (f)	cœlioscopie (f)
Läppchen (n)	lobule (m)

Lappen (m)	lobe (m), lambeau (m)
Lärmtrauma (n)	traumatisme (m) sonore
Latenzzeit (f)	période (f) de latence
Lateralsklerose (f), amyotrophe (ALS)	sclérose (f) latérale amyotrophique (SLA)
Laune (f)	humeur (f)
launisch	lunatique
Laus (f)	poux (mpl)
lebendig	vivant/e
Lebendspender/-in (m/f)	donneur (m)/donneuse (f) vivant/e
Lebenserwartung (f)	espérance (f) de vie
Lebensgefährte (m)/Lebensgefährtin (f)	partenaire (m)
Lebensmittelvergiftung (f)	intoxication (f) alimentaire
Lebensqualität (f)	qualité (f) de vie
Leber (f)	foie (m)
Leberfleck (m)	grain (m) de beauté
Leberhautzeichen (npl)	signes (mpl) cutanéo-muqueux
Lebervergrößerung (f)	hépatomégalie (f) (HM)
Leberversagen (n)	insuffisance/défaillance (f) hépatique
Leberzirrhose (f)	cirrhose (f)
lebhaft	vif/ve
leblos	inerte
Lederhaut (f)	derme (m), choroïde (f)
Legionärskrankheit (f)	maladie (f) des légionnaires
Lehrbuch (n)	livre (m), manuel (m)
Lehrkrankenhaus (n)	hôpital (m) conventionné pour la formation du personnel médical
Leichnam (m)	cadavre (m)
leicht	léger, legère
Leiste (f)	aine (f)
Leistenband (n)	ligament (m) inguinal, arcade (f) crurale
Leistenhernie (f)	hernie (f) inguinale (HI)
Leistenring (m)	anneau (m) inguinal
Leistungsfähigkeit (f)	puissance (f)
Leistungssport (m)	sport (m) de compétition
Leitung (f)	conduction (f)
Lenden-, lumbal	lombaire
Lendenlordose (f)	courbure (f) lombaire
Lepra (f)	lèpre (f)
Lesebrille (f)	lunettes (fpl) pour lire

Leukämie (f)	leucémie (f)
Leukozyt (m)	globule (m) blanc (GB), leucocyte
Lichen (m) planus	lichen (m) plan
Lichtblitze (mpl)	points (mpl) lumineux, phosphènes (mpl)
Lichtempfindlichkeit (f)	sensibilité (f) à la lumière
lichtexponiert	photo-exposé/e
Lichtreflex (m) *Ohr*	cône (m) lumineux
Lid (n)	paupière (f)
Lidrandentzündung (f)	blépharite (f)
Lidschlussreflex (m)	réflexe (m) de clignotement
Liege (f)	table (f) d'examen
liegend	couché/e
Ligamentum (n) inguinale	arcade (f) crurale
Ligamentum (n) patellae	ligament (m) rotulien
lindern	pallier, atténuer, soulager
Linderung (f)	palliation (f), soulagement (m)
Linkshänder(in) (m/f)	gaucher (m)/gauchère (f)
Linksherzdilatation (f)	dilatation (f) du ventricule gauche
Linse (f)	cristallin (m) *oeil*, lentille (f)
Linsentrübung (f)	opacification (f) du cristallin
Lippe (f)	lèvre (f)
Lippen-Kiefer-Gaumen-Spalte (f)	fente (f) labiopalatine, bec (m) de lièvre
Liquor (m) cerebrospinalis	liquide (m) céphalo-rachidien (LCR)
Liquoreiweiß (n)	protéinorachie (f)
Liquorzucker (m)	glycorachie (f)
lispeln	zozoter
livide	violacé/e
Locher (m)	perforeuse (f)
Logopäde (m)/Logopädin (f)	orthophoniste (m/f)
Lokalanästhesie (f)	anesthésie (f) locale (AL)
Lokalbehandlung (f)	traitement (m) local
Lokalisation (f)	localisation (f), siège (m)
löschen	effacer
löslich	soluble
Luftleitung (f)	conduction (f) aérienne (CA)
Luftröhre (f)	trachée (f)
Lumbalpunktion (f)	ponction (f) lombaire (PL)
Lumbalregion (f)	fosses (fpl) lombaires (FL)
Lumen (n)	lumière (f)

Lunge (f)	poumon (m)
Lungenembolie (f) (LE)	embolie (f) pulmonaire (EP)
Lungenentzündung (f)	pneumonie (f)
Lungenerkrankung (f), chronisch-obstruktive (COPD)	bronchopneumopathie (f) chronique obstructive (BPCO)
Lungenfunktionsprüfung (f) (LuFu)	épreuves (fpl) fonctionnelles respiratoires (EFR)
Lungenödem (n)	œdème (m) pulmonaire
Lupe (f)	loupe (f)
Lupus (m) erythematodes, systemischer (SLE)	lupus (m) érythémateux disséminé (LED)
Lupusnephritis (f)	néphrite (f) lupique
Luxation (f)	déboîtement (m)
Lymphknoten (m), Ganglion (n)	ganglion (m)
Lymphknoten-, Leber-, Nieren-, Knochen-, Weichteilmetastasen (fpl)	métastases (f) ganglionnaires, hépatiques, rénales, osseuses, tissulaires
Lymphknotenpaket (n)	paquet (m) ganglionnaire

M

M

Magen (m)	estomac (m)
Magen-Darm-Beschwerden (fpl)	troubles (mpl) gastro-intestinaux (TGI)
Magen-Darm-Geräusche (npl)	clapotage (m) de l'estomac/de l'intestin
Magen-Darm-Passage (f) (MDP)	transit (m) gastro-duodénal (TGD)
Magen-Darm-Trakt (m)	système (m) digestif (Sdig)
magensaftresistent	gastro-résistant
Magensäure (f)	acide (m) gastrique
Magenschmerzen (mpl)	brûlure (f) épigastrique
Magensonde (f)	sonde (f) naso-gastrique (SNG)
Magenspülung (f)	lavage (m) d'estomac
Magenulkus (n)	ulcère (m) gastrique
mager	maigre
Magersucht (f)	anorexie (f) mentale (AM)
Magnetresonanztomografie (f) (MRT)	imagerie (f) par résonance magnétique (IRM)
Makuladegeneration (f), altersassoziierte (AMD)	dégénérescence (f) maculaire liée à l'âge (DMLA)
Malaria (f)	paludisme (m)
Mangel (m)	défaut (m)
Mangelernährung (f)	malnutrition (f)

manisch, manisch-depressiv	maniaque, maniaco-dépressif/ve
Markbohrung (f)	embrochage (m) centro-médullaire
Markierung (f)	repérage (m)
Marknagel (m)	clou (m) centro-médullaire
Markpyramide (f)	pyramide (f) rénale
marmoriert	marbré/e
Masern (pl)	rougeole (f)
Maskengesicht (n)	faciès (m) parkinsonien
mäßig	modéré/e
Maßnahme (f)	mesure (f)
Mastdarm (m)	rectum (m)
Mastdarmblutung (f)	rectorragie (f)
matt	abattu/e
Medikament (n), gefälschtes	médicament (m) contrefait
Medioklavikularlinie (f)	ligne (f) médioclaviculaire
Medizin (f), evidenzbasierte (EbM)	médecine (f) fondée sur les preuves
medizinische Leitlinien (fpl)	recommandations (fpl) de bonnes pratiques (RBP)
Médulla (f) oblongata	moelle (f) allongée, bulbe (m) rachidien
Meldung (f)	déclaration (f)
Membran (f)	lame (f)
Membrandefekt (m)	défaut (m) membranaire
Menarche (f)	apparition (f) des premières règles
Meningismus (m)	raideur (f) de la nuque
Meniskus (m)	ménisque (m)
Menstruation (f)	règles (fpl)
Mesenterialinfarkt (m)	infarctus (m) mésentérique
Messung (f)	mesure (f), mensuration (f)
Metastasierung (f)	dissémination (f) tumorale
Migräneattacke (f)	crise (f) de migraine, accès (m) migraineux
Mikrohämaturie (f)	hématurie (f) microscopique
Mikroschere (f)	pince-ciseaux (f)
Miktionsbeschwerden (fpl)	troubles (mpl) mictionnels
Miktionszystourethrografie (f)	cysto-urétrographie (f) mictionnelle
Milbe (f)	acarien (m)
Milchbildung (f)	lactation (f)
Milcheinschuss (m)	montée (f) laiteuse
milchig	lactescent/e
Milchschorf (m)	croûte (f) de lait

Milz (f)	rate (f)
Milzbrand (m)	anthrax (m)/maladie (f) du charbon
Milzvergrößerung (f)	splénomégalie (f) (SM)
minderjährig	mineur/e
Minimal-Change-Glomerulonephritis (f) (MCGN)	syndrome (m) néphrotique à lésions glomérulaires minimes (SNLGM)
Minipille (f)	pilule (f) microdosée, microprogestatif (m)
Missbildung (f)	déformation (f), malformation (f)
Missbrauch (m)	abus (m)
Missempfindung (f)	paresthésie (f), dysesthésie (f)
Misserfolg (m)	échec (m)
misshandeln	maltraiter, molester
Misstrauen (n)	méfiance (f)
Mitosehemmstoffe (mpl)	agents (mpl) inhibiteurs de la mitose
Mitralklappe (f)	valvule (f) mitrale
Mitralklappeninsuffizienz (f)	insuffisance (f) mitrale
Mitralklappenprolaps (m)	ballonnement (m) de la valve mitrale
Mitralklappenstenose (f)	rétrécissement (m) mitral
Mitralöffnungston (m) (MÖT)	claquement (m) d'ouverture de la mitrale (COM)
Mittelfinger (m)	majeur (m), médius (m)
Mittelhirn (n)	mésencéphale (m)
Mittelohr (n)	oreille (f) moyenne
Mittelohrentzündung (f), akute	otite (f) moyenne aiguë (OMA)
Mittelstrahlurin (m)	urine (f) de milieu du jet
Molekulargenetik (f)	génétique (f) moléculaire
monatlich	mensuel/le
Monitor (Überwachungs-) (m) *Vital-parameter*	écran (m) monitorage
Morbus (m)	maladie (f) de ...
morgendlich	matinal/e
Morgentief (n)	aggravation (f) matinale
Motorik (f)	motricité (f)
Muffe (f)	manchon (m)
Mullkompressen (fpl)	gaze (f)
Multiorganversagen (n) (MOV)	défaillance (f) polyviscérale
Multiple Sklerose (f) (MS)	sclérose (f) en plaques (SEP)
Mumps (m/f)	oreillons (mpl)
Mumps-Masern-Röteln (MMR)	rougeole-oreillons-rubéole (ROR)
Mund (m)	bouche (f)

Mundgeruch (m)	haleine (f) fétide, halitose (f)
Mundschleimhaut (f)	muqueuse (f) buccale
Mundschutz (m), Maske (f)	masque (m)
Mundwinkel (m)	commissure (f) labiale
Muskeleigenreflexe (mpl)	réflexes (mpl) ostéotendineux (ROT)
Muskelverhärtung/-kontraktur (f)	gélose (f), rétraction (f) musculaire
Muttermilch (f)	lait (m) maternel
Mutterschaft (f)	maternité (f)
Mutterschaftsurlaub (m)	congé (m) de maternité
Mutterschutz-Zentrum (n)	protection (f) maternelle et infantile (PMI)
Myelinolyse (f), zentral pontine (ZPM)	myélinolyse (f) centropontine
Myelom (n), multiples	myélome (m) multiple
myeloproliferative Erkrankungen (fpl)	syndromes (mpl) myéloprolifératifs
Myokardinfarkt (m) (MI)	infarctus (m) du myocarde (IDM)

N

Nabel (m)	ombilic (m)
Nabelschnur (f)	cordon (m) ombilical
Nabelschnurknoten (m)	nœud (m) au cordon
Nabelschnurvorfall (m)	procidence (f) du cordon ombilical
nachahmen	imiter
Nachbehandlung (f)	suivi (m)
Nachgeburt (f)	délivrance (f)
Nachlässigkeit (f)	incurie (f)
Nachlast (f)	postcharge (f)
Nachtdienst (m)	garde (f) de nuit
Nachteil (m)	inconvénient (m)
nächtlich	nocturne
Nachwehen (fpl)	tranchées (fpl)
Nachweis (m)	preuve (f)
Nachwirkung (f)	action (f) retardée
Nacken (m), Nacken-	nuque (f), nucal/e
Nackensteifigkeit (f)	raideur (f) de la nuque
Nadel (f)	aiguille (f), épingle (f)
Nadelhalter (m)	porte-aiguille (m)
Nagelbett (n)	lit (m) de l'ongle
Nagelhäutchen (n)	cuticule (f)

Nagelwall (m)	repli (m) péri-unguéal
nähen	suturer
Nahrungsmittelunverträglichkeit (f)	intolérance (f) alimentaire
Nahsicht (f)	vision (f) de près (VP)
Naht (f)	suture (f)
Nahtmaterial (n)	matériel (m) à suturer
Nahtstiche (mpl)	points (mpl)
Namensschild (n)	badge (m)
Narbe (f)	cicatrice (f)
Narkosegas (n)	gaz (m) d'anesthésie
Nase (f)	nez (m)
Nasenbluten (n)	hémorragie (f) nasale, saignements (mpl) de nez
Nasenflügeln (n)	battement (m) des ailes du nez
Nasenloch (n)	narine (f)
Nasenmuschel (f)	cornet (m) nasal
Nasennebenhöhlen (fpl)	fosses (fpl) paranaux, sinus (mpl) nasaux
Nasenscheidewand (f), Nasenseptum (n)	cloison (f) nasale
Nasenspekulum (n)	spéculum (m) nasal
Nase putzen (n)	moucher, se
nass	mouillé/e
nässend	suintant/e
Natrium (n)	sodium (m)
Nebengeräusche (npl)	bruits (mpl) surajoutés
Nebenniere (f)	glande (f) surrénale
Nebenniereninsuffizienz (f) (NNI)	insuffisance (f) surrénale
Nebenschilddrüse (f)	parathyroïde (f)
Nebenwirkungen (fpl) (NW), unerwünschte Wirkung (f)	effets (mpl) secondaires (ES), effet (m) indésirable
Nephritis (f) mit Uveitis, tubulointerstitielle (TINU)	néphropathie (f) interstitielle et tubulaire avec uvéite (NITU)
Nerv (m)	nerf (m)
Nervendehnungsschmerz (m)	douleur (f) à l'étirement du nerf
Nervenleitgeschwindigkeit (f) (NLG)	vitesse (f) de la conduction nerveuse (VCN)
Nervenleitung (f)	conduction (f) nerveuse
Nervenscheide (f)	gaine (f) de myéline
Nervenstamm (m)	tronc (m) nerveux
Nervenstimulator (m)	neurostimulateur (m)
Nervensystem (n), peripheres (PNS)	système (m) nerveux périphérique (SNP)

Nervensystem (n), zentrales (ZNS)	système (m) nerveux central (SNC)
Nervus (m) abducens	nerf (m) moteur oculaire externe
Nervus (m) accessorius	nerf (m) spinal
Nervus (m) hypoglossus	nerf (m) hypoglosse, nerf (m) grand hypoglosse
Nervus (m) ischiadicus	nerf (m) sciatique
Nervus (m) oculomotorius	nerf (m) oculomoteur, nerf (m) moteur oculaire commun
Nervus (m) radialis	nerf (m) radial, nerf (m) cubital
Nervus (m) suralis	nerf (m) saphène
Nervus (m) tibialis	nerf (m) tibial, nerf (m) sciatique externe
Nervus (m) trigeminus	nerf (m) trijumeau
Nervus (m) trochlearis	nerf (m) trochléaire, nerf (m) pathétique
Nervus (m) vagus	nerf (m) vague, nerf (m) pneumogast-rique
Nervus (m) vestibulo-cochlearis	nerf (m) cochléo-vestibulaire, nerf (m) auditif
Nettoverlust (m)	perte (f) nette
Netzhautablösung (f)	décollement (m) rétinien (DR)
Neubildung (f)	néoformation (f)
Neugeborenenreflexe (mpl)	réflexes (mpl) archaïques
Neugeborenenscreening (n)	dépistage (m) néonatal
Neugeborenenuntersuchung (f)	examen (m) du nouveau-né
Neugeborenes (n) (NG)	nouveau-né (m) (NN)
Neuralgie (f)	névralgie (f)
Neuritis (f)	névrite (f)
Neurodermitis (f)	dermatite (f) atopique (DA), eczéma (m) atopique
Neurose (f)	névrose (f)
Neurotransmitter (m)	neuromédiateur (m)
Niere (f)	rein (m)
Nierenarterienstenose (f), fibromuskuläre (NAST)	sténose (f) par fibrodysplasie de l'artère rénale (SFAR)
Nierenbecken (f) quer	diamètre (m) antéropostérieur (DAP) du pyélon
Nierenbecken (n)	bassinet (m) du rein, pyélon (m)
Nierenbeckenabgangsstenose (f)	syndrome (m) de la jonction urétéro-pyélique
Nierenbeckenkelcherweiterung (f)	dilatation (f) pyélocalicielle (DPC)
Nierenbeteiligung (f)	atteinte (f) rénale
Nierenbiopsie (f)	biopsie (f) rénale

Nierenerkrankung (f), autosomal dominante polyzystische (ADPKD)	polykystose (f) rénale autosomique dominante (PKRAD)
Nierenerkrankung (f), autosomal rezessive polyzystische (ARPKD)	polykystose (f) rénale autosomique récessive (PKRAR)
Nierenersatztherapie (f)	traitement (m) de suppléance de la fonction rénale
Nierenfunktionsparameter (mpl)	bilan (m) rénal, valeurs (fpl) fonctionnelles du rein
Niereninsiffuzienz (f), chronische (CNI)	insuffisance (f) rénale chronique (IRC)
Nierenkapsel (f)	capsule (f) rénale
Nierenkelch (m)	calice (m) rénal
Nierenknäuel (n)	glomérule (m) rénal
Nierenlager (n)	loge (f) rénale
Nierenmark (n)	substance (f) médullaire du rein, médullaire (f) rénale
Nierenrinde (f)	zone (f) corticale
Nierenruptur (f)	fracture (f) du rein
Nierenschale (f)	haricot (m)
Nierensinus (m)	cavité (f) rénale
Nierenstein (m)	calcul (m) rénal, lithiase (f) rénale
Nierentransplantation (f)	transplantation (f) rénale, greffe (f) de rein
Nierenversagen (n), akutes (ANV)	insuffisance (f) rénale aiguë (IRA)
Nierenzyste (f)	kyste (m) rénal
niesen	éternuer
Nikotinabusus (m)	tabagisme (m)
Non-Hodgkin-Lymphom (n) (NHL)	lymphome (m) malin non hodgkinien (LMNH)
Normalsichtigkeit (f), normalsichtig	emmétropie (f), emmétrope
Normalwert (m)	taux (m) normal (TN), valeur (f) normale
Notarzt (m)/Notärztin (f)	médecin (m/f) urgentiste
Notarzt (m)/Notärztin (f) bei der Feuerwehr	médecin (m/f) capitaine
Notaufnahme (f)	service (m) d'accueil des urgences (SAU)
Notaufnahme (f), Notfälle (mpl)	urgences (fpl)
Notdienst (m)	garde (f)
Notfall (m)	urgence (f)
Notfallmedikament (n)	médicament (m) d'urgence
nüchtern	à jeun
Nucleus (m) caudatus	lobe (m) caudé
Nukleus (m)	noyau (m), nucléaire (m)
Nykturie (f)	miction (f) nocturne

O

O_2-Flush (m)	bypass (m) d'O_2
Oberarm (m)	bras (m)
Oberarzt (m) (OA)/Oberärztin (f) (OÄ)	chef/fe (m/f) de clinique assistant (CCA)
Oberbauch (m)	hypochondre (m), épigastre (m)
Oberflächensensibilität (f)	sensibilité (f) superficielle
Oberkörper (m)	haut (m)
Oberpol (m)	pôle (m) supérieur
Oberschenkel (m)	cuisse (f)
Obstipation (f)	constipation (f)
Ödem (n)	œdème (m)
ohne (pathologischen) Befund (m) (o. B.)	rien à signaler (RAS), sans particulari-té(s) (f)
ohnmächtig werden	perdre connaissance, s'évanouir
Ohr (n)	oreille (f)
Ohrensausen (n)	bourdonnement (m) d'oreilles
Ohrenschmerz (m)	otalgie (f), mal (m) aux oreilles
Ohrgeräusch (n)	acouphène (m)
Ohrläppchen (n)	lobe (m) d'oreille, lobule (m)
Ohrmuschel (f)	pavillon (m), conque (f)
Ohrtrichter (m)	spéculum (m) d'oreille
Ohrwattestäbchen (n)	coton (m) tige
Omentum (n) majus	grand épiploon (m), grand omentum
Operation (f) (OP)	intervention (f) chirurgicale
Operation (f), plastische	plastie (f)
Operationsbericht (m)	protocole (m) opératoire
Operationshemd (n) und -hose (f)	pyjama (m) de bloc
Operationsmütze (f)	calot (m)/charlotte (f)
Operationssaal (m)	bloc (m) opératoire
operativ entfernen	réséquer
operieren lassen, sich	se faire opérer
Opiat (n)	opiacé (m)
OP-Pfleger/in (m/f)	panseur (m)/panseuse (f)
Optiker (m)	opticien (m)
Ordner (m)	classeur (m)
Organe (npl), innere	viscères (mpl)
Organmangel (m)	pénurie (f) d'organes
Organvergabe (f)	attribution (f) d'organes
Orientierung (f), zeitlich-räumliche	orientation (f) temporo-spatiale

Originalpräparat (n)	princeps (m)
Ösophagogastroduodenaloskopie (f)	fibroscopie (f) œsogastroduodénale (FOGD)
Ösophagusvarizen (fpl)	varices (fpl) œsophagiennes (VO)
Osteodystrophie (f), renale	maladie (f) osseuse rénale
Osteosyntheseplatte (f)	plaque (f)
Ostium (n)	orifice (m)
Otosklerose (f)	otospongiose (f)
Ovarialtumor (m)	tumeur (f) ovarienne/de l'ovaire
Ovarialzyste (f)	kyste (m) ovarien

P

Packungsbeilage (f)	notice (f)
Packungsjahr (n), *pack year Nikotinsucht*	paquet-année (m) (PA) *tabagisme*
Palmarerythem (n)	érythrose (f) palmaire
Panarteriitis (f) nodosa	panartérite (f) noueuse
Papel (f)	papule (f)
Papilla (f) duodeni	ampoule (f) de Vater
Papillarmuskelabriss (m)	rupture (f) de cordages
Parenchymsaum (m)	épaisseur (f) du parenchyme rénal
Parotis (f)	glande (f) parotide
Passage (f)	transit (m)
pastös	pâteux/pâteuse
Patella (f)	rotule (f)
Patellarsehne (f)	ligament (m) rotulien
Patellarsehnenreflex (m)	réflexe (m) rotulien
Patellatanzen (n)	ballottement (m) de la rotule
Pathologe/in (mf)	anatomopathologiste (mf)
Patient/in (m/f)	malade (m/f), patient/e (m/f)
Patientenkurve (f)	dossier (m) infirmier
Patientenverfügung (f)	directives (fpl) anticipées
Patientenversorgung (f)	prise (f) en charge des patients
Paukenhöhle (f)	caisse (f) du tympan
Peak-flow (m)	débit (m) expiratoire de pointe
Perforation (f)	rupture (f)
Perfusionsszintigrafie (f)	tomoscintigraphie (f) de perfusion
Periduralanästhesie (f) (PDA)	anesthésie (f) péridurale dorsale (APD)

Peristaltik (f)	péristaltisme (m)
Peritoneum (n)	péritoine (m)
Personalkantine (f)	restaurant (m) du personnel
Persönlichkeitsstörung (f)	troubles (mpl) de la personnalité
Pfeifen (n), pfeifen	sifflement (m) respiratoire, wheezing (m), geignement (m)/siffler
Pflaster (n)	pansement (m), emplâtre (m)
Pflaster (n), transdermales	timbres (mpl) transdermiques
Pflege (f)	soins (mpl)
Pflegeakte (f)	dossier (m) infirmier
Pflegebedürftigkeit (f)	besoin (m) de soins
Pflegefamilie (f)	famille (f) d'accueil
pflegen	soigner
Pflegestützpunkt (m)	bureau (m) infirmier
Pfropfen (m)	bouchon (m)
Physiotherapeut/in (m/f)	kinésithérapeute (m/f) (kiné) *Suisse: physiothérapeut/e*
Physiotherapie (f)	kinésithérapie (f)
Piepser (m)	bip (m)
Pille (f) danach	pilule (f) du lendemain
Pilz (m)	champignon (m)
Pilzerkrankung (f)	mycose (f), champignon (m)
Pinzette (f)	pincette (f)
Plaque (f), große *Haut*	placard (m)
Plasmafluss (m), renaler (RPF)	débit (m) plasmatique rénal (DPR)
Plasmavolumen (n) (PV)	volume (m) plasmatique (VP)
Plasmozytom (n)	myélome (m) multiple
Plateau (n)	méplat (m)
Plättchen (n)	plaquette (f)
Plattenepithelkarzinom (n)	carcinome (m) épidermoïde
Plattfuß (m)	pied (m) plat
platzen	éclater
Plazentaablösung (f), vorzeitige	décollement (m) prématuré du placenta
Pleura (f)	plèvre (f)
Pleuraerguss (m)	épanchement (m) pleural
Pleurapunktion (f)	ponction (f) pleurale (PP)
Pleuraschwarte (f)	fibrothorax (m)
Pleuritis (f)	pleurésie (f)
Plexopathie (f)	atteinte (f) plexique

plötzlich	soudain/e
Pochen (n)	battement (m)
Polytrauma (n)	polytraumatisme (m)
Pons (m)	pont (m), protubérance (f) annulaire
Portalvene (f)	veine (f) porte
Portioschiebeschmerz (m), palpatorischer	douleur (f) à la mobilisation utérine
Position (f)	siège (m)
Positronenemissionstomografie (f)	tomographie (f) par émission de positrons
Potenz (f)	puissance (f)
Potenziale (npl), visuell evozierte (VEP)	potentiels (mpl) évoqués visuels (PEV)
PQ/QT-Zeit (f)	espace (m) PQ/QT
Präkanzerose (f)	lésion (f) précancéreuse, état (m) précancéreux
Praktikum (n)	stage (m)
Prall	tendu/e
Prämedikationsvisite (f)	visite (f) préopératoire
Praxis (f)	cabinet (m) médical
Prellung (f)	contusion (f)
Prickeln (n)	picotement (m), fourmillement (m)
Privatdozent (m)/Privatdozentin (f) (PD)	praticien (m) hospitalier/praticienne hospitalière (f) (PH)
Probe (f)	essai (m)
Probeinzision (f)	incision (f) explorative
Prodrom (n)	signe (m) précurseur
produktiv *Husten*	chargé/e *toux*
Prognose (f)	pronostic (m)
projizieren	projeter
Prophylaxe (f)	traitement (m) prophylactique
Proteinurie (f) bei körperlicher Anstrengung	protéinurie (f) d'effort
Prothesenshunt (m)	prothétique (m) artéro-veineuse
Protonenpumpenhemmer (m) (PPI)	inhibiteur (m) de la pompe à protons (IPP)
Provokationstest (m)	test (m) de provocation par inhalation
proximaler Tubulus (m)	tube (m) contourné proximal (TCP)
Pseudomembranen (fpl)	fausses membranes (fpl)
Pseudozyste (f)	pseudokyste (m)
Psoasreizschmerz (m)	signe (m) d'irritation du psoas
psychogene Polydipsie (f)	potomanie (f)

Psychoonkologie (f)	psycho-oncologie (f)
Pulmonalklappe (f)	valvule (f) sigmoïde de l'artère pulmonaire
Pulmonalvenen (fpl)	veines (fpl) pulmonaires
Puls (m)	pouls (m)
pulsierend	pulsatile
Punktion (f) unter Ultraschallkontrolle	ponction (f) écho-guidée
Pupillenreflex (m)	réflexe (m) photomoteur
Purpura (f) Schoenlein-Henoch	purpura (m) rhumatoïde (PR)
P-Welle (f)	onde (f) P
Pyonephrose (f)	suppuration (f) intrarénale
Pyramidenbahn (f)	faisceau (m) pyramidal
Pyramidenbahnkreuzung (f)	décussation (f) pyramidale
Pyramidenbahnzeichen (n)	réflexe (m) cutanéo-plantaire (RCP)

Q

Quaddel (f)	papule (f) œdémateuse
Quadrantenhemianopsie (f)	hémianopsie (f) en quadrant
Querlage (f)	présentation (f) transverse
Querschnittssyndrom (n)	sidération (f) médullaire
Quetschung (f)	contusion (f)
Quetschwunde (f)	blessure (f) par contusion
Quick-Wert (m)	temps (m) de Quick (TQ)
Quote (f)	taux (m)
Quotient (m)	rapport (m), ratio (m)

R

Rachen (m)	gorge (f), pharynx (m)
Rachenmandel (f)	amygdale (f) pharyngienne
Radius (m)	rayon (m)
Rand (m)	marge (f)
randomisiert	réparti au hasard
Randwinkel (m)	récessus (m)
Raspel (f)	râpe (f)
Rasse (f)	race (f)
Rasselgeräusche (npl) (RG)	râles (mpl)

Rasselgeräusche (npl), feinblasige (RG)	râles (mpl) crépitants
Rate (f)	taux (m)
Ratschow-Lagerungsprüfung (f)	épreuve (f) posturale de Ratschow
rau	rugueux/rugueuse
rauchen	fumer
Raumforderung (f)	processus (m) expansif, tuméfaction (f)
Rausch (m) *Alkohol*	ébriété (f), ivresse (f)
rautenförmig	losangique
Raynaud-Syndrom (n)	phénomène (m) de Raynaud (PR)
Rechtshänder/in (m/f)	droitier (m)/droitière (f)
Rechtsherzdilatation (f)	dilatation (f) du ventricule droit
Recruitment (n)	recrutement (m)
Recurrence (f)	rechute (f)
reduziert	réduit/e
Reflex (m)	réflexe (m)
Reflexbogen (m)	arc (m) réflexe
Reflexhammer (m)	marteau (m) réflexe
Reflux (m), gastroösophagealer	reflux (m) gastro-œsophagien (RGO)
Regelblutung (f)	règles (fpl)
regelmäßig	régulier, régulière
reglos	inerte
Rehabilitation (f)	rééducation (f)
Reibegeräusch (n)	frottement (m), bruit (m) râpeux
Reiben (n)	frottement (m)
Reifezeichen (n)	critère (m) de maturation
Reisekrankheit (f)	mal (m) des transports
Reithosenanästhesie (f)	anesthésie (f) en selle
reizbar	irritable
Reizdarm (m)	côlon (m) irritable
Reizhusten (m)	toux (f) d'irritation
Reizleitungssystem (n)	système (m) de conduction
reizlos	sans irritation
Reizung (f)	irritation (f)
Rekurrensparese (f)	paralysie (f) du récurrent
reponieren	réduire
Reposition (f)	réduction (f), taxis (m)
Reproduktionsmedizin (f)	procréation (f) médicalement assistée (PMA)
resezieren	réséquer

Residualkapazität (f) (RK)	capacité (f) résiduelle (CR)
Resistenz (f), tastbare	masse (f) abdominale, défense (f)
resorbierbar	résorbable
Respirationstrakt (m)	système (m) pleuropulmonaire/respiratoire, appareil (m) respiratoire
Restharn (m)	urine (f) résiduelle
Restharnbestimmung (f)	mesure (f) de l'urine résiduelle
Restharnvolumen (n)	résidu (m) post-mictionnel
Restless-Legs-Syndrom (n) (RLS)	impatience (f) des membres inférieurs (IMI)
Retardierung (f)	retard (m)
Retentionswerte (mpl) *Niere*	bilan (m) rénal
Retina (f)	rétine (f)
Retrobulbärneuritis (f)	névrite (f) optique rétrobulbaire (NORB)
Rettungsdienst (m)	SAMU (m), ambulance (f) de réanimation
Rettungssanitäter/in (m/f)	secouriste (m/f)
Rezept (n)	ordonnance (f)
Rezidiv (n)	rechute (f), récidive (f)
Rheuma (n)	rhumatisme (m)
Rheumafaktor (m) (RF)	facteur (m) rhumatoïde (FR)
riechen	sentir
Riesenzellarteriitis (f)	maladie (f) de Horton
Rinderwahnsinn (m) (BSE)	maladie (f) de la vache folle
Ringelröteln (pl)	mégalérythème (m) épidémique, cinquième maladie (f)
Ringfinger (m)	annulaire (m)
Rippe (f)	côte (f)
Rippenbogen (m)	rebord (m) costal
Rippenserienfraktur (f)	volet (m) costal
Risiko (n)	menace (f), risque (m)
Risikofaktoren (mpl)	facteurs (mpl) de risque
Risikofaktoren (mpl), kardiovaskuläre	facteurs (mpl) de risques cardiovasculaires (FDR CV)
Riss (m)	déchirure (f), rupture (f), crevasse (f)
Risswunde (f)	déchirure (f)
Rollator (m)	déambulateur (m)
Rollstuhl (m)	fauteuil (m) roulant
Röntgenassistent/in (m/f)	manipulateur (m)/manipulatrice (f) radio
Röntgenaufnahme (f)	radiographie (f) (Rx)

Röntgenbild (n)	cliché (m)
Röntgendiagnostik (f)	radiodiagnostic (m), imagerie (f)
Röntgenröhre (f)	tube (m) à rayons
Rotatorenmanschette (f)	coiffe (f) des rotateurs
Röteln (pl)	rubéole (f)
Rötung (f)	rubéfaction (f)
Rückbildung (f)	rémission (f)
Rückenlage (f)	décubitus (m) dorsal (DD)
Rückenmark (n)	moelle (f) épinière
Rückenmarksanästhesie (f)	rachianesthésie (f)
Rückenmarkskompression (f)	compression (f) médullaire
Rückenschmerzen (mpl)	mal (m) aux reins, rachialgie (f)
Rückfall (m)	rechute (f)
Rückgang (m)	baisse (f)
Rückgrat (n)	rachis (m)
Rückkopplung (f), tubuloglomeruläre	rétrocontrôle (m) tubulo-glomérulaire (RTG)
Rückruf (m), Erinnerung (f), Auffrischimpfung (f)	rappel (m)
Ruheschiene (f)	gouttière (f) de repos
Ruhetremor (m)	tremblement (m) de repos
Ruhigstellung (f)	immobilisation (f)
Rülpser (m)	rot (m)
rümpfen *Nase*	froncer *nez*
runzeln *Stirn*	froncer, plisser *front*
Ruptur (f), Zerreißung (f)	déchirement (m)

S

Salbe (f)	pommade (f), onguent (m)
Samenblase (f)	vésicule (f) séminale
Sammelrohr (n)	canal (m) collecteur
Sammelurin (m), 24h-	urine (f) des 24 heures, recueil (m) des urines de 24 h
Sattelnase (f)	nez (m) en selle
Sättigung (f)	saturation (f)
sauber, trocken sein *Kind*	être propre *enfant*
Sauerstoff (m)	oxygène (m)
Sauerstoffanschluss (m)	prise (f) d'oxygène
Sauerstoffgabe (f)	administration (f) d'oxygène

Sauerstoffsättigung (f)	saturation (f) d'oxygène
Saugen (n)	succion (f)
Saugglocke (f)	ventouse (f)
Säugling (m)	nourrisson (m)
Säuglingsreflexe (mpl)	réflexes (mpl) du nourrisson
Säuglingssterblichkeit (f)	mortalité (f) néonatale
Saugreflex (m)	réflexe (m) de succion
Schädelbasis (f)	base (f) du crâne
Schädelbasisfraktur (f)	fracture (f) de la base du crâne
Schädel-Hirn-Trauma (n) (SHT)	traumatisme (m) crânio-cérébral (TCC)
Schädelimpressionsfraktur (f)	embarrure (f)
Schädelkalotte (f)	voûte (f) crânienne
Schädelsonografie (f) *Neonatologie*	échographie (f) transfontanellaire (ETF)
schädigen	léser
Schädigung (f)	lésion (f), atteinte (f)
schädlich	nocif/ve, nuisible
Schaft (m)	tige (f)
schälen	peler
Schalldämpfung (f)	matité (f)
Schallempfindungsschwerhörigkeit (f)	surdité (f) de perception (SP)
Schallempfindungsstörung (f)	hypoacousie (f) de perception
Schallleitungsschwerhörigkeit (f)	surdité (f) de transmission (ST)
Schallleitungsstörung (f)	hypoacousie (f) de transmission
Schambehaarung (f)	pilosité (f) pubienne
Schamlippe (f)	lèvre (f)
Scharlach (m)	scarlatine (f)
Schatten (m)	ombre (f)
Scheide (f)	vagin (m)
Scheidewand (f)	cloison (f)
Scheitel (m)	vertex (m)
Scheitellage (f)	présentation (f) du vertex
Scheitel-Steiß-Länge (f) (SSL)	longueur (f) cranio-caudale (LCC)
Schenkel (m)	cuisse (f)
Schenkelblock (m) (SB)	bloc (m) de branche (BdB)
Schenkelhals (m)	col (m) du fémur
Schenkelhernie (f)	hernie (f) crurale (HC)
Schenkelschall (m)	matité (f) en bois
Schere (f)	ciseaux (mpl)
Schicht (f)	couche (f)

Schielbehandlung (f)	orthoptie (f)
schielen	loucher
Schiene (f)	attelle (f)
Schilddrüse (f)	thyroïde (f), glande (f) thyroïde
Schilddrüsenunterfunktion (f)	hypothyroïdie (f)
Schläfe (f)	tempe (f)
schlaff	flasque
Schlaflosigkeit (f)	insomnie (f)
Schlafmittel (n)	somnifère (m)
Schläfrigkeit (f)	somnolence (f)
Schlafstörungen (fpl)	troubles (mpl) du sommeil
Schlaganfall (m)	accident (m) vasculaire cérébral (AVC), apoplexie (f) cérébrale
Schlagschatten (m)	cône (m) d'ombre
schlapp	apathique
Schleifendiuretika (npl)	diurétiques (mpl) de l'anse (DA)
Schleim (m)	glaire (f), mucosité (f)
Schleimhaut (f)	muqueuse (f)
Schleimhautausstülpung (f)	diverticule (m)
Schleimlöser (m)	fluidifiants (mpl)
Schleudertrauma (n)	syndrome (m) d'accélération/de décélération, coup (m) de lapin
Schleuse (f), Operations-	sas (m)
Schlinge (f)	anse (f)
Schlingen (f), stehende *Röntgen*	tuyaux (mpl) d'orgue
Schlingenbiopsie (f)	biopsie (f) à l'anse
Schluckauf (m)	hoquet (m)
Schluckbeschwerden (fpl)	odynophagie (f)
schlucken, Schlucken (n)	avaler, déglutition (f)
Schluckstörungen (fpl)	troubles (mpl) de la déglutition, dysphagie (f)
Schmerz (m)	douleur (f), mal (m), maux (mpl)
Schmerz (m), ausstrahlender	douleur (f) irradiée
Schmerz (m), wandernder	douleur (f) migratrice
Schmerzempfindung (f)	sensibilité (f) algique
Schmerzen (mpl), einschießende elektrisierende	décharge (f) électrique
schmerzhaft	douloureux/douloureuse, algique
schmerzlos	indolore
Schmerzmittel (n)	antalgique (m)
Schmerztherapie (f)	traitement (m) de la douleur

schmerzunempfindlich	insensible à la douleur
Schmierblutung (f)	saignotement (m)
Schmierinfektion (f)	infection (f) par souillure
Schneidezahn (m)	incisive (f)
Schnellimbiss (m) *Fast-Food, Junk-Food*	restauration (f) rapide *malbouffe*
Schnelltest (m)	test (m) diagnostique rapide (TDR)
Schnittwunde (f)	coupure (f), déchirure (f)
schnüffeln *Drogenkonsum*	sniffer
Schnuller (m)	tétine (f)
Schnupfen (m)	rhume (m), rhinite (f)
Schock (m)	choc (m)
Schocklunge (f)	poumon (m) de choc
Schockraum (m)	salle (f) de déchoquage
schonen	ménager
Schraube (f)	vis (f)
schreien	crier, hurler, pleurer *bébé*
Schreitreaktion (f)	manœuvre (f) de redressement
Schreitreflex (m)	réflexe (m) de la marche automatique/de redressement
Schub (m)	poussée (f)
Schublade (f)	tiroir (m)
Schubladenphänomen (n)	signe (m) du tiroir
Schuldgefühl (n), Schuld (f)	culpabilité (f)
Schuldwahn (m)	idées (fpl) délirantes de culpabilité
Schulter (f)	épaule (f)
Schulterblatt (n)	omoplate (f)
Schulterdystokie (f)	dystocie (f) des épaules
Schuppe (f)	pellicule (f), squame (f)
Schuppenflechte (f)	psoriasis (m)
schuppig	lamellaire
Schuppung (f)	desquamation (f)
Schürfwunde (f)	écorchure (f)
Schüttelfrost (m)	frissons (mpl)
Schutz (m)	protection (f)
Schutzimpfung (f)	vaccination (f) préventive
schwach	faible
Schwäche (f)	déficience (f), débilité (f)
Schwall (m)	jet (m)
Schwammniere (f)	rein (m) en éponge
Schwanenhalsdeformität (f)	doigt (m) en col de cygne

schwanger, werden	enceinte (tomber enceinte)
Schwangerschaft (f)	grossesse (f), gravidité (f)
Schwangerschafts-	gravidique
Schwangerschaftsabbruch (m)	interruption (f) de grossesse
Schwangerschaftsabbruch (m), medizinisch induzierter	interruption (f) médicale de grossesse (IMG)
Schwangerschaftstest (m)	test (m) (biologique) de grossesse (TBG)
Schwangerschaftsverlauf (m)	déroulement (m) de la grossesse
Schwangerschaftsvorsorgeuntersu-chungen (fpl)	examens (mpl) au cours de la grossesse
Schwangerschaftswochen (fpl)	semaines (fpl) d'aménorrhée, terme (m)
schwärzlich	noirâtre
Schwebeteilchen (npl)	échos (mpl) fins tourbillonnant
Schweiß (m)	sueur (f)
Schweißausbrüche (mpl)	sueurs (fpl)
Schweißdrüse (f)	glande (f) sudoripare
Schweißtest (m)	test (m) de la sueur
Schwelle (f)	seuil (m)
Schwellung (f)	gonflement (m), enflure (f), tuméfaction (f)
schwer(wiegend)	grave
Schwerhörigkeit (f)	surdité (f), hypoacousie (f)
Schwesternzimmer (n) *veraltet*	poste (m) de soins, bureau (m) infirmier
Schwimmbadotitis (f)	otite (f) des piscines
Schwindel (m)	vertige (m), étourdissement (m)
schwindelig sein	avoir la tête qui tourne
schwingen	vibrer
Schwirren (n)	frémissement (m), thrill (m)
schwitzen	transpirer, suer
Schwurhand (f)	main (f) en serment
Scratch-Test (m)	test (m) de grattage
Screening (n)	dépistage (m)
Sectio (f) caesarea	césarienne (f)
Sedierung (f)	sédation (f)
Sehgrube (f), Fovea centralis	fovéa (f) centralis
Sehminderung (f)	baisse (f) d'acuité visuelle (BAV)
Sehne (f), Sehnen-	tendon (m), tendineux/tendineuse
Sehnenscheidenentzündung (f)	péritendinite (f), ténosynovite (f)
Sehnervenpapille (f)	papille (f) optique
Sehschule (f)	orthoptie (f)

Sehstörungen (fpl)	troubles (mpl) visuels
Seite (f)	face (f), côté (m)
seitengleich	symétrique
Seitenlage (f)	décubitus (m) latéral (DL)
Seitenlage (f), stabile	position (f) latérale de sécurité (PLS)
Seitenventrikel (m)	ventricule (m) latéral
Selbstmordversuch (m)	tentative (f) de suicide (TS)
Selbstwertgefühl (n)	estime (f) de soi
Senkung (f)	abaissement (m), descente (f)
Sensibilitätsstörung (f)	trouble/déficit (m) sensitif
Septierung (f)	cloisonnement (m)
Septum (n)	cloison (f)
Septumdeviation (f)	cloison (f) déviée
Serumelektrolyte (mpl)	ionogramme (m)
Serumkrankheit (f)	maladie (f) sérique
Serumkreatinin (n)	créatininémie (f)
Serumlipase (f)	lipasémie (f)
Serumnatrium (n)	natriémie (f)
Sichelzellanämie (f)	drépanocytose (f), anémie (f) falciforme
Sicherheitsschuhe (mpl), Operationsschuhe (mpl)	sabots (mpl)
sickern, nässen	suinter
Siebbeinhöhle (f)	sinus (m) ethmoïdal
Siegelringzellkarzinom (n)	carcinome (m) à cellules en bague
Singultus (m)	hoquet (m)
Sinn (m)	sens (m)
Sinnestäuschung (f)	hallucination (f), troubles (m) de perception
Sinneswahrnehmung (f)	sensation (f)
Sinterung (f)	tassement (m)
Sinus (m) cavernosus	sinus (m) caverneux
Sinusknoten (m)	nœud (m) sinusal
Sinusrhythmus (m)	rythme (m) sinusal
Sinusvenenthrombose (f)	thrombose (f) veineuse cérébrale (TVC)
Situs (m) inversus	inversion (f) splanchnique
Sitz (m)	siège (m)
Sitzung (f)	séance (f)
Skabies (f)	gale (f)
Skala (f)	échelle (f)

Skalpell (n)	bistouri (m), scalpel (m)
skandierend *Sprache*	saccadé/e *langue*
Skapula (f)	omoplate (f)
Skelett (n)	squelette (m)
Skrotum (n)	bourse (f), scrotum (m)
Sodbrennen (n)	aigreur (f), pyrosis (m), brûlures (fpl) d'estomac
Sommersprosse (f)	tache (f) de rousseur
Sonnenblocker (m)	écran (m) total
Sonnenbrand (m)	coup (m) de soleil
Sonografie (f)	échographie (f)
Soor (m)	muguet (m)
sorgen um, sich	prendre soin de
Sorgerecht (n)	droit (m) de garde
Sozialanamnese (f)	mode (m) de vie (MDV)
Sozialarbeiter/in (m/f)	assistant/e (m/f) social/e
Spalt (m)	fente (f), scissure (f)
Spalthauttransplantat (n)	greffon (m) cutané semi-épais
Spaltlampe (f)	lampe (f) à fente (LAF), biomicroscope (m)
Spannungskopfschmerz (m)	céphalée (f) de tension
Spannungspneumothorax (m)	pneumothorax (m) compressif
Spasmolysetest (m)	test (m) de bronchodilatation
spät	tardif/ve
Spatel (m)	spatule (f)
Spätfolgen (fpl)	suites (fpl) tardives, séquelle (f)
Speichel (m)	salive (f)
Speicheldrüse (f)	glande (f) salivaire
Speichelfluss (m)	sialorrhée (f), flux (m) salivaire
Speicherung (f)	accumulation (f)
Speiseröhre (f)	œsophage (m)
Spickdraht (m)	broche (f)
Spider-Nävus (m)	angiome (m) stellaire
Spiegel (m)	taux (m), niveaux (mpl) hydroaériques *radiographie*
Spiegelung (f)	fibroscopie (f)
Spinalanästhesie (f) (SPA)	rachianesthésie (f)
Spinaliom (n)	carcinome (m) spinocellulaire (CSC), épithéliome (m) spinocellulaire
Spindelgift (n)	poison (m) du fuseau
Spirale (f)	stérilet (m)

Spitzfuß (m)	pied (m) bot équin
Splitter (m)	éclat (m)
Sprache (f)	langage (m)
Sprache (f), skandierende	parole (f) scandée
Sprachproduktionsstörung (f)	aphasie (f) motrice/de Broca
Sprachstörung (f)	aphasie (f)
Sprachverständnisstörung (f)	aphasie (f) sensorielle/de Wernicke
Sprachzentrum (n)	centre (m) de la parole
Sprechstörung (f)	dysphonie (f), troubles (mpl) de parole, troubles (mpl) de l'élocution
Sprechstunde (f)	consultation (f)
Sprechzimmer (n)	salle (f) de consultation
Spreizfuß (m)	pied (m) plat étalé
Spreizhaken (m)	écarteur (m)
Springer (m) *im OP*	panseur (m)/panseuse (f)
Spritze (f)	seringue (f)
spritzen	injecter
spröde	gercé/e
sprudelnd	effervescent/e
Sprungbein (n)	astragale (m), talus (m)
Sprunggelenk (n), oberes (OSG)	articulation (f) talo-crurale, articulation (f) du cou de pied
Sprunggelenk (n), unteres (USG)	articulation (f) subtalaire, articulation (f) astragalo-calcanéo-scaphoïdienne
Spülung (f)	lavage (m), irrigation (f)
Spur (f) *Blut*	trace (f) *sang*
spüren	ressentir
Sputumuntersuchung (f), bakteriologische	examen (m) cytobactériologique des crachats (ECBC)
Stäbchen (n) *Auge*	bâtonnet (m)
Stadium (n)	phase (f)
Staging (n)	stadification (f), classification (f)
Stamm (m)	tronc (m), torse (m)
Stammbaum (m)	arbre (m) généalogique
Stammfettsucht (f)	obésité (f) tronculaire
Stammzelle (f)	cellule (f) souche
Stammzelltransplantation (f) (SCT)	greffe (f) des cellules souches (GCS)
Stanze (f)	poinçon (m)
Stärke (f), stark	intensité (f), force (f), fort/e
Starre (f)	rigidité (f)

Starthemmung (f)	ralentissement (m) à l'initiation des gestes
Station (f)	service (m)
stationär aufnehmen	hospitaliser
stationär pflegebedürftig	soins (mpl) impossibles à domicile (SIAD)
Stationsarzt (m)/Stationsärztin (f)	praticien/ne (m/f) attaché/e
Stationsleitung (f)	cadre (m) infirmier/surveillante (f)
Status (m) asthmaticus	état (m) de mal asthmatique
Status (m) epilepticus	état (m) de mal épileptique (EDEM)
Staub (m)	poussière (f)
Stauchungsbruch (m)	fracture (f) engrenée
Stauschlauch (m)	tourniquet (m), garrot (m)
Stauung (f)	stase (f), refoulement (m)
Stechen (n)	élancement (m)
stechend	lancinant/e, piquant/e
stehend	debout
steif	rigide, raide
Steife (f)	raideur (f)
Steifigkeit (f)	rigidité (f)
Stein (m)	calcul (m)
Steinabgang (m)	perte (f) d'un calcul
Steißlage (f)	présentation (f) du siège
Stellreflex (m)	réflexe (m) de position
Stempel (m)	tampon (m)
Stenose (f)	rétrécissement (m)
Steppergang (m)	steppage (m)
sterben (an)	mourir (de)
Stich (m)	piqûre (f)
Stichwunde (f)	blessure (f) perforante
Stieltupfer (m)	écouvillon (m)
Stiernacken (m)	empâtement (m) de la nuque
stillen, Stillen (n)	mettre au sein, allaiter, allaitement (m)
Stimmband (n)	corde (f) vocale (CV)
Stimmbruch (m)	mue (f) de la voix
Stimmenhören (n)	hallucination (f) acoustico-verbale, xénopathie (f)
Stimmfremitus (m) (SF)	frémissement (m) vibratoire, vibrations (fpl) vocales (VV)
Stimmgabel (f)	diapason (m)
Stimmgabelprüfung (f)	acoumétrie (f) au diapason

Stimmlosigkeit (f)	perte (f) de voix
Stimmritze (f)	glotte (f)
Stimmschwingungen (fpl)	vibrations (fpl) vocales (VV)
Stimmung (f)	moral (m), humeur (f), thymie (f)
Stimmungsstabilisator (m)	thymorégulateur (m)
stinkend	fétide
Stirn (f)	front (m)
Stirnhöhle (f)	sinus (m) frontal
Stoffwechsel (m)	métabolisme (m)
Stoffwechselerkrankung (f)	maladie (f) métabolique
Stöhnen (n)	geignement (m), gémissement (m)
stören	gêner
Störung (f)	trouble (m), perturbation (f)
Störung (f) der Motorik	troubles (mpl) moteurs
Störung (f) des Säure-Basen-Haushaltes	troubles (mpl) acido-basiques, troubles de l'équilibre acido-basique
Störung (f), affektive	troubles (m) psychoaffectifs
Störungen (fpl), vegetative	troubles (mpl) végétatifs
Stottern (n)	bégaiement (m)
straff	tendu/e
Strahl (m)	jet (m), rayon (m) *radiologie*
strahlendicht	radioopaque
Strahlendosis (f)	dose (f) d'irradiation
strahlendurchlässig	radiotransparent/e
Strahlenschutz (m)	radioprotection (f)
Strahlentherapie (f)	radiothérapie (f)
Strahlung (f)	irradiation (f)
Strang (m)	bride (f)
Strecke (f)	trajet (m), segment (m) *ECG*
Strecker (m)	extenseur (m)
Stressinkontinenz (f)	incontinence (f) d'effort
Streuung (f)	dispersion (f)
Striae (fpl)	vergetures (fpl)
Stridor (m), exspiratorischer	sifflement (m) expiratoire
Stridor (m), inspiratorischer	cornage (m)
Striktur (f)	rétrécissement (m)
Strömungsgeräusch (n)	souffle (m) vasculaire
Struma (f)	goitre (m)
Strumpf (m)	bas (m)

strumpfförmig *Sensibilitätsstörungen*	en chaussettes *hypoesthésie*
Studie (f), verblindete	étude (f) à l'insu
Studienassistent/in (m/f)	réferent/e (m/f) de protocole
Stuhl (m)	selles (fpl)
Stuhlerbrechen (n)	vomissement (m) fécaloïde
Stuhlinkontinenz (f)	incontinence (f) anale
Stuhlkultur (f)	coproculture (f)
stumm	muet/te
Sturz (m)	chute (f)
stürzen	tomber
Stützverband (m)	bandage (m) de fixation
Subarachnoidalblutung (f) (SAB)	hémorragie (f) sous-arachnoïdienne (HSA)
Subclavian-Steal-Syndrom (n)	syndrome (m) du vol de la sous-clavière
Subduralhämatom (n)	hématome (m) sous-dural (HSD)
Subkutis (f)	hypoderme (m)
Subtraktionsangiografie (f), digitale	angiographie (f) numérique par soustraction (DSA)
Sucht (f)	addiction (f)
süchtig	accro *fam.*
Suizidalität (f)	risque (m) suicidaire
Sulkus (m)	scissure (f)
Superinfektion (f)	surinfection (f)
supportive Therapiemaßnahmen (f)	soins (mpl) ontologiques de support
Supraklavikulargrube (f)	creux (m) sus-claviculaire, fosse (f) supraclaviculaire
Symptom (n)	signe (m), symptôme (m)
Symptom (n), klinisches	signe (m) fonctionnel
Syndrom (m), hämolytisch urämisches (HUS)	syndrome (m) hémolytique et urémique (SHU)
syndrome (n), aquired immune deficiency (AIDS)	syndrome (m) d'immunodéficience acquise (SIDA)
Synkope (f), kardiale	collapsus (m) cardiaque
Systolikum (n)	souffle (m) systolique
Szintigrafie (f)	scintigraphie (f)

T

Tablette (f)	comprimé (m), cachet (m)
Tacker (m)	agrafeuse (f)
Tage (mpl), trockene	jours (mpl) sans boire

Tagesklinik (f)	hôpital (m) de jour
Tagesmutter (f)	nourrice (f) *nounou fam.*
tagsüber	diurne
Talg (m)	sébum (m)
Talkpuder (n)	talc (m)
Talus (m)	astragale (m), talus (m)
Tamponade (f)	tamponnement (m)
Taschenlampe (f)	lampe (f) de poche
Taschenmesserphänomen (n)	spastique (f) en cran d'arrêt
taub	sourd/e
Taubheit (f)	surdité (f)
Taubheitsgefühl (n)	engourdissement (m)
taubstumm	sourd-muet/sourde-muette
teerig	goudronneux/goudronneuse
Teerstuhl (m)	méléna (m)
teigig	pâteux/pâteuse
Teil (m), unterer	bas (m)
Telefonzentrale (f)	standard (m)
Temperaturempfindung (f)	sensibilité (f) thermique
Temperaturkurve (f)	courbe (f) de température
Tenckhoff-Katheter (m)	cathéter (m) de dialyse péritonéale
Termin (m)	rendez-vous (m) (RDV)
Test (m)	essai (m), épreuve (f)
Teststreifen (m)	bandelette (f) réactive
Therapie (f)	traitement (m) (ttt)
Therapieplanung (f)	planification (f) thérapeutique
Therapieprotokoll (n)	protocole (m) thérapeutique
Therapieversagen (n)	échec (m) thérapeutique
Thoraxschmerzen (mpl)	douleurs (fpl) thoraciques
Thromboplastinzeit (f)	temps (m) de prothrombine (TP)
Thromboplastinzeit (f), partielle (PTT)	temps (m) de céphaline activée (TCA/TCK)
Thrombozyt (m)	plaquette (f)
Thrombozytentransfusion (f)	transfusion (f) de plaquettes
tief	profond/e
Tiefensensibilität (f)	sensibilité (f) profonde
Tinea (f)	mycose (f), champignon (m)
Tinea (f) capitis	teigne (f)
Tinnitus (m)	acouphène (m)
Tod (m), Todesfall (m)	mort (f), décès (m)

Todesursache (f)	cause (f) du décès
Tokolytikum (n)	utérorelaxant (m)
Tokomimetikum (n)	utérotonique (m)
Tollwut (f)	rage (f)
Ton (m), tiefer	son (m) grave
Tonsille (f)	amygdale (f)
Tonsillektomie (f)	amygdalectomie (f)
Tonsillitis (f)	amygdalite (f)
Tonus (m)	tonus (m) musculaire
Topoisomerasehemmer (mpl)	inhibiteurs (mpl) de topoisomérase
Totalendoprothese (f) (TEP)	prothèse (f) totale de la hanche (PTH)
Totalkapazität (f)	capacité (f) totale
Totenflecken (mpl)	lividité (f) cadavérique
Trägerprotein (n)	protéine (f) porteuse
Traktionsversuch (m)	manœuvre (f) du tiré-assis
Traktus (m)	faisceau (m)
Träne (f), Tränen-	larme (f), lacrymal/e
Tränen (n)	écoulement (m) lacrymal
Tränendrüse (f)	glande (f) lacrymale
Tränenersatzmittel (n) mit Filmbildnern	lubrifiant (m) oculaire
Tränengänge (mpl)	voies (fpl) lacrymales
Tränensack (m)	sac (m) lacrymal
Transfusion (f), fetofetale	échanges (mpl) sanguins foeto-fœtaux
transitorisch-ischämische Attacke (f) (TIA)	accident (m) ischémique transitoire (AIT)
Transplantat (n)	greffon (m)
Transplantatabstoßung (f)	rejet (m) de greffe
Transplantation (f)	greffe (f)
Trauma (n)	traumatisme (m)
Tremor (m)	tremblement (m)
Trichterbrust (f)	thorax (m) en entonnoir
Triebkraft (f)	force (f) motrice
Trigeminus (m)	trijumeau (m)
Trigeminusneuralgie (f)	névralgie (f) du trijumeau
Trikuspidalklappe (f)	valvule (f) tricuspide
Trikuspidalklappeninsuffizienz (f)	insuffisance (f) tricuspidienne
Trinkabhängigkeit (f)	dipsomanie (f)
Trizepssehnenreflex (m) (TSR)	réflexe (m) tricipital
trocken	sec/sèche *toux*
trocken werden *Kind*	devenir propre *enfant*

Trockengewicht (n)	poids (m) sec
trocknen	sécher
Trommelfell (n)	tympan (m)
Trommelfellreflex (m)	triangle (m) lumineux
Trommelschlägelfinger (mpl)	doigt (m) en baguette de tambour
Trömner-Reflex (m)	réflexe (m) carpométacarpien
Tröpfcheninfektion (f)	infection (f) par gouttelettes, transmission (f) respiratoire
Tropfen (m)	goutte (f)
trotzen	bouder
Trübung (f)	opacité (f), opacification (f)
Trümmerbruch (m)	fracture (f) comminutive
Trunkus (m)	tronc (m)
Tuberkulin-Test (m)	intradermoréaction (f) (IDR)
Tuberkulosebakterium (n)	bacille (m) de Koch
Tubulusnekrose (f), akute (ATN)	nécrose (f) tubulaire aiguë (NTA)
Tumor (m)	tumeur (f)
Tumordurchbruch (m)	éffraction (f) tumorale
Tumorkonferenz (f)	réunion (f) de concertation pluridisciplinaire (RCP)
Tumorlyse-Syndrom (n)	syndrôme (m) de lyse tumorale (SLT)
Tumormarker (m)	marqueur (m) tumoral
Tumorprogression (f) *unter Therapie*	échappement (m) tumoral
Tumorreferenzzentrum (n)	centre (m) régional de lutte contre le cancer (CLCC)
Tumorwachstum (n)	croissance (f) tumorale
Tumorzentrum (n)	centre (m) de cancérologie
Tupfer (m)	tampon (m), compresse (f)
Tupferklemme (f)	pince (f) à pansement/porte-tampon
Tyndall-Effekt (m) *Augenheilkunde*	signe (m) de Tyndall

U

Übelkeit (f)	nausée (f), mal (m) au cœur, haut-le-cœur (m)
übelriechend	fétide, malodorant/e
Überanstrengung/-belastung (f)	surmenage (m)
überdehnbar	hyperélastique
Überdehnung (f)	distension (f), surdistension (f)
Überdosierung (f)	surdosage (m)

Übereinstimmung (f)	concordance (f)
Überempfindlichkeit (f)	hypersensibilité (f), hyperesthésie (f)
Überforderung (f)	surcharge (f)
überfüllt	pléthorique
Überfunktion (f)	suractivité (f)
Überhöhung (f)	surélévation (f)
Über-Ich (n)	sur-moi (m)
Überlagerung (f)	superposition (f)
überlasten, sich	se surmener
Überlastung (f)	surcharge (f), décompensation (f)
Überleben (n)	survie (f)
Überlebensrate (f)	taux (m) de survie
übermäßig	abondant/e
Übernahme (f) *eines Patienten*	prise (f) en charge d'un malade
überschätzen	surestimer
überschreiten	déborder, dépasser
überstehen	passer le cap
überstreckt	hyperfléchi/e
Überträger (m)	vecteur (m)
Übertragung (f)	transmission (f), conduction (f)
Überwachung (f)	surveillance (f)
Uhrglasnägel (mpl)	ongles (mpl) en verre de montre
Ulcus (n) cruris venosum	ulcère (m) de jambes
Ulna (f)	cubitus (m), ulna (f)
Ultrafiltrationsdruck (m)	pression (f) d'ultrafiltation (Puf)
Ultraschall (m)	échographie (f)
Ultraschalluntersuchung (f), endokavitäre	échos (mpl) endo-cavitaires
umbringen, sich	se suicider
Umfang (m)	périmètre (m)
Umfrage (f)	enquête (f)
Umgebung (f)	entourage (m)
Umgehungskreisläufe (mpl), portosystemische	réseau (m) variqueux portosystèmique
Umkehrosmose (f) *Gerät*	osmoseur (m)
umkippen	tomber dans les pommes, basculer
Umknicken (n) *Fuß*	torsion (f), entorse (f), foulure (f) *fam.*
Umriss (m)	contour (m)
Umschlag (m)	pochette (f)

U

umschrieben	circonscrit/e
Umwandlung (f)	transformation (f)
Unbehagen (n)	malaise (m)
Unbeweglichkeit (f)	immobilité (f), rigidité (f)
Unbewusstsein (f)	inconscience (f)
undurchsichtig	louche
Unempfindlichkeit (f)	hypoesthésie (f)
Unfruchtbarkeit (f)	infertilité (f), infécondité (f)
ungepflegt	mal soigné/e, négligé/e
ungeschickt	maladroit/e
Ungleichgewicht (n)	déséquilibre (m)
unheilbar	incurable
Universalspender (m)	donneur (m) universel (DU)
unproduktiv *Husten*	sec/sèche *toux*
unregelmäßig	irrégulier/irrégulière
Unreife (f)	immaturité (f)
Unruhe (f)	agitation (f)
unscharf	flou/e
Unterarm (m)	avant-bras (m)
Unterbauch (m)	hypogastre (m)
Unterberger-Tretversuch (m)	épreuve (f) du piétinement d'Unterberger
unterdrücken	opprimer, supprimer
Unterernährung (f)	sous-alimentation (f), dénutrition (f)
Unterfunktion (f)	hypofonctionnement (m)
Unterleib (m)	bas ventre (m)
Unterpol (m)	pôle (m) inférieur
Unterschenkel (m)	jambe (f)
Unterstützung (f), psychologische	soutien (m) psychologique
Untersuchung (f)	examen (m), bilan (m)
Untersuchung (f), rektale	toucher (m) rectal (TR)
Untersuchung (f), vaginale	toucher (m) vaginal (TV)
Untersuchungsbuch (n) *Kinder*	carnet (m) de santé
Unverträglichkeit (f)	incompatibilité (f), intolérance (f)
Unverträglichkeitsreaktion (f)	réaction (f) d'intolérance
unwillkürlich	involontaire
Unwohlsein (n)	malaise (m)
Urin (m)	urine (f)
Urinflasche (f)	pistolet (m), urinoir (m)

Uringewinnung (f)	recueil (m) urinaire
Urin-Probe (f)	échantillon (m) d'urine
Urinsediment (n)	culot (m) urinaire, sédiment (m) urinaire
Urinteststreifen (m)	bandelette (f) urinaire (BU)
Urinuntersuchung (f) mikrobiologische, Urinstatus (m)	examen (m) cytobactériologique des urines (ECBU)
Urinvolumen (n)	volume (m) d'urine (VU)
Uroflowmetrie (f)	débitmètre (f)
Urografie (f), intravenöse (IUG)	urographie (f) intra-veineuse (UIV)
Urothelkarzinom (n)	tumeur (f) urothéliale
Urothelzeichen (n)	épaississement (m) des parois pyéliques
Ursprung (m)	racine (f), origine (f)
Uterusmyom (n)	fibromyome (m) utérin
Uvula (f)	uvule (f), luette (f)

V

Vaginalentbindung (f)	accouchement (m) par voie basse
Vegetationen (fpl), adenoide	végétations (fpl) adénoïdes (VA)
Vene (f)	veine (f)
Venenentzündung (f)	phlébite (f)
Venenthrombose (f), tiefe (TVT)	phlébothrombose (f)
Ventrikel (m)	ventricule (m)
Ventrikelseptum (n)	cloison (f) interventriculaire
Ventrikelseptumdefekt (m) (VSD)	communication (f) interventriculaire (CIV)
Verabreichung (f) *Medikamente*	administration (f)
verändern	muter
Veranlagung (f)	prédisposition (f)
Verantwortungslosigkeit (f)	irresponsabilité (f)
Verarmungswahn (m)	idées (fpl) délirantes de ruine
Verätzung (f)	brûlure (f) chimique
Verband (m)	pansement (m), bandage (m)
Verbandmull (m)	gaze (f) de pansement
Verbandsmaterial (n)	trousse (f), matériel (m) de pansement
Verbandswatte (f)	coton (m) à pansement
Verbandswechsel (m)	changement (m) de pansement
verbreitert	élargi/e
Verbrennung (f), Brandwunde (f)	brûlure (f)

Verdacht (m) auf (V. a.)	suspicion (f) de
Verdauung (f)	transit (m), digestion (f)
Verdauungsstörung (f)	troubles (m) digestifs, indigestion (f)
Verdauungssystem (n)	système (m) digestif (SD) (dig)
Verdichtung (f)	opacité (f), opacification (f)
Verdickung (f)	épaississement (m)
Verdrängung (f)	refoulement (m)
Verdünnung (f)	dilution (f)
verengt	rétréci/e
Verengung (f)	rétrécissement (m), constriction (f)
Verfassung (f)	état (m)
Verfestigung (f)	consolidation (f)
Verfolgungswahn (m)	paranoïa (f), idées (fpl) délirantes de persécution
Vergiftung (f)	empoisonnement (m)
Verhalten (n)	comportement (m), attitude (f)
Verhaltensstörung (f)	troubles (mpl) du comportement
Verhältnis (n)	ratio (m), rapport (m)
verharmlosen	minimiser la gravité
verhärten, sich	durcir, se
Verhärtung (f)	contracture (f), induration (f)
verhüten	utiliser un moyen de contraception
Verhütung (f)	contraception (f)
Verhütungsmittel (n)	moyen (m) de contraception
Verkalkung (f)	calcification (f)
Verkehrsunfall (m)	accident (m) de la voie publique
Verklebung (f)	adhérence (f), synéchies (fpl)
Verkleinerung (f)	diminution (f)
verkürzen	raccourcir
Verlängerung (f) *zeitlich*	prolongation (f) *dans le temps*
verlangsamt	ralenti/e
Verlangsamung (f)	ralentissement (m), décélération (f), bradypsychie (f) *dépression*
Verlauf (m)	évolution (f), trajet (m)
Verlaufskontrolle (f)	surveillance (f)
Verletzung (f)	lésion (f), blessure (f), traumatisme (m)
Verletzungen (fpl), innere	traumatisme (m) viséral
Verlust (m)	perte (f)
vermehren	proliférer

vermindert	réduit/e, diminué/e
Vernachlässigung (f)	négligence (f)
Verneinung (f)	négation (f)
Vernichtungsangst (f)	angoisse (f) d'anéantissement
verrenken, luxieren	luxer
Verrenkung (f)	déboîtement (m)
Verriegelungsnagel (m)	verrouillage (m)
Versagen (n)	échec (m), défaillance (f)
Verschiebung (f)	décalage (m)
verschlechtern	aggraver
Verschlechterung (f)	aggravation (f), exacerbation (f), détérioration (f)
Verschlechterung (f) des Allgemeinzustandes	altération (f) de l'état général (AEG)
verschleimen	engorger
Verschlimmerung (f)	aggravation (f), exacerbation (f)
verschlossen	renfermé/e
verschlucken, sich	faire des fausses routes
Verschluss (m)	occlusion (f), oblitération (f), obstruction (f)
Verschlusskrankheit (f), peripher-arterielle (pAVK)	insuffisance (f) artérielle des membres inférieurs (IAMI)
Verschlussstück (n), Ballon (m) *Blasenkatheter*	obturateur (m) *cathéter vesical*
Verschraubung (f)	boulonnage (m), vissage (m)
verschreiben	ordonner, prescrire
verschwommen	flou/e
Versicherungskarte (f) *Frankreich*	carte (f) vitale
Versprecher (m)	lapsus (m)
Verstauchung (f)	entorse (f), foulure (f) *fam.*
Versteifung (f)	enraidissement (m)
versterben	décéder (dcd)
verstopfen	boucher
Verstopfung (f)	constipation (f), encombrement (m) *sinus*
Verstorbenenspender/-in (m/f)	donneur (m)/donneuse (f) décédé/e
Versuch (m)	épreuve (f), essai (m)
Verteiler (m)	diffuseur (m)
verteilt	disséminé/e
Verteilung (f)	distribution (f)
Vertiefung (f), trichterförmige	entonnoir (m)

V

vertragen	tolérer
verträglich	compatible
verursachen	engendrer
Verwachsung (f)	adhérence (f), synéchies (fpl)
verwahrlosen	négliger, tomber bien bas
Verwahrlosung (f)	Négligence (f), abandon (m), incurie (f)
Verwaltung (f)	administration (f)
Verwaltungsdirektor (m)	chef (m) de l'administration
Verweilkatheter (m)	sonde (f) à demeure
Verwirrung (f)	confusion (f)
verwundbar	Vulnérable
verzerrt	déformé/e
verzerrt sehen	métamorphopsies (fpl)
Verzögerung (f)	décélération (f)
Vibrationsempfinden (n)	sensibilité (f) vibratoire, pallesthésie (f)
viel	Poly
Vierfingerfurche (f)	pli (m) palmaire transverse
Viruslast (f)	charge (f) virale
Visitewagen (m)	chariot (m)
Visus (m)	acuité (f) visuelle (AV), vision (f)
Visusminderung (f)	baisse (f) d'acuité visuelle (BAV)
Vitalkapazität (f)	capacité (f) vitale
Vitaminmangel (m)	carence (f) en vitamine
Vitium (n)	vice (m)
Völlegefühl (n)	pesanteur (f) gastrique, sensation (f) de plénitude
Vollhauttransplantat (n)	greffon (m) cutané épais
Vollnarkose (f)	anesthésie (f) générale (AG)
Volumen (n), mittleres korpuskuläres (MCV)	volume (m) globulaire moyen (VGM)
Volumenbelastung (f)	surcharge (f) volumétrique
Volumenersatzlösungen (fpl)	solutés (mpl) de remplissage
vorangehend	préalable
vorbereiten	préparer
Vorbeugung (f)	prophylaxie (f)
Vorderhorn (n)	corne (f) antérieure de la moelle épinière
Vorderkammer (f) Auge	chambre (f) antérieure (CA) de l'œil
Vorderstrang (m)	cordon (m) antérieur de la moelle épinière
Vorerkrankungen (fpl)	antécédents (mpl) (ATCD)

Vorfall (m)	protrusion (f)
Vorgehen (n), weiteres	conduite (f) à tenir (CAT)
Vorhang (m)	voile (m)
Vorhaut (f)	prépuce (m)
Vorhautverengung (f)	phimosis (m)
vorherig	préalable
Vorhof (m)	oreillette (f)
Vorhofflattern (n)	flutter (m) auriculaire
Vorhofflimmern (n)	fibrillation (f) auriculaire (FA)
Vorhofseptumdefekt (m) (ASD)	communication (f) interauriculaire (CIA)
Vorlast (f)	précharge (f)
Vorsorge (f)	dépistage (m)
Vorsorgeuntersuchung (f)	examen (m) de dépistage
Vorsprung (m)	ressaut (m)
vorübergehend	transitoire
vorzeitig	précoce

W

wach	réveillé/e
Wachheit (f)	vigilance (f)
Wachheitszustand (m)	veille (f)
wachsen	grossir
Wachstum (n)	croissance (f), développement (m) staturo-pondéral
Wachstumsfuge (f)	ligne (f) de croissance
Wachstumskurve (f)	courbe (f) de croissance, percentile (m)
Wachstumsretardierung (f), intrauterine	retard (m) de croissance intrautérin (RCIU)
Wachstumsschub (m)	poussée (f) de croissance
Wächterlymphknoten (m)	ganglion (m) sentinelle
Wachzustand (m)	état (m) de veille
Wade (f)	mollet (m)
Wahl (f), erste	première intention (f)
Wahn (m)	délire (m), folie (f)
Wahnanfall (m)	bouffée (f) délirante aiguë (BDA)
Wahneinfall (m)	intuition (f) délirante
Wahngedanken (mpl)	idées (fpl) délirantes
wahnsinnig	fou/folle

Wahnvorstellung (f)	hallucination (f), illusion (f)
wahrnehmen	ressentir, percevoir
Wahrnehmung (f)	perception (f)
Wahrnehmungsstörung	troubles (mpf) de perception
Waisenhaus (n)/Waisenkind (n)	orphelinat (m)/orphelin/e (m/f)
Wange (f)	joue (f)
Wärmegefühl (n)	sensation (f) thermique de chaud
Warnzeichen (npl)	signes (mpl) d'appel
Wartezimmer (n)	salle (f) d'attente
Warze (f)	verrue (f)
Wasser lassen	uriner, émettre des urines
Wasser- und Elektrolythaushalt (m)	bilan (m) hydro-électrolytique
wasserlöslich	hydrosoluble
Wasserzufuhr (f)	apport (m) hydrique
wässrig	liquide
Watte (f)	ouate (f)
Wattestäbchen (n)	écouvillon (m)
wechselnd	intermittent/e
Wechselwirkung (f) (WW)	interaction (f)
Weg (m)	trajet (m)
Wegdrückbarkeit (f)	vitropression (f)
Wehe (f)	contraction (f)
Wehenschwäche (f)	inertie (f) utérine
weich	mou/molle, souple
Weichteil (n)	partie (f) molle
Weichteilverletzungen (fpl)	lésions (fpl) des parties molles
weinen	pleurer
weißlich	blanchâtre, albuginé/e
Weiterbehandlung (f)	suivi (m)
Weitsicht (f)	vision (f) de loin (VL)
Weitsichtigkeit (f), weitsichtig	hypermétropie (f), hypermétrope
Weitwinkelglaukom (n)	glaucome (m) à angle ouvert
Welle (f) *EKG*	onde (f) *ECG*
Welle (f), peristaltische	onde (f) péristaltique
Weltgesundheitsorganisation (f) (WHO)	Organisation (f) mondiale de la Santé (OMS)
Wendung (f), äußere *Gynäkologie*	version (f)
wenig	peu
Wernicke-Aphasie (f)	aphasie (f) sensorielle/de Wernicke

Wert (m)	valeur (f), formule (f) *sang*
wertvoll	précieux/précieuse
Widerstand (m)	résistance (f)
Wiederbelebung (f)	réanimation (f)
wiederkehrend	rémittent/e
wiegen	peser
Wiesengräserallergie (f)	dermite (f) des prés
Wimper (f)	cil (m)
Windel (f)	couche (f), protection (f), garniture (f)
Windeldermatitis (f)	érythème (m) fessier
Winkel (m)	angle (m)
Wirbel (m)	vertèbre (f)
Wirbelsäule (f)	colonne (f) vertébrale, rachis (m)
wirklich	réel/le
wirksam	efficace
Wirkstoff (m)	agent (m)
Wirt (m)	hôte (m)
Wochenbett (n)	post-partum (m)
Wochenbettfieber (n)	fièvre (f) puerpérale
Wochenbettstation (f)	maternité (f)
Wohlbefinden (n)	bien-être (m)
Wortfindungsstörung (f)	aphasie (f) nominale
Wortkargheit (f)	pauvreté (f) du discours, économie (f) de paroles
Wunde (f)	lésion (f), blessure (f), plaie (f)
Wundhaken (m)	écarteur (m)
Wundrand (m)	bord (m) de la plaie
Wundrevision (f)	parage (m) d'une plaie
Wundsekret (n)	ichor (m)
Würgen (n)	vomissement (m) à sec
Würgereflex (m)	réflexe (m) nauséeux/pharyngé
Wurm (m)	ver (m)
Wurzel (f)	racine (f)
Wurzelsyndrom (n)	syndrome (m) radiculaire
Wut (f)	fureur (f)

X

X-Beine (n)	genoux (m) cagneux

Z

Zahn (m)	dent (f)
Zähneknirschen (n)	bruxisme (m)
Zahnfleisch (n)	gencive (f)
Zahnheilkunde (f)	odontologie (f)
Zahn-Mund-Kieferchirurgie (f)	stomatologie (f)
Zahnprothese (f)	dentier (m), prothèse (f) dentaire
Zahnradphänomen (n)	hypertonie (f) plastique en roue dentée, phénomène (m) de la roue dentée
Zahnschmerzen (mpl)	mal (m) aux dents
Zange (f)	pince (f)
Zangenbiopsie (f)	biopsie (f) à la pince
Zangengeburt (f)	accouchement (m) par forceps
Zäpfchen (n)	suppositoire (m), luette (f), uvule (f) *anat*
Zapfen (mpl) *Auge*	cônes (mpl)
Zecke (f)	tique (f)
Zehe (f)	orteil (m)
Zeigefinger (m)	index (m)
Zelle (f)	cellule (f)
Zellkern (m)	noyau (m) cellulaire
Zellmarker (mpl)	marqueurs (mpl) cellulaires/tumoraux
Zellschicht (f)	couche (f) cellulaire
Zellstatus (m)	état (m) cellulaire
Zellstimulation (f) mit Wachstumsfaktoren	stimulation (f) cellulaire par des facteurs de croissance
zerbrechlich	fragile
Zerebralparese (f), idiopathische (ICP)	insuffisance (f) cérébrale motrice (ICM)
Zerfahrenheit (f)	diffluence (f)
zergehen, sich auflösen	dissoudre, se
zerreißend *Schmerz*	déchirant/e *douleur*
Zerreißung (f)	lacération (f)
zerren	distendre
Zerstäuber (m)	nébuliseur (m)
zerstreut	distrait/e
Zervix (f)	col (m) utérin
Zervixkarzinom (n)	cancer (m) du col utérin
zickig	lunatique
Ziehen (n)	élancement (m)
Zielblutdruck (m)	cible (f) tensionnelle

Ziliarkörper (m)	corps (m) ciliaire
Zirkumduktion (f)	démarche (f) en fauchant
Zittern (n)	tremblement (m)
Zufallsbefund (m)	découverte (f) fortuite
Zufluss (m)	afflux (m)
Zugang (m)	voie (f)
Zugang (m), venöser	garde-veine (m)
Zugang legen	poser/mettre une voie veineuse
Zugänglichkeit (f)	accessibilité (f)
zunehmen	grossir, prendre du poids
zunehmend	progressif/ve
Zunge (f)	langue (f)
Zungenbiss (m)	morsure (f) de la langue
Zungenspatel (m)	abaisse-langue (m)
zurückbilden, sich	régresser
zusammenbrechen	dérober, se, s'écrouler
Zusammenbruch (m)	collapsus (m)
Zusammenhang (m)	cohérence (f)
zusammenziehen	resserrer
Zustand (m)	état (m)
Zwang (m)	obsession (f)
Zwangshandlungen (fpl)	compulsions (fpl)
Zwangsstörungen (fpl)	troubles (mpl) obsessionnels compulsifs (TOC)
Zwerchfell (n)	diaphragme (m)
Zwerchfellhernie (f)	hernie (f) diaphragmatique
Zwerchfellhochstand (m)	surélévation (f) diaphragmatique
Zwerchfellkuppel (f)	coupole (f) diaphragmatique
Zwerchfelltiefstand (m)	aplatissement (m) des coupoles diaphragmatiques
Zwilling (m)	jumeau (m)
zwingend	impérieux/impérieuse
Zyklusstörungen (fpl)	troubles (mpl) du cycle
Zyste (f)	kyste (m)
Zystektomie (f)	kystectomie (f)
Zystenniere (f)	rein (m) polykystique (RP)
zystisch	kystique
Zytogenetik (f)	analyse (f) cytogénétique
zytologische Färbung (f)	coloration (f)/marquage (m) cytologique

9 Abkürzungen – abréviations

Französisch deutsch

A

AA	acide (m) aminé	**AS**	Aminosäure (f)
AA	appendicite (f) aiguë		akute Appendizitis (f)
AAA	anévrisme (m) aortique abdominal	**AAA**	abdominelles Aortenaneurysma (n)
AAD	anévrisme (m) aortique disséquant		Aneurysma (n) dissecans
AAE	alvéolite (f) allergique extrinsèque		allergische extrinsische Alveolitis (f)
AAH	antigène (m) associé à l'hépatite		Hepatitisantigen(n)
AAM	anticorps (m) anti-mitochondrie	**AMA**	antimitochondrialer Antikörper (m)
AAN	anticorps (m) anti-nucléaire	**ANA**	antinukleärer Antikörper (m)
AAS	acide (m) acétylsalicylique	**ASS**	Acetylsalicylsäure (f)
AAV	anévrisme (m) artério-veineux		arterio-venöses Aneurysma (n)
AC	alcoolisme (m) chronique		chronischer Alkoholismus (m)
AC	anticorps (m)	**AK**	Antikörper (m)
AC	arythmie (f) complète	**AA**	absolute Arrhythmie (f)
ACC	adénopathie (f) cervicale chronique		chronische Halslymphknotenschwellung (f)
ACE	antigène (m) carcino-embryonnaire	**CEA**	karzinoembryonales Antigen (n)
ACE	artère (f) carotide externe		A. carotis (f) externa
ACFA	arythmie (f) complète par fibrillation auriculaire		absolute Arrhythmie (f) mit Vorhofflimmern

ACI	artère (f) carotide interne		A. carotis (f) interna
ACR	arrêt (m) cardio-respiratoire		Herz-Kreislauf-Stillstand (m)
ACTP	angioplastie (f) coronarienne transluminale percutanée	**PTCA**	perkutane transluminare koronare Angioplastie (f)
ACV	accident (m) cardio-vasculaire		Ischämie (f)
AD/G	atrium (m) droit/gauche	**R/LA**	rechter/linker Vorhof (m)
AD/ATD	antidépresseur (m)		Antidepressivum (n)
ADP	adénopathie (f)		Lymphknotenschwellung (f)
AEG	altération (f) de l'état général		Verschlechterung (f) des Allgemeinzustandes
AER	accident (m) d'exposition au risque		Unfall (m) unter Risikoexposition
AES	allocation (f) d'éducation spéciale		Beihilfe (f) zur Betreuung behinderter Kinder
AF	antécédents (mpl) familiaux		Familienanamnese (f)
AFP	alphafœtoproteine (f)	**AFP**	Alpha-Fetoprotein (n)
AG	anesthésie (f) générale	**AA**	Allgemeinanästhesie (f)
AG	antigène (m)	**Ag**	Antigen (n)
AGL	acides (mpl) gras libres		freie Fettsäuren (fpl)
AH	anémie (f) hémolytique		hämolytische Anämie (f)
AHAI	anémie (f) hémolytique auto-immune	**AIHA**	autoimmunhämolytische Anämie (f)
AI	angor (m) instable		instabile Angina (f)
AIC	accident (m) ischémique cérébral		Schlaganfall (m)
AIE	analyse (f) immuno-éléctrophorétique		Immunelektrophorese (f)
AINS	anti-inflammatoire (m) non stéroïdien	**NSAR**	nichtsteroidales Antirheumatikum (n)
AIT	accident (m) ischémique transitoire	**TIA**	transitorisch-ischämische Attacke (f)
AJI	arthrite (f) juvénile idiopathique	**JRA**	juvenile rheumatoide Arthritis (f)
AL	anesthésie (f) locale	**LA**	Lokalanästhesie (f)
ALAT	alanine aminotransférase (f)	**ALAT**	Alanin-Aminotransferase (f)
ALD	affection (f) de longue durée		Langzeiterkrankung (f)
ALR	anesthésie (f) loco-régionale		Regionalanästhesie (f)
AM	âge (m) mental		geistiges Alter (n)
AM	allaitement (m) maternel		Stillen (n)
AM	anorexie (f) mentale		Magersucht (f)
AM	après-midi (m)		Nachmittag (m)

AMG	alpha2-macroglobuline (f)		Alpha2-Makroglobulin (n)
AMM	autorisation (f) de mise sur le marché		Arzneimittelzulassung (f)
AMS	atrophie (f) multisystématisée		Multisystematrophie (f)
ANAES	Agence (f) nationale d'accréditation et d'évaluation en santé		Agentur (f) für Qualitätssicherung im Gesundheitssystem
ANT	accouchement (m) normal à terme		regelrechte Geburt (f)
AO	âge (m) osseux		Knochenalter (n)
AOC	atteinte (f) des organes cibles		Schädigung (f)/Befall (m) der Zielorgane
AOMI	artériopathie (f) oblitérante des membres inférieurs	**pAVK**	peripher-arterielle Verschlusskrankheit (f)
AP	accouchement (m) prévu		geplante Entbindung (f)
AP	angine (f) de poitrine	**AP**	Angina (f) pectoris
AP	antécédents (mpl) personnels		persönliche Vorerkrankungen (fpl), Eigenanamnese (f)
AP	artère (f) pulmonaire		Pulmonalarterie (f)
APA	allocation (f) personnalisée à l'autonomie		Pflegegeld (n)
APC	anastomose (f) portocave		portokavale Anastomose (f)
APD	anesthésie (f) péridurale dorsale	**PDA**	Periduralanästhesie (f)
APLV	allergie (f) aux protéines de lait de vache		Kuhmilchallergie (f)
AR	arthrite (f) rhumatoïde	**RA**	rheumatoide Arthritis (f)
ARA	affection (f) respiratoire aiguë	**ARE**	akute respiratorische Erkrankung (f)
ARP	activité (f) rénine plasmatique		Plasmareninaktivität (f)
ART	acidose (f) rénale tubulaire		renal-tubuläre Azidose (f)
ARV	anti-rétroviral		antiretrovirales Medikament
AS	anémie (f) sidéroblastique		sideroblastische Anämie (f)
ASAT	aspartate aminotransférase (f)	**ASAT**	Aspartat-Aminotransferase (f)
ASE	aide (f) sociale à l'enfance		Jugendhilfe (f)
ASP	abdomen (m) sans préparation		Abdomenleeraufnahme (f)
ASp	accouchement (m) spontané		Spontangeburt (f)
ASP	antigène (m) spécifique de la prostate	**PSA**	prostataspezifisches Antigen (n)
AT	accident (m) de travail		Arbeitsunfall (m), Berufsunfall (m)

AT	accouchement (m) à terme		termingerechte Geburt (f)
AT	arrêt (m) de travail		Wehenstillstand (m)
ATB	antibiotique (m)	**Ab**	Antibiotikum (n)
ATBG	antibiogramme (m)		Antibiogramm (n)
ATCD	antécédents (mpl)		Anamnese (f), Vorgeschichte (f)
ATL	angioplastie (f) transluminale		transluminale Angioplastie (f)
ATM	articulation (f) temporo-mandibulaire		Kiefergelenk (n)
ATM	assistant/e (m/f) technique médical/e	**MTA**	medizinisch-technische/r Assistent/in (m/f)
ATS	athérosclérose (f)		Atherosklerose (f)
AU	acide (m) urique	**HS**	Harnsäure (f)
AV	acuité (f) visuelle		Visus (m), Sehschärfe (f)
AV	artère (f) vertébrale		Arteria (f) vertebralis
AV	auriculo-ventriculaire	**AV**	aurikulo-ventrikulär
AVC	accident (m) vasculaire cérébral		Schlaganfall (m)
AVK	anti-vitamine (m) K		Vitamin-K-Antagonist (m)
AVP	accident (m) de la voie publique		Verkehrsunfall (m)

B

BA	bronchite (f) aiguë		akute Bronchitis (f)
BABP	brachio-antébrachiopalmaire (m)		Arm-Unterarm-Hand-Gips (m)
BAC	bassin (m) asymétrique congénital		angeborene Beckenasymmetrie (f)
BAF	bronchite (f) asthmatiforme		obstruktive Bronchititis (f)
BAT	biopsie (f) de l'artère temporale		Temporalarterienbiopsie (f)
BAV	baisse (f) d'acuité visuelle		Sehminderung (f)
BAV	bloc (m) auriculo-ventriculaire		AV-/atrioventrikulärer Block (m)
BAVC/I	bloc (m) auriculo-ventriculaire complet/incomplet		kompletter/inkompletter AV-Block (m)
BB	Babinski (m) bilatéral		beidseitiges Babinski-Zeichen (n)
BB	(muscle) biceps (m) brachial		Musculus (m) bisceps brachii
BBD	bloc (m) de branche droit	**RSB**	Rechtsschenkelblock (m)
BBK	(réflexe de) Babinski		Babinski-Zeichen (n)
BC	bilirubine (f) conjuguée		konjugiertes/direktes Bilirubin (n)

9

BC	bronchite (f) chronique		chronische Bronchitis (f)
bcp	beaucoup		viel
BCPIA	ballonnet (m) de contre pulsion intra-aortique	**IABP**	intraaortale Ballongegen-pulsation (f)
BDA	bouffée (f) délirante aiguë		akutes Delirium (n)
BdB	bloc (m) de branche	**SB**	Schenkelblock (m)
BDC	bouffées (fpl) de chaleur		Hitzewallungen (fpl)
BdC	bruits (mpl) de cœur	**HT**	Herztöne (mpl)
BdCF	bruits (mpl) du cœur fœtal		kindliche Herztöne (mpl)
BE	*base excess*	**BE**	Basenabweichung (f)
BEG	bon état (m) général	**guter AZ**	guter Allgemeinzustand (m)
BEM	biopsie (f) endomyocardique		Endomyokardbiopsie (f)
BGN	bacille (m) gram négatif		gramnegatives Bakterium (n)
BH	bilan (m) hépatique		Leberfunktionsdiagnostik (f)
BHA	bruits (mpl) hydroaériques		Darmgeräusche (f)
BHE	barrière (f) hémato-encé-phalique	**BHS**	Blut-Hirn-Schranke (f)
BID	bloc (m) incomplet droit		inkompletter Rechtsschen-kelblock (m)
BIG	bloc (m) incomplet gauche		inkompletter Linksschenkel-block (m)
BIGS	bord (m) inférieur gauche du sternum		linker Unterrand (m) des Brustbeins
BIM	blocage (m) intermaxillaire		Kieferklemme (f)
BIP	diamètre (m) bipariétal		biparietaler Schädeldurch-messer (m)
BK	bacille (m) de Koch	**TB**	Tuberkelbazillus (m), Myco-bacterium (n) tuberculosis
bl	bilatéral	**bds.**	beidseits
BM	besoin (m) mictionnel		Harndrang (m)
BM	biopsie (f) médullaire		Rückenmarksbiopsie (f)
BM	brûlures (fpl) mictionelles		Brennen (n) beim Wasser-lassen
BMR	bactéries (fpl) multi-résis-tantes		multirestistente Bakterien (npl)
BNC	bilirubine (f) non-conjuguée		unkonjugiertes Bilirubin (n)
BO	bouche (f) ouverte		geöffneter Mund (m)
BOM	biopsie (f) ostéo-médullaire		Knochenmarkbiopsie (f)
BOTE	bien orienté/e dans le temps et l'espace		zeitlich und örtlich orientiert
BPCO	broncho-pneumopathie (f) chronique obstructive	**COPD**	*chronic obstructive pulmo-nary disease*, chronisch obst-ructive Lungenerkrankung

BPO	broncho-pneumopathie (f) obstructive		obstruktive Lungenerkrankung (f)
BPR	broncho-pneumopathie (f) restrictive		restriktive Lungenerkrankung (f)
BR	biopsie (f) rénale		Nierenbiopsie (f)
BS	bonne santé (f)		guter Allgemeinzustand (m)
BSA	bloc (m) sino-auriculaire		Sinusknotenblockade (f)
BU	bandelette (f) urinaire		Urinstix (m)
BUD	bilan (m) uro-dynamique		urologische Funktionsdiagnostik (f)
BZD	benzodiazépines (fpl)	**BDZ**	Benzodiazepine (npl)

C

CA	canal (m) artériel	**DAB**	Ductus (m) arteriosus Botalli
CA	chambre (f) antérieure (de l'œil)		Vorderkammer (f)
CA	conduction (f) aérienne		Luftleitung (f)
CAE/ CAI	conduit (m) auditif externe/ interne		äußerer/innerer Gehörgang (m)
CAP	cathéter (m) artériel pulmonaire	**PAK**	Pulmonalarterienkatheter (m)
CAP	centre (m) anti-poisons		Vergiftungszentrale (f)
CAT	centre (m) d'aide par le travail		Behindertenwerkstatt (f)
CAT	choline-acétyl-transférase (f)	**ACT**	Acetylcholintransferase (f)
CAT	conduite (f) à tenir		weiteres Vorgehen (n), Prozedere (n)
CAV	canal (m) aurico-ventriculaire		AV-/atrioventrikulärer Kanal (n)
CB	cervicobrachialgie (f)		Schulter-Arm-Syndrom (mpl)
CBC	carcinome (m) basocellulaire		Basaliom (n)
CBP	cirrhose (f) biliaire primitive		primitiv-biliäre Zirrhose (f)
CC	syndrome (m) du canal carpien		Karpaltunnelsyndrom (n)
CCA	chef/fe (m/f) de clinique assistant/e	**OA/OÄ**	Oberarzt (m)/Oberärztin (f)
CCC	cardiopathie (f) congénitale cyanogène		angeborener zyanotischer Herzfehler (m)
CCH	crise (f) convulsive hyperthermique		Fieberkrampf (m)
CCMH	concentration (f) corpusculaire moyenne en Hb	**MCHC**	mittlere korpuskuläre Hämoglobinkonzentration (f)

9

CCPT	crise (f) comitiale post-traumatique		posttraumatischer Krampfanfall (m)
CCR	cancer (m) colorectal	**KRK**	kolorektales Karzinom (n)
CD/G	(artère) coronaire (f) droite/gauche		rechte/linke Koronararterie (f)
CE	carcinome (m) épidermoïde		Plattenepithelkarzinom (n)
CE	corps (m) étranger		Fremdkörper (m)
CE	crise (f) épileptique		epileptischer Anfall (m)
CEC	circulation (f) extracorporelle		Herz-Lungen-Maschine (f)
CEE	choc (m) électrique externe		Defibrillation (f)
CEIO	corps (m) étranger intra-oculaire		intraokulärer Fremdkörper (m)
CEU	conception (f) extra-utérine		extrauterine Befruchtung (f)
cf.	confer (lat.: reportez-vous à)	**s.**	siehe
CG	crise (f) généralisée *épilepsie*		generalisierter Anfall (m) *Epilepsie*
CGR	concentré (m) de globules rouges	**EK**	Erythrozytenkonzentrat (n)
CGTC	crise (f) généralisé tonico-clonique		generalisierter tonisch-klonischer Anfall (m)
CHC	carcinome (m) hépatocellulaire	**HCC**	hepatozelluläres Karzinom (n)
CHG	centre (m) hospitalier général		Allgemeinkrankenhaus (n)
CHR	centre (m) hospitalier régional	**KKH**	Kreiskrankenhaus (n)
CHU	centre (m) hospitalier universitaire		Universitätsklinikum (n)
CI	capacité (f) inspiratoire	**IK**	inspiratorische Kapazität (f)
CI	contre-indication (f)	**KI**	Kontraindikation (f)
CI	complexe (m) immun		Immunkomplex (m)
CIA	communication (f) inter-auriculaire	**ASD**	Vorhofseptumdefekt (m)
CIC	complexe (m) immun circulant		zirkulierender Immunkomplex (m)
CIS	carcinome (m) in situ	**Cis**	Carcinoma (n) in situ
CIV	communication (f) inter-ventriculaire	**VSD**	Ventrikelseptumdefekt (m)
CIVD	coagulation (f) intravasculaire disséminée	**DIC**	*disseminated intravascular coagulation*, disseminierte intravasale Koagulopathie
CLM	congé (m) de longue maladie		längere Krankschreibung (f)
CM	confusion (f) mentale		Verwirrung (f)

CMD	cardiomyopathie (f) dilatée	**DCM**	dilatative Kardiomyopathie (f)
CMNO	cardiomyopathie (f) non obstructive	**NOCM**	nichtobstruktive Kardiomyopathie (f)
CMO	cardiomyopathie (f) obstructive	**HOCM**	hypertrophe obstruktive Kardiomyopathie (f)
CMP	centre (m) de médecine préventive		Präventionszentrum (n)
CMPP	centre (m) médico-psycho-pédagogique		*staatliche Einrichtung zur Betreuung psychisch kranker Kinder*
CMT	carcinome (m) médullaire de la thyroïde		medulläres Schilddrüsenkarzinom (n)
CMT	cécité (f) monoculaire transitoire		Amaurosis (f) fugax
CMU	couverture (f) médicale universelle		*staatliche Krankenkasse für Personen, die keine eigene Krankenversicherung haben*
CNAM	caisse (f) nationale d'assurance maladie		*obligatorische Bürgerversicherung für alle Arbeitnehmer*
CNTS	centre (m) national de transfusion sanguine		*nationale französische Blutbank*
CO	conduction (f) osseuse		Knochenleitung (f)
CO	cancer (m) de l'ovaire	**Ovarial-Ca**	Ovarial-Karzinom (n)
COM	claquement (m) d'ouverture de la mitrale	**MÖT**	Mitralöffnungston (m)
COT	claquement (m) d'ouverture tricuspidienne		Trikuspidalklappenöffnungston (m)
CP	chambre (f) postérieure		Hinterkammer (f)
CP	concentré (m) plaquettaire	**TK**	Thrombozytenkonzentrat (n)
cp	comprimé (m)	**Tbl.**	Tablette (f)
CPA	cœur (m) pulmonaire aigu		akutes Cor (n) pulmonale
CPAM	caisse (f) primaire d'assurance (f) maladie		gesetzliche Krankenkasse (f)
CPBIA	contre-pulsion (f) par ballonnet intra-aortique	**IABP**	intraaortale Ballongegenpulsation (f)
CPC	cœur (m) pulmonaire chronique		chronisches Cor (n) pulmonale
CPRE	cholangio-pancréatographie (f) rétrograde endoscopique	**ERCP**	endoskopisch-retrograde Cholangiopankreatografie (f)
CPS	concentré (m) plaquettaire standard	**TK**	Thrombozytenkonzentrat (n)
CPT	capacité (f) de travail physique		körperliche Arbeitsfähigkeit (f)/Belastbarkeit (f)

CPT	capacité (f) pulmonaire totale	**TKL**	Totalkapazität (f) der Lungen
CPT	cholangiographie (f) percutanée transhépatique	**PTC**	perkutane transhepatische Cholangiografie (f)
CPU	consultations (fpl) post urgence		Nachbehandlung (f)
CR	capacité (f) résiduelle	**RK**	Residualkapazität (f)
CRE	cholangiographie (f) rétrograde endoscopique	**ERC**	endoskopisch retrograde Cholangiografie (f)
CRF	capacité (f) résiduelle fonctionnelle	**FRC**	funktionelle Residualkapazität (f)
CRH	compte-rendu (m) d'hospitalisation		Arztbrief (m)
CREST	calcinose (f) sous-cutanée-syndrome de Raynaud-sclérodactylie-télangiectasie	**CREST**	Calcinose-Raynaud-Ösophagitis-Sklerodaktylie-Teleangiektasie-Syndrom (n)
cs	consultation (f), consulter		Arzttermin (m), Arzt aufsuchen
CS	corticostéroïde (m)		Kortikosteroid (n)
CSBM	consommation (f) de soins et biens médicaux		Verbrauch (m) von Pflege und medizinischen Hilfsmitteln
CSC	carcinome (m) spinocellulaire		Spinaliom (n)
CSP	canal (m) semi-circulaire postérieur		hinterer Bogengang (m)
CT	cholestérol (m) total		Gesamtcholesterin (n)
CTC	corticoïdes (mpl)		Kortikoide (npl)
CTF	capacité (f) totale de fixation (de la transferrine)		Tranferrin-Bindungskapazität (f)
Ctg	carotidogramme (m)	**CPK**	Carotis-Pulskurve (f)
CTL	cholestérol (m)		Cholesterin (n)
CTS	centre (m) transfusion sanguine		Blutbank (f)
CU	contractions (fpl) utérines		Wehen (fpl)
CUP	concentré (m) d'unités plaquettaires	**TK**	Thrombozytenkonzentrat (n)
CV	capacité (f) vitale	**VK**	Vitalkapazität (f)
cv	cardiovasculaire (système ~)		kardiovaskuläres System (n)
CV	champs (m) visuel	**GF**	Gesichtsfeld (n)
CV	corde (f) vocale		Stimmband (n)
CVC	cathéter (m) veineux central	**ZVK**	zentraler Venenkatheter (m)
CVC	circulation (f) veineuse collatérale		Umgehungskreislauf (m)
CVP	cathéter (m) veineux periphérique		Venenverweilkanüle (f)

D

d/D	droit/e	**re.**	rechts
DA	dermatite (f) atopique		atopische Dermatitis (f), Neurodermitis
DA	diurétiques (mpl) de l'anse		Schleifendiuretika (npl)
DAI	défibrillateur (m) automatique implantable	**AICD**	automatischer implantierter Kardiodefibrillator (m)
DAP	diamètre (m) antéropostérieur du pyélon		Nierenbecken (n) quer
DBAI	dermatose (f) bulleuse auto-immune		bullöse Dermatose (f)
DBP	dysplasie (f) bronchopulmonaire	**BPD**	bronchopulmonale Dysplasie (f)
DC	débit (m) cardiaque	**HMV**	Herzminutenvolumen (n)
dcd	décédé/e		verstorben
DCEM	deuxième cycle (m) des études médicales		*klinischer Studienabschnitt*
DD	décubitus (m) dorsal		Rückenlage (f)
DD	diagnostic (m) différentiel	**DD**	Differentialdiagnose (f)
DDASS	direction (f) départementale des affaires sanitaires et sociales		*entspricht den deutschen Gesundheitsämtern*
DDB	dilatation (f) des bronches		Bronchodilatation (f)
ddc	des deux côtés (mpl)	**bds.**	beidseits
DDR	date (f) des dernières règles		Datum (n) der letzten Regelblutung
DEK	diurétiques (mpl) épargneurs de potassium		kaliumsparende Diuretika (npl)
DEP	débit (m) expiratoire de pointe	**PEF**	*peak expiratory flow*
DFG	débit (m) de filtration glomérulaire	**GFR**	glomeruläre Filtrationsrate (f)
DG	début (m) de grossesse		Schwangerschaftsbeginn (m)
Dg	diagnostic (m)	**D**	Diagnose (f)
DH	dermatite (f) herpétiforme		Dermatitis (f) herpetiformis Duhring
DI	diabète (m) insipide	**DI**	Diabetes (m) insipidus
DID	diabète (m) insulino-dépendant	**IDDM**	*insulin dependent diabetes mellitus,* insulinabhängiger Diabetes (m) mellitus
dig	digestif (système ~)		Verdauungssystem
DIU	dispositif (m) intra-utérin	**IUP**	Intrauterinpessar (n)
DL	décubitus (m) latéral	**SL**	Seitenlage (f)
dl	douleurs (fpl)		Schmerzen (mpl)

DM	déficience (f) mentale		geistige Schwäche (f)
DM	dégénérescence (f) maculaire		Makuladegeneration (f)
DMA	dose (f) maximale admissible	**MD**	maximal zulässige Dosis (f)
DME	dose (f) minimale efficace	**ED**	minimale Effektivdosis (f)
DMLA	dégénérescence (f) maculaire liée à l'âge	**AMD**	altersbedingte Makuladegeneration (f)
DMO	densité (f) minérale osseuse		Knochendichte (f)
DMP	dystrophie (f) musculaire progressive		progressive Muskeldystrophie (f)
DNET	tumeur neuroépithéliale dysembryoplasique	**DNET**	dysembryoplastischer neuroepithelialer Tumor
DNID	diabète (m) non insulino-dépendant	**NIDDM**	*non-insulin dependent diabetes mellitus*, nicht insulinabhängiger Diabetes (m) mellitus
DPA	date (f) présumée de l'accouchement		voraussichtlicher Geburtstermin (m)
DPC	dialyse (f) péritonéale continue		dauerhafte Peritonealdialyse (f)
DPC	dilatation (f) pyélocalicielle		Nierenbeckenkelcherweiterung (f)
DPI	dialyse (f) péritonéale intermittente		zwischenzeitliche Peritonealdialyse (f)
DPPNI	décollement prématuré du placenta normalement inséré		vorzeitige Plazentalösung (f) bei normal inserierter Plazenta
DPR	date (f) des premières règles		Datum (n) der ersten Regelblutung
DPR	débit (m) plasmatique rénal	**RPF**	renaler Plasmafluss (m)
dps	depuis		seit
DR	décollement (m) rétine		Netzhautablösung (f)
DR	dépression (f) réactionnelle		reaktive Depression (f)
DR	dernières règles (fpl)		letzte Regelblutung (f)
DRP	désobstruction (f) rhino-pharyngée		Freimachen (n) der Nasen-Rachen-Räume
DRS	douleurs (fpl) rétrosternales		retrosternale Schmerzen (mpl)
DS	dermatite (f) séborrhéique		seborrhoische Dermatitis (f)
DSD	démence (f) sénile dégénérative		senile Demenz (f)
DT	delirium (m) tremens		Delirium (n) tremens, Alkoholentzugsdelirium(n)
DTCoq	diphtérie-tétanos-coqueluche *vaccination*	**DTP**	Diphtherie-Tetanus-Pertussis *Schutzimpfung*
DTS	désorientation (f) temporo-spatiale		zeitlich-örtliche Desorientierung (f)

DTTAB	diphtérie-tétanos-typhoïde-paratyphoïde A B *vaccination*		Diphtherie-Tetanus-Typhus-Paratyphus *Schutzimpfung*
DU	donneur (m) universel		Universalspender (m)
DV	décubitus (m) ventral		Bauchlage (f)
DVD	dysfonction (f) ventriculaire droite		rechtsventrikuläre Dysfunktion (f)
DVG	dysfonction (f) ventriculaire gauche		linksventrikuläre Dysfunktion (f)
dvt	devant		vor, davor, vorne

E

EA	eczéma (m) aigu		akutes Ekzem (n)
EAN	encéphalite (f) aiguë nécrosante		akute nekrotisierende Enzephalitis (f)
EBO	endobrachyœsophage (m)		Barrett-Ösophagus (m)
ECA	enzyme (f) de conversion de l'angiotensine	**ACE**	*angiotensin converting enzyme*
ECBC	examen (m) cytobactériologique des crachats		bakteriologische Sputumuntersuchung (f)
ECBU	examen (m) cytobactériologique des urines		mikrobiologische Urinuntersuchung, Urinstatus (m)
ECG	électrocardiogramme (m)	**EKG**	Elektrokardiogramm (n)
echo	échographie (f)		Ultraschalluntersuchung (f)
ECM	érythème (m) chronique migrant		Erythema (n) chronicum migrans
ECMO	oxygénation (f) à membrane extracorporelle		Beatmungsmaschine (f)
ECN	épreuves (fpl) classantes nationales		*Abschlussprüfung des Medizinstudiums*
ECT	électroconvulsivothérapie (f), sismothérapie (f)	**EKT**	Elektrokrampftherapie (f)
EME	état (m) de mal épileptique		Status (m) epilepticus
EDM	épisode (m) dépressif majeur	**MD**	Major-Depression (f)
EEC	extraction (f) extracapsulaire	**ECCE**	extrakapsuläre Kataraktextraktion (f)
EEG	électroencéphalogramme (m)	**EEG**	Elektroenzephalogramm (n)
EER	épuration (f) extra-rénale		Dialyse (f)
EF	état (m) fébrile		Fieberzustand (m)
EFR	épreuves (fpl) fonctionnelles respiratoires	**LuFu**	Lungenfunktionsuntersuchung (f)

EG	état (m) général	**AZ**	Allgemeinzustand (m)
EGF	évaluation (f) globale du fonctionnement		Funktionsprüfung (f)
EH	encéphalopathie (f) hépatique	**HE**	hepatische Enzephalopathie (f)
EI	endocardite (f) infectieuse		infektiöse Endokarditis (f)
EIAS	épine (f) iliaque antéro-supérieure		Spina (f) iliaca anterior superior
EIC	espace (m) intercostal	**ICR**	Interkostalraum (m)
EIC	extraction (f) intracapsulaire	**ICCE**	intrakapsuläre Kataraktextraktion (f)
EID/G	espace (m) intercostal droit/gauche		rechter/linker Interkostalraum (m)
EMG	électromyogramme (m)	**EMG**	Elektromyogramm (n)
EN	érythème (m) noueux		Erythema (n) nodosum
EOG	électro-oculographie (f)	**EOG**	Elektrookulografie (f)
EP	embolie (f) pulmonaire	**LAE**	Lungenarterienembolie (f)
EPP	électrophorèse (f) des protéines plasmatiques		Plasmaprotein-Elektrophorese (f)
EPT	épilepsie (f) post-traumatique		posttraumatische Epilepsie (f)
EPS	électrophorèse (f) des protéines sériques		Eiweiß-Elektrophorese (f)
EPU	électrophorèse (f) des protéines urinaires		Elektrophorese (f) der Urinproteine
ERG	électrorétinogramme (m)	**ERG**	Elektroretinogramm (n)
ES	effets (mpl) secondaires	**NW**	Nebenwirkungen (fpl)
ESJ	extrasystole (f) jonctionelle		junktionale Extrasystole (f)
ESN	extrasystole (f) nodale		AV-Knoten-Extrasystole (f)
ESSV	extrasystole (f) supraventriculaire	**SVES**	supraventrikuläre Extrasystole (f)
EST	exsanguino-transfusion (f)		Austauschtransfusion (f)
ESV	extrasystole (f) ventriculaire	**VES**	ventrikuläre Extrasystole (f)
ETF	échographie (f) transfontanellaire		Schädelsonographie (f)
ETG	épreuve (f) de tolérance au glucose	**GTT**	Glukosetoleranztest (m)
ETS	établissement (m) de transfusion sanguine		Transfusionsmedizin (f)
EVCC	examen (m) vestibulaire calorique calibré		thermische Labyrinthprüfung (f)

F

F	fracture (f)		Fraktur (f)
FA	fibrillation (f) auriculaire		Vorhofflimmern (n)
FAN	facteur (m) anti-nucléaire	ANA	antinukleärer Antikörper (m)
FC	fréquence (f) cardiaque	HF	Herzfrequenz (f)
FCM	force (f) de contraction du myocarde		Myokard-Kontraktions-kraft (f)
FCP	fausse couche (f) provoqué		Abtreibung (f)
FCS	fausse couche (f) spontanée		Fehlgeburt (f)
FCV	frottis (m) cervico-vaginal		zervikovaginaler Abstrich (m)
FD	facteur (m) déclenchant		auslösender Faktor (m)
FDR	facteurs (mpl) de risque	RF	Risikofaktoren (mpl)
FDRCV	FDR cardio-vasculaire	CVRF	kardiovaskuläre Risikofakto-ren (mpl)
FE	fraction (f) d'éjection	EF	Ejektionsfraktion (f), Aus-wurffraktion (f)
FID	fibrose (f) interstitielle diffuse		diffuse interstitielle Fibrose (f)
FID	fosse (f) iliaque droite		Fossa (f) iliaca dextra, rechte Darmbeingrube (f)
FIG	fosse (f) iliaque gauche		Fossa (f) iliaca sinistra, linke Darmbeingrube (f)
FIV	fécondation (f) in vitro	IVF	In-vitro-Fertilisation (f)
FL	fosse (fpl) lombaire		Fossa lumbalis (f)
FMP	facteur (m) de mauvais pronostic		ungünstiger prognostischer Faktor (m)
NFS	numération formule sanguine	BB	Blutbild (n)
FO	fond (m) d'œil		Augenhintergrund (m)
FOG	fibroscopie (f) œso-gastrique		Magenspiegelung (f), Öso-phagogastroskopie (f)
FOGD	fibroscopie (f) œso-gas-tro-duodénale		Magen-Darm-Spiegelung (f)
FOP	foramen (m) ovale per-méable		offenes Foramen (n) ovale
FP	fontanelle (f) postérieure		Fonticulus posterior (f)
FPI	fibrose (f) pulmonaire idiopathique		idiopathische Lungenfibrose (f)
FPP	frigidité (f) post partum		postpartale Frigidität (f)
FPR	flux (m) plasmatique rénal		renaler Plasmafluss (m)
FR	facteur (m) rhumatoïde	RF	Rheumafaktor (m)
FR	fréquence (f) respiratoire	AF	Atemfrequenz (f)

FRAA	formation (f) réticulée activatrice ascendante	**ARAS**	aufsteigendes retikuläres Aktivierungssystem (n)
FRCV	facteur (m) de risque cardio-vasculaire		kardiovaskulärer Risikofaktor (m)
FS	fonctions (fpl) supérieures		übergeordnete Funktionen (fpl)
FSH	hormone (f) folliculostimulante	**FSH**	follikelstimulierendes Hormon (n)
FSME	encéphalite (f) à tiques	**FSME**	Frühsommermeningoenzephalitis (f)
FSR	flux (m) sanguin rénal	**RBF**	renaler Blutfluss (m)
FT	fistule (f) trachéale		Trachealfistel (f)
FTO	fistule (f) trachéo-œsophagienne	**TöF**	tracheoösophageale Fistel (f)
FV	fibrillation (f) ventriculaire		Kammerflimmern (n)
FV	frottis (m) vaginal		Vaginalabstrich (m)

G

g/G	gauche	**li.**	links
GA	glaucome (m) aigu		akutes Glaukom (n)
GAFA	glaucome (m) aigu par fermeture de l'angle, glaucome à angle fermé		Engwinkelglaukom (n)
GARE	grossesse (f) à risque élevée		Risikoschwangerschaft (f)
GB	globules (mpl) blancs		Leukozyten (mpl)
GC	gangrène (f) cutanée		Hautgangrän (f)
GC	glaucome (m) chronique		chronisches Glaukom (n)
GCAO	glaucome (m) chronique à angle ouvert		Weitwinkelglaukom (n)
GCS	greffe (f) des cellules souches	**SCT**	Stammzelltransplantation (f)
GDS	gaz (m) du sang	**BGA**	Blutgasanalyse (f)
GEA	gastro-entérite (f) aiguë	**GE**	akute Gastroenteritis (f)
GEB	gastro-entérite (f) bactérienne		bakterielle Gastroenteritis (f)
GED	granulomatose (f) eosinophilique diffuse		diffuse eosinophile Granulomatose (f)
GEM	glomérulonéphrite (f) extra-membraneuse		membranöse Glomerulonephritis (f)
GEP	gastro-endoscopie (f) percutanée		perkutane Gastroendoskopie (f)
GEU	grossesse (f) extra-utérine	**EUG**	Extrauteringravidität (f)

GEV	gastro-entérite (f) virale		virale Gastroenteritis (f)
GGT	gamma-glutamyl transférase (f)	**GT**	Gamma-Glutamyltransferase (f)
GH	hormone (f) de croissance	**GH**	Wachstumshormon (n)
GIU	grossesse (f) intra-utérine		Intrauterinschwangerschaft (f)
GM	grand mal (m)		Grand-mal-Anfall (m)
GMC	gammapathie (f) monoclonale		monoklonale Gammopathie (f)
GMH	(concentration [f]) globulaire moyenne en hémoglobine	**MCHC**	mittlere korpuskuläre Hämoglobinkonzentration (f)
GMO	greffe (f) de moelle osseuse	**KMT**	Knochenmarktransplantation (f)
GMP	guanosine (f) monophosphate	**GMP**	Guanosinmonophosphat (n)
GMTC	grand mal (m) tonico-clonique		tonisch-klonischer Anfall (m)
GN	glomérulonéphrite (f)	**GN**	Glomerulonephritis (f)
GNA/C	glomérulonéphrite (f) aiguë/chronique		akute/chronische Glomerulonephritis (f)
GNRP	glomérulonéphrite (f) rapidement progressive	**RPGN**	rapid progressive Glomerulonephritis (f)
GO	globe (m) oculaire		Augapfel (m)
GPD	glucose phosphate transaminase (f)		Glukose-Phosphat-Transaminase (f)
GPT	glutamique pyruvique transaminase (f)	**GPT**	Glutamat-Pyruvat-Transaminase (f)
GR	globules (mpl) rouges	**Erys**	Erythrozyten (mpl)
GS	ganglion (m) sentinelle		Wächterlymphknoten (m)
GSA	gaz (m) du sang artériel	**BGA**	Blutgasanalyse (f)
GSF	glomérulosclérose (f) segmentaire et focale	**FSGS**	fokal segmentale Glomerulosklerose (f)
GT	glutamyltransférase (f)	**GT**	Glutamyltransferase (f)
GUT	gonadotrophines (fpl) urinaires totales		Gesamtkonzentration von Gonadotropin im Urin

H

H	histoire (f)		Geschichte (f) (Kranken-)
H	hôpital (m)		Krankenhaus (n)
H	hospitalisation (f)		Krankenhauseinweisung (f)
HA	hépatite (f) aiguë		akute Hepatitis (f)

HAC	hépatite (f) alcoolique chronique		chronische alkoholtoxische Hepatitis (f)
HACT	hormone (f) adréno-corticotrope	**ACTH**	adrenokortikotropes Hormon (n)
HAD	hormone (f) anti-diurétique	**ADH**	antidiuretisches Hormon (n)
HAD	hospitalisation (f) à domicile	**PAH**	*Versorgung durch ambulanten Pflegedienst zu Hause*
HAD/G	hypertrophie (f) auriculaire droite/gauche		Hypertrophie (f) des rechten/linken Vorhofs
HB	hémibloc (m)	**HB**	Hemiblock (m)
HBAG	hémibloc (m) antérieur gauche	**LAH**	linksanteriorer Hemiblock (m)
HBP	hyperplasie (f) bénigne de la prostate	**BPH**	benigne Prostatahyperplasie (f)
HBPG	hémibloc (m) postérieur gauche	**LPH**	linksposteriorer Hemiblock (m)
HBPM	héparine (f) de bas poids moléculaire	**NMH**	niedermolekulares Heparin (n)
HBT	hémianopsie (f) bi-temporale		bitemporale Hemianopsie (f)
HBV	hypertrophie (f) bi-ventriculaire		biventrikuläre Hypertrophie (f)
HC	hémoculture (f)		Blutkultur (f)
HC	hémorragie (f) cérébrale		Hirnblutung (f)
HC	hépatite (f) chronique		chronische Hepatitis (f)
HC	hernie (f) crurale		Schenkelhernie (f), Femoralhernie (f)
HC	insuffisance (f) hépato-cellulaire		hepatozelluläre Insuffizienz (f)
HCA	hépatite (f) chronique active		chronisch-aktive Hepatitis (f)
HCE	hypercholestérolémie (f) essentielle		essentielle Hypercholesterinämie (f)
IMC	infirmité (f) motrice cérébrale	**ICP**	infantile Zerebralparese (f)
HC	hypercalciurie (f)		Hyperkalziurie (f)
HCP	hépatite (f) chronique persistante		chronisch persistierende Hepatitis (f)
HCT	hémochromatose (f)		Hämochromatose (f)
HD	hémiplégie (f) droite		rechtsseitige Hemiplegie (f)
HD	hémorragie (f) digestive		gastrointestinale Blutung (f)
HD	hernie (f) discale		Bandscheibenvorfall (m)
HD	hypochondre (m) droit		rechter Oberbauch (m)
HDB	hémorragie (f) digestive basse		untere Gastrointestinalblutung (f)

HDC	hernie (f) diaphragmatique congénitale		angeborene Zwerchfellhernie (f)
HDH	hémorragie (f) digestive haute		obere Gastrointestinalblutung (f)
HDL	lipoprotéines (fpl) de haute densité	**HDL**	*hight density lipoprotein*
HDM	histoire (f) de la maladie		Krankheitsgeschichte (f)
HDT	hospitalisation (f) sur demande d'un tiers		Krankenhauseinweisung (f) auf Anordnung Dritter
HED	hématome (m) extra-dural		Epiduralhämatom (n), Extraduralhämatom (n)
HG	hémiplégie (f) gauche		linksseitige Hemiplegie (f)
HG	hypochondre (m) gauche		linker Oberbauch (m)
HGPO	hyperglycémie (f) provoquée par voie orale	**OGTT**	oraler Glukose-Toleranztest (m)
HH	hernie (f) hiatale		Hiatushernie (f)
HI	haemophilus (m) influenzae		Haemophilus (m) influenzae
HI	hémorragie (f) intestinale		Darmblutung (f)
HI	hernie (f) inguinale		Leistenhernie (f)
HIC	hernie (f) inguinale congénitale		angeborene Leistenhernie (f)
HIC	hypertension (f) intracrânienne		erhöhter intrakranieller Druck (m)
HID/G	hernie (f) inguinale droite/gauche		Leistenhernie (f) rechts/links
HIO	hypertension (f) intra-oculaire		Augeninnendruckerhöhung (f)
HIP	hémorragie (f) intraparenchymateuse		Parenchymblutung (f)
HIS	hernie (f) inguino-scrotale		indirekte Leistenhernie (f)
HIV	hémorragie (f) intraventriculaire	**IVH**	intraventrikuläre Hirnblutung (f)
HL	hospitalisation (f) libre		freiwillige Krankenhauseinweisung (f)
HLH	hémianopsie (f) latérale homonyme	**HLH**	homonyme laterale Hemianopsie (f)
HM	hépatomégalie (f)	**HM**	Hepatomegalie (f), Lebervergrößerung (f)
HN	hydro-néphrose (f)		Harnstauniere (f)
HNF	héparine (f) non fractionnée	**NFH**	nicht fraktioniertes Heparin (n)
HNP	hémoglobinurie (f) nocturne paroxystique	**PNH**	paroxysmale nächtliche Hämoglobinurie (f)
HO	hernie (f) ombilicale		Nabelhernie (f)

HO	hospitalisation (f) d'office		gerichtliche Krankenhauseinweisung (f)
HOC	hernie (f) ombilicale congénitale		angeborene Nabelhernie (f)
HPI	hémosidérose (f) pulmonaire idiopathique		idiopathische Lungenhämosiderose (f)
HPN	hydrocéphalie (f) à pression normale		Normaldruck-Hydrozephalus (m)
HPT	hyperparathyroïdie (f)		Hyperparathyreoidismus (m)
HRB	hyperréactivité (f) bronchique		hyperreaktives Bronchialsystem (n)
HRP	hématome (m) rétro-péritonéal		retroperitoneales Hämatom (n)
HRP	hématome (m) rétro-placentaire		retroplazentares Hämatom (n)
HSA	hémorragie (f) sous-arachnoïdienne	**SAB**	Subarachnoidalblutung (f)
HSD	hématome (m) sous-dural	**SDH**	Subduralhämatom (n)
HSF	hyalinose (f) segmentaire et focale		fokal-segmentale Glomerulonephritis (f)
HSHC	hémisuccinate (m) d'hydrocortisone		Prednisolon-Hemisuccinat (n)
HSM	hépatosplénomégalie (f)	**HSM**	Hepatosplenomegalie (f)
HSO	hyperstimulation (f) ovarienne		Ovarialstimulation (f)
HT	hémiplégie (f) transitoire		transitorische Hemiplegie (f)
HTA	hypertension (f) artérielle		arterielle Hypertonie (f)
HTAG	hypertension (f) artérielle gravidique		Schwangerschaftsbluthochdruck (m)
HTAP	hypertension (f) artérielle pulmonaire	**PAH**	pulmonalarterielle Hypertonie (f)
HTARV	hypertension (f) artérielle réno-vasculaire		renale Hypertonie (f)
HTIC	hypertension (f) intracrânienne		erhöhter intrakranieller Druck (m)
HTM	hypertension (f) maligne		maligne Hypertonie (f)
HTP	hypertension (f) portale	**PHT**	portale Hypertension (f)
HTP	hypertension (f) pulmonaire	**PAH**	pulmonale Hypertonie (f)
HTT	hystérectomie (f) totale		totale Hysterektomie (f)
HU	hauteur (f) utérine		Fundusstand (m)
HV	hépatite (f) virale		Virushepatitis (f)
HVD/G	hypertrophie (f) ventriculaire droite/gauche	**RVH**	rechts-/linksventrikuläre Hypertonie (f)

I

IA	insémination (f) artificielle		Insemination (f)
IA	insuffisance (f) aortique	**AI**	Aortenklappeninsuffizienz (f)
IAC	insémination (f) intra-utérine avec sperme du conjoint		Insemination (f) mit Sperma des Ehepartners
IAD	insémination (f) intra-utérine avec sperme de donneur		Insemination (f) mit Sperma des Spenders
IADE	infirmier (m)/infirmière (f) anesthésist/e diplômé/e d'état		Anästhesiekrankenpfleger/in (m/f)
IAMI	insuffisance (f) artérielle des membres inférieurs	**pAVK**	periphere arterielle Verschlusskrankheit (f)
IAS	infarctus (m) antéro-septal	**ASI**	anteroseptaler Infarkt (m)
IBODE	infirmier (m)/infirmière (f) de bloc opératoire diplômé/e d'état		OP-Krankenpfleger/in (m/f)
IC	index (m) cardiaque	**HI**	Herzindex (m)
IC	insuffisance (f) cardiaque	**HI**	Herzinsuffizienz (f)
ICC	insuffisance (f) cardiaque chronique		chronische Herzinsuffizienz (f)
ICC	insuffisance (f) circulatoire cérébrale		zerebrale Durchblutungsinsuffizienz (f)
ICD	insuffisance (f) cardiaque décompensée		dekompensierte Herzinsuffizienz (f)
ICD/G	insuffisance (f) cardiaque droite/gauche	**R/LHI**	Rechts-/Linksherzinsuffizienz (f)
ICP	implant (m) de chambre postérieure		Hinterkammerimplantat (n)
ICVB	insuffisance (f) circulatoire vertébro-basiliaire		vertebrobasiläre Insuffizienz (f)
IDE	infirmier (m)/infirmière (f) diplomé/e d'état		Krankenpfleger/in (m/f)
IDM	infarctus (m) du myocarde	**MI**	Myokardinfarkt (m)
IDR	intradermoréaction (f) à la tuberculine		Tuberkulintest (m), Intrakutantest (m)
IEC	inhibiteur (m) de l'enzyme de conversion		ACE-Hemmer (m)
IEPP	immunoélectrophorèse (f) des protéines plasmatiques		Plasmaprotein-Elektrophorese (f)
IF	immunofluorescence (f)		Immunfluoreszenz (f)
IFD/I	immunofluorescence (f) directe/indirecte		direkte/indirekte Immunfluoreszenz (f)
IFM	incompatibilité (f) fœto-maternelle		fetomaternale Inkompatibilität (f)
IH	insuffisance (f) hépatique		Leberinsuffizienz (f)

IHC	insuffisance (f) hépatique chronique		chronische Leberinsuffizienz (f)
IIA	invagination (f) intestinale aiguë		akute intestinale Invagination (f)
IICS	injection (f) intracytoplasmatique du sperme	**ICSI**	intrazytoplasmatische Spermieninjektion (f)
IIU	infection (f) intra-utérine		intrauterine Infektion (f)
IM	insuffisance (f) mentale		mentale Insuffizienz (f)
IM	insuffisance (f) mitrale	**MI**	Mitralklappeninsuffizienz (f)
IMAO	inhibiteur (m) de la monoamine-oxydase	**MAO-Hemmer**	Monoaminooxidase-Hemmer (m)
IMC	indice (m) de masse corporelle	**BMI**	Body-Mass-Index
IMG	interruption (f) médicale de grossesse		medizinisch indizierter Schwangerschaftsabbruch (m)
IMI	impatience (f) des membres inférieurs		*restless legs*
IMV	intoxication (f) médicamenteuse volontaire		medikamentöser Suizidversuch (m)
INR	rapport (m) normalisé international	**INR**	*international normalized ratio*
IO	infection (f) opportuniste		opportunistische Infektion (f)
IOT	intubation (f) oro-trachéale		orotracheale Intubation (f)
IP	incapacité (f) permanente		Erwerbsunfähigkeit (f)
IP	insuffisance (f) pulmonaire		Lungeninsuffizienz (f)
IP	intra-péritonéal		intraperitoneal
IPD	interphalangiennes (fpl) distales	**DIP**	distaleInterphalangealgelenke (npl)
IPLV	intolérance (f) aux protéines de lait de vache		Kuhmilchproteinintoleranz (f)
IPM	inertie (f) psychomotrice		psychomotorische Trägheit (f)
IPP	incapacité (f) permanente partielle		teilweise Berufsunfähigkeit (f)
IPP	interphalangiennes (fpl) proximales	**PIP**	proximale Interphalangealgelenke (npl)
IPS	index (m) de pression systolique		Index (m) für den systolischen Druck
IR	insuffisance (f) rénale		Niereninsuffizienz (f)
IR	insuffisance (f) respiratoire		Ateminsuffizienz (f)
IRA	insuffisance (f) rénale aiguë	**ANV**	akutes Nierenversagen (n)
IRA	insuffisance (f) respiratoire aiguë		akute respiratorische Insuffizienz (f)
IRA	iode (m) radioactif		radioaktives Jod (n)

IRC	insuffisance (f) rénale chronique	**CNI**	chronische Niereninsuffizienz (f)
IRC	insuffisance (f) respiratoire chronique		chronische Ateminsuffizienz (f)
IRCA	image (f) radio claire arrondie		Rundherd (m)
IRM	imagerie (f) par résonance magnétique	**MRT**	Magnetresonanztomografie (f)
IRO	insuffisance (f) respiratoire obstructive		obstruktive Ateminsuffizienz (f)
ISA/C	insuffisance (f) surrénalienne aiguë/chron.		akute/chron. Nebenniereninsuffizienz (f)
ISRS	inhibiteurs (mpl) sélectifs de la recapture de la sérotonine	**SSRI**	selektive Serotonin-Re-uptake-Inhibitoren (mpl)
IST	infections (fpl) sexuellement transmissibles		sexuell übertragbare Erkrankungen (fpl)
IST	intervalle (m) de temps systolique		systolisches Intervall (n)
IT	incapacité (f) temporaire	**AU**	vorübergehende Arbeitsunfähigkeit (f)
IT	incapacité (f) totale		Erwerbsunfähigkeit (f)
IT	insuffisance (f) tricuspidienne	**TI**	Trikuspidalklappeninsuffizienz (f)
ITG	interruption (f) thérapeutique de grossesse		medizinisch-indizierter Schwangerschaftsabbruch (m)
ITL	index (m) de thyroxine libre		FT_3/T_4-Index (m)
ITP	intubation (f) trachéale prolongée		Langzeitintubation (f)
IU	incontinence (f) urinaire		Harninkontinenz (f)
IU	infection (f) urinaire	**HWI**	Harnwegsinfekt (m)
IUB	infection (f) urinaire basse		unterer Harnwegsinfekt (m)
IUE	incontinence (f) urinaire d'effort		Stressinkontinenz (f)
IV	interventriculaire		interventrikulär
IV	intra-veineux	**i. v.**	intravenös
IVA	artère (f) interventriculaire antérieure	**RIVA**	Ramus (m) interventricularis
IVB	insuffisance (f) vertébro-basilaire		vertebrobasiläre Insuffizienz (f)
IVC	insuffisance (f) vasculaire cérébrale		zerebrovaskuläre Insuffizienz (f)
IVC	insuffisance (f) veineuse chronique		chronisch-venöse Insuffizienz (f)
IVD/G	insuffisance (f) ventriculaire droite/gauche	**R/LVI**	rechts-/linksventrikuläre Insuffizienz (f)
IVG	interruption (f) volontaire de grossesse		Abtreibung (f)

K

KC	cancer (m) du col	**Zervix-Ca**	Zervixkarzinom (n)
KPS	kératite (f) ponctuelle superficielle		Keratitis (f) superficialis punctata
KPT	cancer (m) parathyroïdien		Nebenschilddrüsenkarzinom (m)
KS	cancer (m) du sein		Brustkrebs (m)
KS	kératodermie (f) syphilitique		Keratoderma (f) syphilitica

L

L	luxation (f)		Luxation (f)
LA	leucémie (f) aiguë		akute Leukämie (f)
LA	liquide (m) amniotique		Fruchtwasser (n)
LAA	ligne (f) axillaire antérieure	**VAL**	vordere Axillarlinie (f)
LAF	lampe (f) à fente		Spaltlampe (f)
LAL/ LAM	leucémie (f) aiguë lymphoïde/myéloÏde	**ALL/ AML**	akute lymphatische/myeloische Leukämie (f)
LAM	ligne (f) axillaire moyenne	**MAL**	mittlere Axillarlinie (f)
LAP	leucémie (f) aiguë à promyélocytes		akute Myelozytenleukämie (f)
LAP	ligne (f) axillaire postérieure		hintere Axillarlinie (f)
LB	lavement (m) baryté		Kontrasteinlauf (m)
LBA	lavage (m) broncho-alvéolaire	**BAL**	broncho-alveoläre Lavage (f)
LC	leucémie (f) chronique		chronische Leukämie (f)
LCA	ligament (m) croisé antérieur	**VKB**	vorderes Kreuzband (n)
LCC	longueur (f) cranio-caudale	**SSL**	Schädel-Steiß-Länge (f)
LCH	luxation (f) congénitale de la hanche		kongenitale Hüftluxation (f)
LCP	ligament (m) croisé postérieur	**HKB**	hinteres Kreuzband (n)
LCR	liquide (m) céphalo-rachidien		Liquor (m) cerebrospinalis
LEAD	lupus (m) érythémateux aigu disséminé	**LED**	akuter Lupus (m) erythematodes disseminatus
LEAH	leuco-encéphalite (f) aiguë hémorragique		akute hämorrhagische Leukenzephalitis (f)
LEC	liquide (m) extra-cellulaire	**ECF**	extrazelluläre Flüssigkeit (f)
LEC	lithotripsie (f) extra-corporelle	**ESWL**	extrakorporale Stoßwellenlithotripsie (f)
LED	lupus (m) érythémateux disséminé	**LED**	Lupus (m) erythematodes disseminatus

LES	lupus érythémateux systémique	**SLE**	systemischer Lupus (m) erythematodes
LEMP	leuco-encéphalite (f) multifocale progressive	**PML**	progressive multifokale Leukenzephalopathie (f)
LESS	leuco-encéphalite (f) sclérosante subaiguë	**SSPE**	subakute sklerosierende Panenzephalitis (f)
LF	longueur (f) fémorale	**FL**	Femurlänge (f)
LG	lavage (m) gastrique		Magenspülung (f)
LGM	lésions (fpl) glomérulaires minimes		Minimal-Change-Glomerulonephritis (f)
LH	lymphome (m) de Hodgkin	**HL**	Hodgkin-Lymphom (n)
Li	lithium (m)		Lithium (n)
LIC	liquide (m) intra-cellulaire	**ICF**	intrazelluläre Flüssigkeit (f)
LLC	leucémie (f) lymphoïde chronique	**CLL**	chronisch-lymphatische Leukämie (f)
LLE/I	ligament (m) latéral externe/ interne		laterales/mediales Seitenband (f)
LAM	leucémie (f) aiguë myéloïde	**AML**	akute myeloische Leukämie (f)
LMC	leucémie (f) myéloïde chronique	**CML**	chronische myeloische Leukämie (f)
LMC	ligne (f) médio-claviculaire	**MCL**	Medioklavikularlinie (f)
LNH	lymphome (m) non hodgkinien	**NHL**	Non-Hodgkin-Lymphom (n)
LO	lithiase (f) oxalique		Oxalstein (m)
LP	lithiase (f) phosphatique		Phosphatstein (m)
LPA	lits portes (mpl) adultes		Aufnahmestation (f)
LPC	lithiase (f) phosphocalcique		Kalziumphosphatstein (m)
LPV	leucomalacie (f) périventriculaire	**PVL**	periventrikuläre Leukomalazie (f)
LRPO	lentille (f) (de contact) rigide perméable à l'oxygène		harte Kontaktlinsen (fpl)
LRSI	loges (fpl) rénales simples et indolores		Nierenlager (n) frei
LS	lombo-sacré		lumbosakral
LSH	lentille (f) (de contact) souple hydrophile		weiche Kontaktlinsen (fpl)
LSH	lichen (m) scléro-atrophique		Lichen (m) sclerosus et atrophicans
LSR	liquide (m) sous rétinien		subretinale Flüssigkeitsansammlung (f)
LT	lipides (mpl) totaux		Gesamtfette (npl)
LU	lithiase (f) urique		Uratstein (m)
LVRT	lithiase (f) vésiculaire radiotransparente		strahlendurchlässiger s Gallenstein (m)

M

MAC	mycobacterium (m) avium		Mycobakterium (n) avium
MAE	médicament (m) anti-épileptique		Antiepileptikum (n)
MAF	mouvements (mpl) actifs fœtaux		spontane Kindsbewegungen (fpl)
MAP	menace (f) d'accouchement prématuré		Frühgeburtsrisiko (n)
MAP	mort (f) ante partum		Tod (m) vor der Geburt
MAPA	mesure (f) ambulatoire de la pression artérielle		ambulante Blutdruckmessung (f)
MAT	myélite (f) aiguë transverse		Myelitis (f) transversa
MAV	malformation (f) artério-veineuse		arterio-venöse Malformation (f)
MB	métabolisme (m) de base		Grundumsatz (m)
MC	métacarpiens (mpl)		Mittelhandknochen (fpl)
MCE	massage (m) cardiaque externe		Herz-Lungen-Massage (f)
MCNO	myocardiopathie (f) non obstructive	**NOCM**	nichtobstruktive Kardiomyopathie (f)
MCP	métacarpophalangiennes (f)	**MCP**	Metakarpophalangealgelenke (npl)
MCS	méningite (f) cérébro-spinale		zerebrospinale Meningitis (f)
MCV	maladies (fpl) cardio-vasculaires		Herz-Kreislauf-Erkrankungen (fpl)
MDC	motif (m) de consultation		Konsultationsgrund (m)
MDH	maladie (f) de Hodgkin		Morbus (m) Hodgkin
MDH/ MH	motif (m) d'hospitalisation		Einweisungsgrund (m)
MDS	myélodysplasie (f)	**MDS**	Myelodysplasie-Syndrom (n)
MDV	mode (m) de vie		Sozialanamnese (f)
ME	ménisque (m) externe		lateraler Meniskus (m)
MEG	myélogramme (m)		Myelogramm (n)
MEP	motricité (f) extra-pyramidale	**EPMS**	extrapyramidal-motorisches Syndrom (n)
MET	équivalent (m) médicamenteux		Medikamentenanalogon (n)
MFIU	mort (f) fœtale in utero		intrauteriner Fruchttod (m)
MFK	mastopathie (f) fibro-kystique		fibrozystische Mastopathie (f)
MFSH	myopathie (f) fascio-scapulo-humérale	**FSHD**	faszioskapulohumerale Muskeldystrophie (f)
MG	médecin (m) généraliste		Allgemeinmediziner (m)

MGCH, GVH	maladie (f) de greffon (f) contre l'hôte	**GVH**	Graft-versus-Host-Reaktion (f)
MHD	mesures (fpl) hygiénodiététiques		Diätmaßnahmen (fpl)
MHNN	maladie (f) hémolytique du nouveau-né		Icterus (m) haemolyticus neonatorum
MHU	mesure (f) du handicap urinaire		Messung (f) der urologischen Einschränkung
MI	maladie (f) infectieuse		Infektionskrankheit (f)
MI	membre (m) inférieur	**UE**	untere Extremität (f)
MIC	maladies (fpl) infectieuses et contagieuses		ansteckende Infektionskrankheiten (fpl)
MICI	maladies (fpl) inflammatoires chroniques intestinales	**CED**	chronisch entzündliche Darmerkrankungen (fpl)
MID/ MIG	membre (m) inférieur droit/ gauche		rechte/linke untere Extremität (f)
MK	maladie (f) de Kaposi		Kaposi-Sarkom (n)
ML	méningite (f) lymphocytaire		lymphozytäre Meningitis (f)
MLD	maladie (f) de longue durée		Langzeiterkrankung (f)
MM	mélanome (m) malin	**MM**	malignes Melanom (n)
Mm	murmures (mpl)		Geräusche (npl)
MM	myélome (m) multiple	**MM**	multiples Myelom (n)
MMH	maladie (f) des membranes hyalines		Syndrom (n) der hyalinen Membranen
MN	mort-né/e		totgeboren
MNC	motoneurone (m) central		erstes Motoneuron (n)
MNI	mononucléose (f) infectieuse		infektiöse Mononukleose (f)
MNP	motoneurone (m) périphérique		zweites Motoneuron (n)
MO	migraine (f) ophtalmique		ophthalmische Migräne (f)
MOC	(nerf) moteur (m) oculaire commun		Nervus (m) oculomotorius
MOE	(nerf) moteur (m) oculaire externe		Nervus (m) abducens
MOR	mouvements (mpl) oculaires rapides	**REM**	*rapid eye movement*
MP	maladies (fpl) professionnelles		Berufskrankheiten (fpl)
MPH	méthylphénidate (m)		Methylphenidat (n)
MPM	métrorragie (f) post ménopausique		postmenopausale Metrorrhagie (f)
MRCNS	maladie (f) respiratoire chronique non spécifique		nichtspezifische chronische Atemwegserkrankung (f)
MS	maladie (f) du sommeil		Schlafkrankheit (f)

MS	médullosurrénale (f)	**NNM**	Nebennierenmark (n)
MS	membre (m) supérieur	**OE**	obere Extremität (f)
ms	mois (m)		Monat (m)
MS	molaire (f) supérieure		oberer Molar (m)
MSD/G	membre (m) supérieur droit/ gauche		rechte/linke obere Extremität (f)
MSF	médecins (mpl) sans frontières		Ärzte ohne Grenzen
MSH	mélanostimuline (f)	**MSH**	*melanin stimulating hormon*
MSN/ MSIN	mort (f) subite (inexpliquée) du nourrisson	**SIDS**	*sudden infant death syndrome,* plötzlicher Kindstod (m)
MST	maladies (fpl) sexuellement transmissibles		sexuell übertragbare Erkrankungen (fpl)
MT	médecin (m/f) traitant/e		behandelnde/r Arzt (m)/ Ärztin (f)
MT	méningite (f) tuberculeuse		tuberkulöse Meningitis (f)
MTS	maladies (fpl) à transmission sexuelle	**STD**	*sexuel transmissed disease,* Geschlechtskrankheiten (fpl)
MTX	méthotrexate (m)	**MTX**	Methotrexat (n)
MV	murmure (m) vésiculaire	**VA**	vesikuläres Atemgeräusch (n)
MVR	maladie (f) des voies respiratoires		Atemwegserkrankung (f)
MVV	mycose (f) vulvo-vaginale		vulvo-vaginale Mykose (f)

9

N

NA	noradrénaline (f)		Noradrenalin (n)
NARES	rhinite (f) non allergique à éosinophile	**NARES**	*Nonallergic Rhinitis with Eosinophilia-Syndrom* nichtallergische Rhinitis (f) mit Eosinophiliesyndrom
NAS	néphro-angio-sclérose (f)		Nephroangiosklerose (f)
NAV	nœud (m) atrio-ventriculaire	**AV-Knoten**	Atrioventrikularknoten (m)
NC	nerfs (mpl) crâniens	**HN**	Hirnnerven (mpl)
NCA	naevus (m) cliniquement atypique		atypischer Nävus (m)
NCB	névralgie (f) cervico-brachiale		Zervikobrachialsyndrom (n)
NEM	néoplasie (f) endocrinienne multiple	**MEN**	multiple endokrine Neoplasie (fpl)
NET	nécrolyse (f) épidermique toxique		Epidermolysis (f) acuta toxica

NFS	numération (f) formule sanguine	**BB**	Blutbild (n)
NG	néphropathie (f) gravidique		Schwangerschaftsnephropathie (f)
NHA	niveau (m) hydroaérique		Spiegel (mpl) *Radiologie*
NI	néphrite (f) interstitielle		interstitielle Nephritis (f)
NI	non identifié/e		nicht identifiziert
NIA	néphrite (f) infectieuse aiguë		akute infektiöse Nephritis (f)
NIC	néoplasie (f) intraépithéliale cervicale	**CIN**	zervikale intraepitheliale Neoplasie (f)
NITU	néphropathie (f) interstitielle et tubulaire avec uvéite	**TINU**	tubulointerstitielle Nephritis (f) mit Uveitis
NLPC	néphrolithotomie (f) percutanée		perkutane Nephrolithotomie (f)
NMO	nerfs (mpl) moteurs oculaires		Augenmuskelnerven (mpl)
NMP	nerfs (mpl) moteurs périphériques		periphere motorische Nerven (mpl)
NN	nouveau-né (m)	**NG**	Neugeborenes (n)
NO	nerf (m) optique		Sehnerv (m)
NO	névrose (f) obsessionnelle		Zwangsneurose (f)
NOIA	neuropathie (f) optique ischémique antérieure	**AION**	anteriore ischämische Optikus-Neuropathie (f)
NORB	névrite optique rétrobulbaire		Retrobulbärneuritis (f)
NP	névrose (f) phobique		Angstneurose (f)
NPC	néphrotomie (f) percutanée		perkutane Nephrotomie (f)
NPT	névrose (f) post-traumatique		posttraumatische Neurose (f)
NS	nœud (m) sinusal		Sinusknoten (m)
NTA	nécrose (f) tubulaire aiguë	**ATN**	akute Tubulusnekrose (f)

O

OAA	oblitération (f) artérielle aiguë		akuter Arterienverschluss (m)
OAA	ostéo-arthrite (f) aiguë		akute Osteoarthritis (f)
OACh	oblitération (f) artérielle chronique		chronischer arterieller Verschluss (m)
OACR	occlusion (f) de l'artère centrale de la rétine	**ZAV**	Zentralarterienverschluss (m)
OAD	oblique antérieur droit		schräg vorne rechts
OAG	oblique antérieur gauche		schräg vorne links

OAH	ostéo-arthrite (f) de la hanche		Coxarthrose (f)
OAHP	ostéo-arthropathie (f) hypertrophiante pneumatique		Marie-Bamberger Syndrom (m)
OAP	œdème (m) aigu du poumon		akutes Lungenödem (n)
OC	œdème (m) cérébral		Hirnödem (n)
OCM	œdème (m) cérébro-méningé		Hirnhautödem (n)
OD/G	œil (m) droit/gauche		rechtes/linkes Auge (n)
OD/G	oreille (f) droite/gauche		rechtes/linkes Ohr (n)
OD/G	oreillette (f) droite/gauche	**R/LA**	rechter/linker Vorhof (m)
ODR	ostéo-dystrophie (f) rénale		renale Osteopathie (f)
OE	oreille (f) externe		Außenohr (n)
OE	otite (f) externe		Otitis (f) externa
OEA	oto-émissions (fpl) acoustiques	**OAE**	oto-akustische Emissionen (fpl)
OGE/I	organes (mpl) génitaux externes/internes		äußere/innere Geschlechtsorgane (npl)
HGPOT	hyperclycémie (f) provoquée par voie orale, test (m) de tolérance au glucose	**OGTT**	oraler Glukosetoleranztest (m)
OI	oreille (f) interne		Innenohr (n)
OIA	occlusion (f) intestinale aiguë		akuter Darmverschluss (m)
OIC	osteogénèse (f) imparfaite congénitale	**OI**	Osteogenesis (f) imperfecta
OIDA	occipito-iliaque droite antérieure		rechte vordere Hinterhauptslage (f)
OIDP	occipito-iliaque droite postérieure		rechte hintere Hinterhauptslage (f)
OIDT	occipito-iliaque droite transverse		rechte Querlage (f)
OIGA	occipito-iliaque gauche antérieure		linke vordere Hinterhauptslage (f)
OIGP	occipito-iliaque gauche postérieure		linke hintere Hinterhauptslage (f)
OIGT	occipito-iliaque gauche transverse		linke Querlage (f)
OIO	œdème (m) idiopathique orthostatique		idiopathisches orthostatisches Ödem (n)
OLT	oxygénothérapie (f) à long terme		Langzeit-Sauerstofftherapie (f)
OM	œdème (m) maculaire		Makulaödem (n)
OM	oreille (f) moyenne		Mittelohr (n)
OMA	ostéomyélite (f) aiguë		akute Osteomyelitis (f)
OMA	otite (f) moyenne aiguë		akute Mittelohrentzündung (f)

OMAA	ostéomyélite (f) aiguë des adolescents		akute Adoleszentenosteomyelitis (f)
OMC	œdème (m) maculaire cystoïde		zystoides Makulaödem (n)
OMC	ostéomyélite (f) chronique		chronische Osteomyelitis (f)
OMC	otite (f) moyenne chronique		chronische Mittelohrentzündung (f)
OMI	œdème (m) des membres inférieurs		Beinödem (n)
OMS	Organisation (f) mondiale de la santé	**WHO**	Weltgesundheitsorganisation (f)
ONA	ostéonécrose (f) aseptique		aseptische Knochennekrose (f)
Op	opération (f)	**OP**	Operation (f)
OP	présentation (f) occipito-pubienne		vordere Hinterhauptslage (f)
OPC	œstro-progestatif (m) combiné		Kombinationspräparat (n)
OPH	œdème (m), protéinurie (f), hypertension (f)	**EPH**	Ödeme (n), Proteinurie (f) Hypertonie (f)
OPH	ophtalmologie (f)		Augenheilkunde (f)
OPK	ovaires (mpl) polykystiques	**PCO**	polyzystische Ovarien (npl)
OPP	ordonnance (f) de placement provisoire		vorübergehende Unterbringung (f)
OPS	*objective pain scale*		objektive Schmerzskala (f)
OQ	œdème (m) de Quincke		Quincke-Ödem (n)
ORL	oto-rhino-laryngologie (f)	**HNO**	Hals-Nasen-Ohren-Heilkunde (f)
OS	oligosaccharides (fpl)		Oligosaccharide (npl)
OS	présentation (f) occipito-sacrée		hintere Hinterhauptslage (f)
OSK	ovaire (m) scléro-kystique		polyfollikuläres Ovar (n)
OSM	otite (f) séro-muqueuse		seromuköse Otitis (f)
OTS	orientation (f) temporo-spatiale		zeitlich-örtliche Orientierung (f)
OVCR	occlusion (f) de la veine centrale de la rétine	**ZVV**	Zentralvenenverschluss (m)

P

P	parité (f)		Anzahl (f) der Geburten, Parität (f)
P	poids (m)	**KG**	Körpergewicht (n)
PA	pancréatite (f) aiguë		akute Pankreatitis (f)
PA	pansement (m) alcoolisé		Alkoholverband (m)

PA	paquets-années (mpl)		*pack years*, Packungsjahr
PA	périmètre (m) abdominal	**AU**	abdominaler Umfang (m)
PA	phosphatase (f) alcaline	**AP**	alkalische Phosphatase (f)
PA	pression (f) artérielle	**RR**	Blutdruck (m)
PAA	poliomyélite (f) antérieure aiguë		Poliomyelitis (f) anterior acuta
PAB	acide (m) paraamino-benzoique	**PAB**	Paraaminobenzoesäure (f)
PAC	pontage (m) aorto-coronaire		aorto-koronarer Bypass (m)
PAC	*portacath* (chambre implan-table)		Port (m)
PACR	pression (f) de l'artère centrale de la rétine		Druck (m) in der Arteria centralis retinae
PAD	pression (f) artérielle diastolique		diastolischer Blutdruck (m)
PAF	facteur (m) d'activation plaquettaire	**PAF**	*platelet activating factor*
PAH	pancréatite (f) aiguë hémorragique		akute hämorrhagische Pankreatitis (f)
PAH	para-amino-hippurique-acide (m)	**PAH**	Paraaminohippursäure (f)
PAM	pression (f) artérielle moyenne		arterieller Mitteldruck (m)
PAN	périarthrite (f) noueuse		Periarthritis (f) nodosa
PANH	pancréatite (f) aiguë nécroti-co-hémorragique		akute hämorrhagisch-nekro-tisierende Pankreatitis (f)
PAO	pression (f) de l'artère ophtalmique		Druck (m) in der Arteria ophthalmica
PAP	phosphatase (f) alcaline placentaire	**PLAP**	plazentare alkalische Phosphatase (f)
PAP	pneumonie (f) atypique primitive		atypische Pneumonie (f)
PAP	pression (f) artérielle pulmonaire		Pulmonaarteriendruck (m)
PAS	pression (f) artérielle systolique	**RR-syst.**	systolischer Blutdruck (m)
PB	ponction (f) biopsie		Probepunktion (f)
PBH	ponction (f) biopsie hépatique		Leber(punktions)biopsie (f)
PBP	ponction (f) biopsie de pancréas		Pankreaspunktionsbiopsie (f)
PBR	ponction (f) biopsie rénale		Nierenpunktionsbiopsie (f)
PBS	péritonite (f) bactérienne spontanée	**SBP**	spontane bakterielle Peritonitis (f)
PC	paire (f) crânienne		Hirnnerv(enpaar) (m/n)
PC	pancréatite (f) chronique		chronische Pankreatitis (f)

PC	périmètre (m) crânien	**KU**	Kopfumfang (m)
PC	perte (f) de connaissance		Bewusstseinsverlust (m)
PCA	persistance (f) du canal artériel	**PDA**	persistierender Ductus (m) arteriosus (Botalli)
PCE	polyarthrite (f) chronique évolutive	**CP**	chronische Polyarthritis (f)
PCEM	premier cycle (m) des études médicales		*vorklinischer Studienabschnitt*
PCF	persistance (f) de la circulation fœtale	**PDA**	persistierender Ductus (m) arteriosus (Botalli)
PCJ	polyarthrite (f) chronique juvénile	**JCA/JIA**	juvenile chronische Arthritis (f) juvenile idiopathische Arthritis (f)
PCP	pression (f) capillaire pulmonaire		Lungenkapillardruck (m)
PCR	protéine (f) C-réactive	**CRP**	C-reaktives Protein (n)
PCT	porphyrie (f) cutanée tardive	**PCT**	Porphyria (f) cutanea tarda
PCU	phénylcétonurie (f)	**PKU**	Phenylketonurie (f)
PD	pression (f) diastolique		diastolischer Blutdruck (m)
PDF	produits (mpl) de dégradation de la fibrine		Fibrinolytika (npl)
PDF	produits (mpl) de dégradation du fibrinogène	**FSP**	Fibrinogenspaltprodukte (npl)
PDP	prélèvement (m) distal protégé	**BAL**	bronchoalveoläre Lavage (f)
PdS	prise (f) de sang	**BE**	Blutentnahme (f)
pdt	pendant		während
PE	potentiels (mpl) évoqués	**EP**	evozierte Potenziale (npl)
PEA	potentiels (mpl) évoqués auditifs	**AEP**	akustisch evozierte Potenziale (npl)
PEC	potentiels (mpl) évoqués corticaux	**CEP**	kortikal evozierte Potenziale (npl)
PEEP	pression (f) positive résiduelle d'expiration	**PEEP**	post-exspiratorischer positiver Druck (m)
PEM	potentiels (mpl) évoqués moteurs	**MEP**	motorisch evozierte Potenziale (npl)
PEP	pneumothorax (m) extrapleural		extrapleuraler Pneumothorax (m)
PEP	pression (f) expiratoire positive	**PEP**	positiver endexspiratorischer Druck (m)
PERC	pupilles (fpl) égales régulières contractiles		seitengleich-reaktive Pupillen (fpl)
PES	potentiels (mpl) évoqués sensitifs	**SEP**	sensibel evozierte Potenziale (npl)
PEV	potentiels (mpl) évoqués visuels	**VEP**	visuell evozierte Potenziale (npl)

PF	paralysie (f) faciale		Fazialisparese (f)
PF	poumon (m) fermier		Farmerlunge (f)
PFC	paralysie (f) faciale centrale		zentrale Fazialisparese (f)
PFC	plasma (m) frais congelé	**FFP**	*fresh frozen plasma*
PFE	paralysie (f) faciale périphérique		periphere Fazialisparese (f)
PFE	poids (m) fœtal estimé		geschätztes fetales Gewicht (n)
PFG	pression (f) de filtration glomérulaire		glomerulärer Filtrationsdruck (m)
PFLA	pneumonie (f) franche lobaire aiguë		akute fulminante Lobärpneumonie (f)
PFP	paralysie (f) faciale périphérique		periphere Fazialisparese (f)
PHC	psychose (f) hallucinatoire chronique		chronisch halluzinatorische Psychose (f)
PIC	pression (f) intracrânienne	**ICP**	intrakranieller Druck (m)
PIO	pression (f) intraoculaire		Augeninnendruck (m)
PIP	psychothérapie (f) d'inspiration psychanalytique		psychoanalytische Psychotherapie (f)
PIT	primo-infection (f) tuberculeuse		Tuberkulose-Erstinfektion (f)
PK	pollakiurie (f)		Pollakisurie (f)
PKE	phakoémulsification (f)		Phakoemulsifikation (f)
PKRAD	polykystose (f) rénale autosomique dominante	**ADPKD**	autosomal dominante polyzystische Nierenerkrankung (f)
PKRAR	polykystose (f) rénale autosomique récessive	**ARPKD**	autosomal rezessive polyzystische Nierenerkrankung (f)
Pl	plaquettes (fpl)		Thrombozyten (mpl)
PL	ponction (f) lombaire	**LP**	Lumbalpunktion (f)
PLV	protéines (fpl) du lait de vache		Kuhmilchprotein (n)
PM	*pacemaker* (m)		Herzschrittmacher (m)
PM	petit mal (m)		Petit Mal (n)
PM	poids (m) moléculaire	**MG**	Molekulargewicht (n)
PM	post mortem	**p. m.**	post mortem
PMA	procréation (f) médicalement assistée		künstliche Befruchtung (f)
PMD	psychose (f) maniaco-dépressive		manisch-depressive Psychose (f)
PMI	protection (f) maternelle et infantile		Mutterschutzzentrum (n)
PMO	phase (f) des mouvements oculaires		Phase (f) der Augenbewegung

PN	poids (m) de naissance		Geburtsgewicht (n)
PN	poids (m) normal		Normalgewicht (n)
PN	polynucléaires (mpl)		Granulozyten (mpl)
PNA	pyélonéphrite (f) aiguë		akute Nierenbeckenentzündung (f)
PNB	polynucléaires (mpl) basophiles		basophile Granulozyten (mpl)
PNE	polynucléaires (mpl) éosinophiles		eosinophile Granulozyten (mpl)
PNET	tumeur (f) neuro-ectodermique primitive	**NET**	neuroepithelialer Tumor (primitiver)
PNN	poids (m) normal à la naissance		normales Geburtsgewicht (n)
PNN	polynucléaires (fpl) neutrophiles		neutrophile Granulozyten (mpl)
PNO	pneumothorax (m)	**Pneu**	Pneumothorax (m)
PO	par ordre	**i. A.**	im Auftrag
POD/G	pression (f) de l'oreillette droite/gauche		rechter/linker Vorhofdruck (m)
POIC	pseudo-obstruction (f) intestinale chronique		chronische Verstopfung (f)
POM	paralysies (fpl) oculomotrices		Augenmuskellähmungen (fpl)
PP	placenta (m) praevia		Placenta (f) praevia
PP	ponction (f) pleurale		Pleurapunktion (f)
PP	post-partum		post partum
PPC	pression (f) positive continue		kontinuierlich positiver Druck (m)
PPRE	pression (f) positive résiduelle expiratoire	**PEEP**	positiver endexspiratorischer Druck (m)
pq	pourquoi		warum
PR	phénomène (m) de Raynaud		Raynaud-Phänomen (n)
PR	polyarthrite (f) rhumatoïde	**CP**	chronische Polyarthritis (f)
PR	purpura (m) rhumatoïde		Purpura (f) Schoenlein-Henoch
PRA	période (f) réfractaire absolue		absolute Refraktärzeit (f)
PRN	polyradiculonévrite (f)		Polyradikuloneuritis (f)
PRP	diamètre (m) promonto-rétro-pubien		Conjugata (f) vera obstetrica, engster Beckendurchmesser (m)
PRR	période (f) réfractaire relative		relative Refraktärzeit (f)
PSF	ponction (f) de sang fœtal		fetale Blutabnahme (f)

PSH	périarthrite (f) scapulo-humérale	**PHS**	Periarthropathia (f) humeroscapularis
PSM	Ponction (f) du sinus maxillaire		Kieferhöhlenpunktion (f)
PSS	pancéphalite (f) sclérosante subaiguë	**SSPE**	subakute sklerosierende Panenzephalitis (f)
PTD	potentiel (m) transmembranaire diastolique		Transmembranpotenzial (n)
PTDVD/G	pression (f) télédiastolique ventriculaire droite/gauche		rechter/linker enddiastolischer Ventrikeldruck (m)
PTE	périmètre (m) thoracique expiratoire		exspiratorischer Brustumfang (m)
PTH	hormone (f) parathyroïdienne	**PTH**	Parathormon (n)
PTH	prothèse (f) totale de la hanche		Totalendoprothese (f) der Hüfte
PTI	purpura (m) thrombopénique idiopathique	**ITP**	idiopathische thrombozytopenische Purpura (f), Morbus (m) Werlhof
Puf	pression (f) d'ultrafiltation		Ultrafiltrationsdruck (m)
PTV	potentiels (mpl) tardifs ventriculaires		ventrikulärer Ersatzrhythmus (n)
PV	plasma (m) volume		Plasmavolumen (n)
PV	prélèvement (m) vaginal		vaginaler Abstrich (m)
PV	pression (f) ventriculaire	**VD**	Ventrikeldruck (m)
PVC	pression (f) veineuse centrale	**ZVD**	zentralvenöser Druck (m)
PVH	papillomavirus (m) humain	**HPV**	humanes Papillomavirus (n)
PVM	prothèse (f) valvulaire mitrale		Mitralklappenprothese (f)
PVR	prolifération (f) vitréo-rétinienne		vitreoretinale Proliferation (f)
PZVR	pression (f) zéro dans les voies respiratoires		negativer Druck (m) in den Atemwegen

Q

QdV	qualité (f) de vie		Lebensqualität (f)
QI	quotient (m) intellectuel	**IQ**	Intelligenzquotient (m)
qq	quelques		einige
QR	quotient (m) respiratoire	**RQ**	respiratorischer Quotient (m)
QSP	quantité (f) suffisante pour		ausreichend für *Rezepte*

R

RA	réserve (f) alcaline		Anionenlücke (f)
RA	rétrécissement (m) aortique	**AS**	Aortenstenose (f)
RAA	rhumatisme (m) articulaire aiguë		akutes rheumatisches Fieber (n)
RAC	recherche (f) d'anomalie chromosomique		Chromosomenanalyse (f)
RAC	rétrécissement (m) aortique calcifié		verkalkte Aortenstenose (f)
RAC	rapport (m) albumine/créatinine urinaire		Albumin/Kreatinin-Quotient (m)
RAD	retour (m) au domicile		Entlassung (f)
RAI	recherche (f) d'agglutinines irrégulières		indirekter Antikörpernachweis (m)
RAM	rupture (f) artificielle des membranes	**BS**	eingeleiteter Blasensprung (m)
RAS	rien à signaler	**o.(p.)B.**	ohne pathologischen Befund (m)
RAST	*radio-allergosorbent test*	**RAST**	*radio-allergosorbent test*
RC	rythme (m) cardiaque	**HR**	Herzrhythmus (m)
RCF	rythme (m) cardiaque fœtal	**CTG**	Kardiotokographie (f)
RCH/ RCUH	rectocolite (f) hémorragique/ulcéro-hémorragique	**CU**	Colitis (f) ulcerosa
RCIU	retard (m) de croissance intrautérin	IUR	intrauterine Wachstumsretardierung (f)
RCP	réanimation (f) cardio-pulmonaire		kardiopulmonale Reanimation (f)
RCP	réflexe (m) cutané plantaire		Fußsohlenreflex (m), Babinski-Zeichen (n)
RCT	rapport (m) cardio-thoracique		Herz-Thorax-Verhältnis (n)
RCT	réaction (f) cutanée tuberculinique		Tuberkulintest (m)
RDP	rétinopathie (f) diabétique proliférante	**PDR**	proliferative diabetische Retinopathie (f)
RDV	rendez-vous (m)		Termin (m)
RE	rotation (f) externe		Außenrotation (f)
réa	réanimation (f)		Intensivstation (f)
REM	mouvements (m) oculaires rapides	**REM**	*rapid eye movement*
REP	résection (f) endoscopique de la prostate	**TUR**	transurethrale Resektion der Prostata (f)
RF	radiofréquence (f)		Röntgenstrahlenfrequenz (f)
RGO	reflux (m) gastro-œsophagien	**GÖR**	gastro-ösophagealer Reflux (m)
RHJ	reflux (m) hépatojugulaire		hepatojugulärer Reflux (m)

RI	rotation (f) interne		Innenrotation (f)
RIA	radio-immunologique	**RIA**	*radioimmun assay*
RIA	réaction (f) inflammatoire aiguë		akute Entzündungsreaktion (f)
RIVA	rythme (m) idioventriculaire accéléré		ventrikuläre Tachykardie (f)
RM	retard (m) mental		geistige Retardierung (f)
RM	rétrécissement (m) mitral	**MS**	Mitralstenose (f)
RMN	résonance (f) magnétique nucléaire	**NMR**	*nuclear magnetic resonance* Kernspinresonanz (f)
RO	récepteur (m) aux œstrogènes		Östrogenrezeptor (m)
ROC	réflexe (m) d'orientation conditionné		Halsstellreaktion (f) *Kind*
ROR	rougéole-oreillons-rubéole *vaccination*	**MMR**	Masern-Mumps-Röteln *Schutzimpfung*
ROT	réflexes (mpl) ostéotendineux		Muskeleigenreflexe (mpl)
RP	radiographie (f) pulmonaire		Lungenröntgen (n)
RP	rein (m) polykystique		Zystenniere (f)
RP	résistance (f) périphérique	**pW**	peripherer Widerstand (m)
RP	rétrécissement (m) pulmonaire		Pulmonalstenose (f)
RP	rétinopathie (f) du prématuré	**ROP**	Retinopathia (f) praematurorum
RPC	rapport (m) protéinurie/créatinine urinaire		Eiweiß/Kreatinin-Quotient (m)
RPDE	rupture (f) de la poche des eaux		Blasensprung (m)
RPM	rupture (f) prématurée des membranes		vorzeitiger Blasensprung (m)
RPPI	respiration (f) en pression positive intermittente		intermittierend positive Druckbeatmung (f)
RPT	résistance (f) périphérique totale		peripherer Gesamtwiderstand (m)
RPVTS	rapport (m) pression-volume télésystolique		systolisches Druck-Volumen-Verhältnis (n)
RR	risque (m) relatif		relatives Risiko (n)
RS	rapport (m) sexuel	**GV**	Geschlechtsverkehr (m)
RS	réflexe (m) stapédien		Stapediusreflex (m)
RSA	respiration (f) spontanée assistée		assistierte Spontanatmung (f)
RSM	rupture (f) spontanée des membranes		spontaner Blasensprung (m)
RSP	retard (m) staturo-pondéral		Größen- und Gewichtsrückstand (m)

RSR	rythme (m) sinusal régulier		regelmäßiger Sinusrhythmus (m)
RSS	régime (m) sans sel		salzarme/salzlose Diät (f)
RT	rétrécissement (m) tricuspide		Trikuspidalklappenstenose (f)
RTG	rétrocontrôle (m) tubulo-glomérulaire		tubuloglomeruläre Rückkopplung (f)
RTUP	résection (f) transurétrale de la prostate	**TURP**	transurethrale Prostataresektion (f)
RTUV	résection (f) transurétrale de vessie	**TURB**	transurethrale Blasenresektion (f)
RU	révision (f) utérine		Uterusrevision (f)
RV	rétroversion (f)		Retroversion (f)
RVA	résistance (f) des voies aériennes		Atemwegswiderstand (m)
RVP	résistance (f) vasculairepulmonaire		Lungengefäßwiderstand (m)
RVU	reflux (m) vésico-urétéral	**VUR**	vesico-ureteraler Reflux (m)
RX	radiographie (f)	**Rö**	Röntgenbild (n)
Rx	rayons (mpl) X	**Rö**	Röntgen (n)
RxF	radio (m) de face	**a. p.**	anterior-posterior Projektion
RxP	radio (m) de profile		seitliche Projektion (f)
RxTh	radio (f) du thorax		Thorax-Röntgen (n)

9

S

SA	semaine (f) d'amenorrhée	**SSW**	Schwangerschaftswoche (f)
SAD/G	surcharge (f) auriculaire droite/gauche		Überlastung (f) des rechten/linken Vorhofs
SAF	syndrome (m) d'alcoolisation fœtale	**AE**	Alkoholembryopathie (f)
SAH	sérum (m) albumine humaine		humanes Serumalbumin (n)
SAMU	Service (m) d'Aide Médicale Urgente		Rettungsdienst (m)
SAP	seringue (f) auto-pousseuse		Spritzenpumpe (f), Perfusor® (m)
SAPL	syndrome (m) des anticorps antiphospholipides		Antiphospholipid-Antikörper-Syndrom (n)
SARM	staphylococcus (m) aureus résistant à la méticilline	MRSA	Methicillin-resistenter Staphylococcus (m) aureus
SAT	sérologie (f) anti-tétanique		Antitetanusserologie (f)
SAU	service (m) d'accueil des urgences		Notaufnahme (f)
SB	signes (mpl) biologiques		klinisch-biologische Zeichen (npl)

SBV	stimulation (f) biventriculaire		biventrikuläre Elektrostimulation (f)
SC	sans correction (f)	**VSC**	Visus (m) sine correctione, Rohvisus (m)
SC	signes (mpl) cliniques		klinische Zeichen (npl)
SCA	syndrome (m) coronarien aigu		akutes Koronarsyndrom (n)
SCC	syndrome (m) du canal carpien		Karpaltunnelsyndrom (n)
SCI	syndrome (m) du côlon irritable		Reizdarmsyndrom (n)
SCI/E	stimulateur (m) cardiaque interne/externe		interner/externer Herzschrittmacher (m)
SCV	système (m) cardiovasculaire		kardiovaskuläres System (n)
SD	souffle (m) diastolique		diastolisches Herzgeräusch (n)
SD	système (m) digestif		Verdauungssystem (n)
Sd/Sdm	syndrome (m)		Syndrom (n)
SDR	syndrome (m) de détresse respiratoire		Atemnotsyndrom (n)
SDRA	Syndrome (m) de détresse respiratoire aiguë de l'adulte	ARDS	*acute respiratory distress syndrome*, akutes Atemnotsyndrom (n)
SEP	sclérose (f) en plaque	**MS**	multiple Sklerose (f)
SF	signes (mpl) fonctionnels		Symptome (npl)
SFA/C	souffrance (f) fœtale aiguë/chronique		akute/chronische Plazentainsuffizienz (f)
SFU	signes (mpl) fonctionnels urinaires		urologische Funktionszeichen (n)
SG	signes (mpl) généraux		Allgemeinsymptome (npl)
SIAD	soins (mpl) impossibles à domicile		stationär pflegebedürftig
SIDA	syndrome (m) d'immunodéficience acquise	**AIDS**	*acquired immune deficiency syndrome*
SDMV	syndrome (m) de défaillance multiviscérale	**MOV**	Multiorganversagen (n)
SFAR	sténose (f) par fibrodysplasie de l'artère rénale	**NAST**	fibromuskuläre Nierenarterienstenose (f)
SHU	syndrome (m) hémolytique et urémique	**HUS**	hämolytisch urämisches Syndrom (m)
SLA	sclérose (f) latérale amyotrophique	**ALS**	amyotrophe Lateralsklerose (f)
SLO	syndrome (m) de levée d'obstacle		postobstruktive Diurese (f)
SLT	syndrôme (m) de lyse tumorale		Tumorlyse-Syndrom (n)
SM	splénomégalie (f)		Splenomegalie (f)

SM	surcharge (f) médicamenteuse		Überdosis (f)
SMA	sinusite (f) maxillaire aiguë		akute Kieferhöhlenentzündung (f)
SMP	syndrome (m) myélo-prolifératif	**MPS**	myeloproliferatives Syndrom (n)
SMUR	services (mpl) mobiles d'urgence et de réanimation		Rettungsdienst (m)
SN	syndrome (m) néphrotique		nephrotisches Syndrom (n)
SN	système (m) nerveux	**NS**	Nervensystem (n)
SNA	système (m) nerveux autonome	**ANS**	autonomes Nervensystem (n)
SNC	système (m) nerveux central	**ZNS**	zentrales Nervensystem (n)
SNG	sonde (f) naso-gastrique		Magensonde (f)
SNLGM	Syndrome (m) néphrotique à lésions glumérulaires minimes	MCGN	Minimal-Change-Glomerulonephritis (f)
SNP	système (m) nerveux périphérique	**PNS**	peripheres Nervensystem (n)
SNS	système (m) nerveux sympathique	**SNS**	sympathisches Nervensystem (n)
SNV	système (m) nerveux végétatif		vegetatives Nervensystem (n)
SOPK	syndrome (m) des ovaires polykystiques	**PCOS**	polyzystisches Ovarialsyndrom (n)
sp	sans particularités	**o.(p.)B.**	ohne pathologischen Befund (m)
SP	segment (m) postérieur		Hinterkammer (f)
SP	signes (mpl) physiques		körperliche Zeichen (n)
SP	surdité (f) de perception		Schallempfindungsschwerhörigkeit (f)
SPAA	spondylarthrite (f) ankylosante		Spondylitis (f) ankylosans, Morbus (m) Bechterew
SPECT	tomoscintigraphie (f) de perfusion myocardiaque	**SPECT**	Myokardperfusionsszintigraphie
SPGO	sens (m) de position du gros orteil		Lagesinn (m) der großen Zehe
SPM	syndrome (m) prémenstruel	**PMS**	prämenstruelles Syndrom (n)
SPS	système (m) parasympathique		parasympathisches System (n)
SPT	surdité (f) post-traumatique		Lärmschwerhörigkeit (f)
SR	sommeil (m) rapide		Kurzschlaf (m)
SR	système (m) respiratoire		Respirationstrakt (m), Atemwege (mpl)
SRAA	système (m) rénine angiotensine aldostérone	**RAAS**	Renin-Angiotensin-Aldosteron-System (n)

SRAS	syndrome (m) respiratoire aigu sévère	**SARS**	schweres respiratorisches Atemnotsyndrom (n)
SRE	système (n) réticulo-endothélial	**RES**	retikuloendotheliales System (n)
SS	sécurité (f) sociale		Sozialversicherung (f)
SS	souffle (m) systolique		systolisches Herzgeräusch (n)
ST	surdité (f) de transmission		Schallleitungsschwerhörigkeit (f)
SSR	soins (mpl) de suite et de réadaptation	**AHB**	Anschlussheilbehandlung (f)
STT	syndrome (m) transfuseur transfusé	**FFTS**	fetofetales Transfusionssyndrom (n)
SU	système (m) urologique	**Uro**	Urogenitalsystem (n)
susp.	suspicion (f)	**V. a.**	Verdacht (m) auf
SVD/G	surcharge (f) ventriculaire droite/gauche		rechts-/linksventrikuläre Überlastung (f)
SVP	stimulation (f) ventriculaire programmée		programmierte Ventrikelstimulation (f)

T

T	taille (f) (hauteur)		Körpergröße (f)
T°	température (f)		Temperatur (f)
TA	tension (f) artérielle	**BD**	Blutduck (m)
TA	tentative (f) d'autolyse		Selbstmordversuch (m)
TAC	traitement (m) anticoagulant		antikoagulative Therapie (f)
TAG	trouble (m) anxieux généralisé		generalisierte Angststörung (f)
TAR	traitement (m) antireflux		Antirefluxtherapie (f)
Tb	tuberculose (f)	**Tbc**	Tuberkulose (f)
TB	tumeur (f) bénigne		gutartiger Tumor (m)
TBG	Test (m) biologique de grossesse		Schwangerschaftstest (m)
TC	temps (m) de coagulation		Gerinnungszeit (f)
TC	test (m) cutané		Hauttest (m)
TC	traumatisme (m) crânien	**SHT**	Schädel-Hirn-Trauma (n)
TCA/ TCK	temps (m) de céphaline activée	**PTT**	partielle Thromboplastinzeit (f)
TCC	thérapie (f) comportementale et cognitive	**KVT**	Kognitive Verhaltenstherapie (f)
TCC	traumatisme (m) crânio-cérébral	**SHT**	Schädel-Hirn-Trauma (n)
TCD	tube (m) contourné distal		distaler Tubulus (m)

TCMH	teneur (f) corpusculaire moyenne en Hb	**MCH**	mittleres korpuskuläres Hämoglobin (n)
TCP	tube (m) contourné proximal		proximaler Tubulus (m)
TD	toxine (f) diphtérique		Diphtherietoxin (n)
TD	tube (m) digestif		Darmrohr (n)
TDM	tomodensitométrie (f)	**CT**	Computertomografie (f)
TDR	test (m) diagnostique rapide		Schnelltest (m)
TEP	tomographie (f) par émission de positrons	**PET**	Positronen-Emissions-Tomografie (f)
TGD	transit (m) gastro-duodénal	**MDP**	Magen-Darm-Passage (f)
TGI	tribunal (m) de grande instance		*gerichtliche Instanz für das Unterbringungsgesetz*
TGI	troubles (mpl) gastro-intestinaux		Magen-Darm-Beschwerden (fpl)
TGNS	tumeurs (mpl) germinales non séminomateuses		Nicht-Seminon (n)
TGO	transaminase (f) glutamique oxaloacétique	**GOT**	Glutamat-Oxalacetat-Transaminase (f)
TGP	transaminase (f) glutamique pyruvique	**GPT**	Glutamat-Pyruvat-Transaminase (f)
TGS	tumeurs (mpl) germinales séminomateuses		Seminon (n)
TGV	transposition (f) des gros vaisseaux	**TGA**	Transposition (f) der großen Arterien
TDAH	trouble déficit de l'attention avec hyperactivité	**ADHS**	Aufmerksamkeitsdefizit-Hyperaktivitäts-Syndrom (n)
THS	traitement (m) hormonal substitutif		Hormonsubstitutionstherapie (f)
TIC	tension (f) intracrânienne		erhöhter Hirndruck (m)
TIC	tirage (m) intercostal		interkostale Einziehung (f)
TJ	turgescence (f) jugulaire		Jugularvenen-Stauung (f)
TM	diamètre (m) transverse médian		Diameter (m) transversa
TMF	transmission (f) materno-fœtale		materno-foetale Übertragung (f)
TN	taille (f) de naissance		Geburtsgröße (n)
TN	taille (f) normale		normale Größe (f)
TN	taux (m) normal		Normalwert (m)
TO	tension (f) oculaire		Augeninnendruck (m)
TOC	troubles (mpl) obsessionnels compulsifs		Zwangsstörung (f)
TOGD	transit (m) œso-gastro-duodénal		Magen-Darm-Passage (f)

TOLM	tumeur (f) ovarienne à la limite de la malignité		grenzwertig maligner Ovarialtumor (m)
TP	temps (m) de prothrombine		Prothrombinzeit (f)
TQ	temps (m) de Quick		Quick-Wert (m)
TR	température (f) rectale		Rektaltemperatur (f)
TR	toucher (m) rectal		rektale Untersuchung (f)
TRC	temps (m) de recoloration cutanée		Revaskularisationszeit (f)
TRH	hormone (f) de libération de la thyréostimuline	**TRH**	Thyreoliberin (n)
TRIV	temps (m) de relaxation isovolumétrique		isovolumetrische Relaxationszeit (f)
TRSC	temps (m) de récupération sinusal corrigé		korrigierte sinusale Refraktärzeit (f)
TRT	traitement (m)		Behandlung (f), Medikation (f)
TS	temps (m) de saignement		Blutungszeit (f)
TS	tentative (f) de suicide		Selbstmordversuch (m)
TSC	tirage (m) sous-costal		subkostale Einziehung (f)
TSH	hormone (f) thyréostimulante	**TSH**	Thyreoidea-stimulierendes Hormon (n)
TSV	tachycardie (f) supra-ventriculaire	**SVT**	supraventrikuläre Tachykardie (f)
TT	taux (m) de thrombine		Thrombinwert (m)
TT	temps (m) de thrombine		Thrombinzeit (f)
TTG	test (m) de tolérance au glucose		Glukosetoleranztest (m)
ttt	traitement (m), traité/e		Behandlung (f), behandelt/therapiert
TV	tachycardie (f) ventriculaire	**VT**	ventrikuläre Tachykardie (f)
TV	toucher (m) vaginal		vaginale Untersuchung (f)
TVC	thrombose (f) veineuse cérébrale		Sinusvenenthrombose (f)
TVP	thrombose (f) veineuse profonde	**TVT**	tiefe Venenthrombose (f)

U

U	unité (f)		Einheit (f)
UA	urticaire (f) aiguë		akute Urtikaria (f)
UCR	urétrocystographie (f) rétrograde		retrograde Urethrozystografie (f)
UFC	unité (f) formant colonie		koloniebildende Einheit (f)
UG	urticaire (f) géant		Riesenurtikaria (f)

UGD	ulcère (m) gastro-duodénal		Gastroduodenalulkus (n)
UHCD	unité (f) d'hospitalisation de courte durée		Aufnahmestation (f)
UI	unité (f) internationale	**IE/IU**	internationale Einheit (f), *international unit*
UIV	urographie (f) intraveineuse	**AUG**	Ausscheidungsurografie (f)
UNG	urétrite (f) non gonococcique		Nicht-Gonokokken-Urethritis (f)
UP	unité (f) plaquettaire		Thrombozytenkonzentrat (n)
UPG	urétrite (f) post-gonococcique		Post-Gonokokken-Urethritis (f)
UPR	urétéro-pyélographie (f) rétrograde		retrograde Urografie (f)
US	ultrason (m)	**US**	Ultraschall (m)
USI	unité (f) de soins intensifs	**ITS**	Intensivstation (f)
USIC	unité (f) de soins intensifs cardiologiques		kardiologische Intensivstation (f)

V

VA	valve (f) aortique		Aortenklappe (f)
VA	ventilation (f) artificielle		künstliche Beatmung (f)
VADS	voies (fpl) aéro-digestives supérieures		obere Atem- und Speisewege (mpl)
VAS/ VAI	voies (fpl) aériennes supérieures/inférieures		obere/untere Atemwege (mpl)
VAT	vaccination (f) anti-tétanique		Tetanus-Impfung (f)
VB	voies (fpl) biliaires		Gallenwege (mpl)
VBEH	voies (fpl) biliaires extra-hépatiques		extrahepatische Gallenwege (mpl)
VBIH	voies (fpl) biliaires intra-hépatiques		intrahepatische Gallenwege (mpl)
VBP	voie (f) biliaire principale		Ductus (m) hepaticus communis
VC	volume (m) couvert	**TV**	*tidal volume* Atemzugvolumen (n)
VC	volume (m) du cœur		Herzvolumen (n)
VCI	veine (f) cave inférieure	**VCI**	Vena (f) cava inferior
VCM	volume (m) corpusculaire moyen	**MCV**	mittleres korpuskuläres Volumen (n)
VCN	vitesse (f) de conduction nerveuse	**NLG**	Nervenleitgeschwindigkeit (f)

VD/VG	ventricule (m) droit/gauche		rechter/linker Ventrikel (m)
VEMS	volume (m) expiratoire maximum seconde		Einsekundenkapazität (f)
VGM	volume (m) globulaire moyen	**MCV**	mittleres korpuskuläres Volumen (n)
VIH	virus (m) de l'immunodéficience humaine	**HIV**	humanes Immundefizienz-Virus (n)
VL	vision (f) de loin		Weitsicht (f), Fernsicht (f)
VM	valve (f) mitrale		Mitralklappe (f)
VO	varices (fpl) œsophagiennes		Ösophagusvarizen (fpl)
VOD/ VOG	vision (f) de l'œil droit/ gauche		Visus (m) des rechten/linken Auges
VP	vision (f) de près	**NS**	Nahsicht (f)
VP	volume (m) plasmatique	**PV**	Plasmavolumen (n)
VPH	virus (m) des papillomes humain	**HPV**	humanes Papillomavirus (n)
VPPB	vertige (m) paroxystique positionnel bénin		benigner paroxysmaler Lagerungsschwindel (m)
VR	volume (m) résiduel	**RV**	Residualvolumen (n)
VRE	volume (m) de réserve expiratoire	**ERV**	exspiratorisches Reservevolumen (n)
VRI	volume (m) de réserve inspiratoire	**IRV**	inspiratorisches Reservevolumen (n)
VS	vitesse (f) de sédimentation	**BSG**	Blutsenkungsgeschwindigkeit (f)
VSA	ventilation (f) spontanée assistée	**ASB**	assistierte Spontanatmung (f)
VU	volume (m) d'urine		Urinvolumen (n)
VV	verrue (f) vulgaire		Verruca (f) vulgaris
VV	vibrations (fpl) vocales		Stimmschwingungen (fpl)
VV	vulvo-vaginite (f)		Vulvovaginitis (f)
VVC	voie (f) veineuse centrale	**ZVK**	zentraler Venenkatheter (m)
VVP	voie (f) veineuse périphérique		peripherer venöser Zugang (m)

Deutsch französisch

A

AA	absolute Arrhythmie (f)	**AC**	arythmie (f) complète
AA	Allgemeinanästhesie (f)	**AG**	anesthésie (f) générale
Ab	Antibiotikum (n)	**ATB**	antibiotique (m)
ACE-Hemmer	Angiotensin-Converting-Enzym-Hemmer.	**IEC**	inhibiteur (m) de l'enzyme de conversion
ACTH	adrenokortikotropes Hormon (n)	**ACTH**	hormone (f) adréno-corticotrope
ADH	antidiuretisches Hormon (n)	**HAD**	hormone (f) anti-diurétique
ADHS	Aufmerksamkeitsdefizit-Hyperaktivitäts-Syndrom (n)	**TDAH**	trouble (m) déficit de l'attention avec hyperactivité
ADPKD	autosomal dominante polyzystische Nierenerkrankung (f)	**PKRAD**	polykystose (f) rénale autosomique dominante
AEP	akustisch-evozierte Potenziale (npl)	**PEA**	potentiels (mpl) évoqués auditifs
AF	Atemfrequenz (f)	**FR**	fréquence (f) respiratoire
AHB	Anschlussheilbehandlung (f)	**SSR**	soins (mpl) de suite et de réadaptation
AI	Aortenklappeninsuffizienz (f)	**IA**	insuffisance (f) aortique
AICD	automatischer implantierter Kardiodefibrillator (m)	**DAI**	défibrillateur (m) automatique implantable
AIDS	*acquired immune deficiency syndrome*	**SIDA**	syndrome (m) d'immunodéficience acquise
AIHA	autoimmunhämolytische Anämie (f)	**AHAI**	anémie (f) hémolytique autoimmune
ALL	akute lymphatische Leukämie (f)	**LAL**	leucémie (f) aiguë lymphoïde
ALS	amyotrophe Lateralsklerose (f)	**SLA**	sclérose (f) latérale amyotrophique
AMA	antimitochondrialer Antikörper (m)	**AAM**	anticorps (m) anti-mitochondrie
AMD	altersbedingte Makuladegeneration (f)	**DMLA**	dégénérescence (f) maculaire liée à l'âge
AML	akute myeloische Leukämie (f)	**LAM**	leucémie (f) aiguë myéloïde
ANA	antinukleärer Antikörper (m)	**AAN**	anticorps (m) anti-nucléaire
ANV	akutes Nierenversagen (n)	**IRA**	insuffisance (f) rénale aiguë
AP	alkalische Phosphatase	**PA**	phosphatase (f) alcaline

AP	Angina (f) pectoris	**AP**	angine (f) de poitrine
ARDS	*acute respiratory distress syndrome*, akutes Atemnotsyndrom (n)	**SDRA**	syndrome (m) de détresse respiratoire aiguë de l'adulte
ARE	akute respiratorische Erkrankung (f)	**ARA**	affection (f) respiratoire aiguë
ARPKD	autosomal rezessive polyzystische Nierenerkrankung (f)	**PKRAR**	polykystose (f) rénale autosomique récessive
AS	Aortenklappenstenose (f)	**RA**	rétrécissement (m) aortique
ASB	assistierte Spontanatmung (f)	**VSA**	ventilation (f) spontanée assistée
ASD	atrioseptaler Defekt (m)	**CIA**	communication (f) inter-auriculaire
ASS	Acetylsalicylsäure (f)	**AAS**	acide (m) acétylsalicylique
ATN	akute Tubulusnekrose (f)	**NTA**	nécrose (f) tubulaire aiguë
AU	Arbeitsunfähigkeit (f)	**IT**	incapacité (f) temporaire
AUG	Ausscheidungsurografie (f)	**UIV**	urographie (f) intra-veineuse
AV-Knoten	atrioventrikulärer Knoten	**NAV**	nœud (m) atrio-ventriculaire
AZ	Allgemeinzustand (m)	**EG**	état (m) général

B

BA	Basenabweichung (f)		excès (m) de bases
BB	Blutbild (n)	**NFS**	numération (f) formule sanguine
BD	Blutdruck (m)	**TA**	tension (f) artérielle
bds.	beidseits	**ddc**	des deux côtés (mpl)
BE	Blutentnahme	**PdS**	prise (f) de sang
BE	Broteinheit		unité (f) pain
BEL	Beckenendlage (f)		présentation (f) du siège
BGA	Blutgasanalyse (f)	**GDS**	gaz (m) du sang
BKS	Blutkörperchen-Senkungsgeschwindigkeit (f)	**VS**	vitesse (f) de sédimentation
BP	*Body plethysmography*		pléthysmographie (f) corporelle
BPD	bronchopulmonale Dysplasie (f)	**DBP**	dysplasie (f) bronchopulmonaire
BPH	benigne Prostatahyperplasie (f)	**HBP**	hyperplasie (f) bénigne de la prostate
BSG	Blutsenkungsgeschwindigkeit (f)	**VS**	vitesse (f) de sédimentation

BWK	Brustwirbelkörper (m)		vertèbre (f) thoracique
BWS	Brustwirbelsäule (f)		colonne (f) thoracique
BZ	Blutzucker (m)		glycémie (f)

C

CEA	karzinoembryonales Antigen (n)	**ACE**	antigène (m) carcino-embryonnaire
CED	chronisch entzündliche Darmerkrankungen (fpl)	**MICI**	maladies (fpl) inflammatoires chroniques de l'intestin
CIN	zervikale intraepitheliale Neoplasie (f)	**NIC**	néoplasie (f) intraépithéliale cervicale
CLL	chronisch-lymphatische Leukämie (f)	**LLC**	leucémie (f) lymphoïde chronique
CML	chronische myeloische Leukämie (f)	**LMC**	leucémie (f) myéloïde chronique
CMPE	chronisch-myeloproliferative Erkrankungen (fpl)		syndromes (mpl) myéloproliferatifs
CO	Kohlenmonoxid (n)	**CO**	monoxyde (m) de carbone
COPD	*chronic obstructive pulmonary disease*	**BPCO**	bronchopneumopathie (f) chronique obstructive
CP	chronische Polyarthritis (f)	**PR**	polyarthrite (f) rhumatoïde
CPC	klinisch-pathologische Konferenz (f)		confrontation (f) anatomo-clinique
CT	Computertomografie (f)	**TDM**	tomodensitométrie (f), scanner (m)
CTG	Kardiotokografie (f)	**RCF**	rythme (m) cardiaque fœtal
CU	Colitis (f) ulcerosa	**RCH**	rétrocolite (f) hémorragique

D

DCM	dilatative Kardiomyopathie (f)	**CMD**	cardiomyopathie (f) dilatée
DIC	*disseminated intravascular coagulation*	**CIVD**	coagulation (f) intravasculaire disséminée
DiffBB	Differentialblutbild (n)	**NFS**	numération (f) formule sanguine
DIP	distale Interphalangealgelenke (npl)	**IPD**	interphalangiennes (fpl) distales
DSA	digitale Subtraktionsangiografie (f)		soustraction (f) angiographique digitale
DTP	Diphtherie-Tetanus-Pertussis *Schutzimpfung*	**DTCoq**	diphtérie-tétanos-coqueluche *vaccination*

E

EF	Ejektionsfraktion (f), Auswurffraktion (f)	**FE**	fraction (f) d'éjection
EK	Erythrozytenkonzentrat (n)	**CGR**	concentré (m) de globules rouges
EKG	Elektrokardiogramm (n)	**ECG**	électrocardiogramme (m)
EKT	Elektrokrampftherapie (f)	**ECT**	électroconvulsivothérapie (f), sismothérapie (f)
EP	evozierte Potenziale (npl)	**PE**	potentiels (mpl) évoqués
EPH	Ödem (n), Proteinurie (f), Hypertonie (f)	**OPH**	œdème (m), protéinurie (f), hypertension (f)
ERCP	endoskopisch-retrograde Cholan-giopankreatografie (f)	**CPRE**	cholangio-pancréatographie (f) rétrograde endoscopique
Erys	Erythrozyten (mpl)	**GR**	globules (mpl) rouges
ESWL	extrakorporale Stoßwellenlithotripsie (f)	**LEC**	lithotripsie (f) extra-corporelle
EUG	Extrauteringravidität (f)	**GEU**	grossesse (f) extra-utérine

F

FFP	*fresh frozen plasma*	**PFC**	plasma (m) frais congelé
FG	Frühgeborenes (n)	**préma**	prématuré (m)
FL	Femurlänge (f)	**LF**	longueur (f) fémorale
FSGS	fokal segmentale Glomerulosklerose (f)	**GSF**	glomérulosclérose (f) segmentaire et focale
FSP	Fibrinogenspaltprodukte (npl)	**PDF**	produits (mpl) de dégradation du fibrinogène

G

GCS	*Glasgow coma scale*	**G**	index (m) de Glasgow
GF	Gesichtsfeld (n)	**CV**	champ (m) visuel
GFR	glomeruläre Filtrationsrate (f)	**DFG**	débit (m) de filtration glomérulaire
GN	Glomerulonephritis (f)	**GN**	glomérulonéphrite (f)
GÖR	gastroösophagealer Reflux (m)	**RGO**	reflux (m) gastro-œsophagien
GOT	Glutamat-Oxalacetat-Transaminase (f)	**TGO**	transaminase (f) glutamique oxaloacétique
GPT	Glutamat-Pyruvat-Transaminase (f)	**TGP**	transaminase (f) glutamique pyruvique

GT	Glutamyltransferase (f)	**GT**	glutamyltransférase (f)
GTT	Glukosetoleranztest (m)	**ETG**	épreuve (f) de tolérance au glucose
GV	Geschlechtsverkehr (m)	**RS**	rapport (m) sexuel
GvH	Graft-versus-Host-Reaktion (f)	**GVH, MGCH**	maladie (m) de greffeon contre l'hôte

H

HCC	hepatozelluläres Karzinom (n)	**CHC**	carcinome (m) hépato-cellulaire
HE	hepatische Enzephalopathie (f)	**EH**	encéphalopathie (f) hépatique
HF	Herzfrequenz (f)	**FC**	fréquence (f) cardiaque
HI	Herzinsuffizienz (f)	**IC**	insuffisance (f) cardiaque
HIT	Heparin-induzierte Thrombozytopenie (f)	**TIH**	thrombopénie (f) induite à l'héparine
HIV	humanes Immundefizienz-Virus (n)	**VIH**	virus (m) de l'immunodéficience humaine
Hkt	Hämatokrit (m)	**hct**	hématocrite (m)
HL	Hodgekin-Lymphom (n)	**LH**	lympnome (m) de Hodgkin
HLH	homonyme laterale Hemianopsie (f)	**HLH**	hémianopsie (f) latérale homonyme
HM	Hepatomegalie (f)	**HM**	hépatomégalie (f)
HMV	Herzminutenvolumen (n)	**DC**	débit (m) cardiaque
HNO	Hals-Nasen-Ohren-Heilkunde (f)	**ORL**	oto-rhino-laryngologie (f)
HR	Herzrhythmus (m)	**RC**	rythme (m) cardiaque
HS	Harnsäure (f)	**AU**	acide (m) urique
HSM	Hepatosplenomegalie (f)	**HSM**	hépatosplénomégalie (f)
HT	Herzton (m)	**BdC**	bruit (m) de cœur
HUS	hämolytisch urämisches Syndrom(m)	**SHU**	syndrome (m) hémolytique et urémique
HWI	(unterer) Harnwegsinfekt (m)	**IU(B)**	infection (f) urinaire (basse)
HWK	Halswirbelkörper (m)		vertèbre (f) cervicale
HWS	Halswirbelsäule (f)		colonne (f) cervicale
HWZ	Halbwertszeit (f)		demi-vie (f)

I

i. A.	im Auftrag	**PO**	par ordre
ICP	infantile Zerebralparese (f)	**IMC**	infirmité (f) motrice cérébrale
ICR	Interkostalraum (m)	**EIC**	espace (m) intercostal
IE	internationale Einheit (f)	**UI**	unité (f) internationale
IQ	Intelligenzquotient (m)	**QI**	quotient (m) intellectuel
ITN	Intubationsnarkose (f)	**AG**	anesthésie (f) générale
ITP	idiopathische thrombozytopenische Purpura (f), Morbus (m) Werlhof	**PTI**	purpura (m) thrombopénique idiopathique
ITS	Intensivstation (f)	**USI**	unité (f) de soins intensifs
IU	*international unit*	**UI**	unité (f) internationale
IUP	Intrauterinpessar (n)	**DIU**	dispositif (m) intra-utérin
IUR	intrauterine Wachstumsretardierung (f)	**RCIU**	retard (m) de croissance intra-utérin
IVF	In-vitro-Fertilisation (f)	**FIV**	fécondation (f) in vitro

K

KG	Krankengymnastik (f)	**kiné**	kinésithérapie (f)
KG	Körpergewicht (n)	**P**	poids (m) (corporel)
KHK	koronare Herzkrankheit (f)		maladie (f) coronarienne
KI	Kontraindikation (f)	**CI**	contre-indication (f)
KM	Kontrastmittel (n)	**PDC**	produit (m) de contraste
KMT	Knochenmarktransplantation (f)	**GMO**	Greffe (f) de moelle osseuse
KRK	kolorektales Karzinom (n)	**CCR**	cancer (m) colorectal
KU	Kopfumfang (m)	**PC**	périmètre (m) crânien
KVT	kognitive Verhaltenstherapie (f)	**TCC**	thérapie (f) comportementale et cognitive

L

LA	Lokalanästhesie (f)	**AL**	anesthésie (f) locale
LAE	Lungenarterienembolie (f)	**EP**	embolie (f) pulmonaire
LCC	Leberzellkarzinom (n)		cancer (m) du foie
li	links	**g/G**	gauche
LK	Lymphknoten (m)		ganglion (m)

LPH	linksposteriorer Hemiblock (m)	**HBPG**	hémibloc (m) postérieur gauche
LSB	Linksschenkelblock (m)	**BBG**	bloc (m) de branche gauche
LVF	linksventrikuläre Funktion		fonction (f) ventriculaire gauche
LuFu	Lungenfunktionsuntersuchung (f)	**EFR**	épreuves (fpl) fonctionnelles respiratoires
LWK	Lendenwirbelkörper (m)		vertèbre (f) lombaire
LWS	Lendenwirbelsäule (f)		colonne (f) lombaire

M

MC	Morbus (m) Crohn		maladie (f) de Crohn
MCH	mittleres korpuskuläres Hämoglobin (n)	**TCMH**	teneur (f) corpusculaire moyenne en Hb
MCHC	mittlere korpuskuläre Hämoglobinkonzentration (f)	**CCMH**	concentration (f) corpusculaire moyenne en Hb
MCGN	Minimal-Change-Glomerulonephritis (f)	**SNLGM**	syndrome (m) néphrotique à lésions glomérulaires minimes
MCV	mittleres korpuskuläres Volumen (n)	**VGM**	volume (m) globulaire moyen
MD	Major-Depression (f)	**EDM**	épisode (m) dépressif majeur
MDP	Magen-Darm-Passage (f)	**TGD**	transit (m) gastro-duodénal
MDS	myelodysplastisches Syndrom (n)	**MDS**	myélodysplasie (f)
MEN	multiple endokrine Neoplasien (fpl)	**NEM**	néoplasie (f) endocrinienne multiple
MEP	motorisch evozierte Potenziale (npl)	**PEM**	potentiels (mpl) évoqués moteurs
MG	Molekulargewicht (n)	**PM**	poids (m) moléculaire
MH	maligne Hyperthermie (f)	**HM**	hyperthermie (f) maligne (HM)
MI	Mitralklappeninsuffizienz (f)	**IM**	insuffisance (f) mitrale
MI	Myokardinfarkt (m)	**IDM**	infarctus (m) du myocarde
MM	malignes Melanom (n)	**MM**	mélanome (m) malin
MM	multiples Myelom (n)	**MM**	myélome (m) multiple
MMR	Masern- Mumps-Röteln *Schutzimpfung*	**ROR**	rougéole-oreillons-rubéole *vaccination*
MOV	Multiorganversagen (n)	**SDMV**	syndrome (m) de défaillance multiviscérale
MÖT	Mitralöffnungston (m)	**COM**	claquement (m) d'ouverture de la mitrale

MPS	myeloproliferatives Syndrom (n)	**SMP**	syndrome (m) myélo-prolifératif
MRSA	Methicillin-resistenter Staphylococcus (m) aureus	**SARM**	staphylococcus (m) aureus résistant à la méticilline
MRT	Magnetresonanztomografie (f)	**IRM**	imagerie (f) par résonance magnétique
MS	Mitralklappenstenose (f)	**RM**	rétrecissement (m) mitral
MS	multiple Sklerose (f)	**SEP**	sclérose (f) en plaques
MTA	medizinisch-technische/r Assistent/in (m/f)	**ATM**	assistant/e (m/f) technique médical/e

N

NAST	fibromuskuläre Nierenarterienstenose (f)	**SFAR**	sténose (f) par fibrodysplasie de l'artère rénale
NG	Neugeborenes (n)	**NN**	nouveau-né (m)
HNL	Non-Hodgkin-Lymphom (n)	**LNH**	lymphome (m) non hodgkinien
NLG	Nervenleitgeschwindigkeit (f)	**VCN**	vitesse (f) de la conduction nerveuse
NMH	niedermolekulares Heparin (n)	**HBPM**	héparine (f) de bas poids moléculaire
NMR	*nuclear magnetic resonance,* Kernspinresonanz (f)	**RMN**	résonance (f) magnétique nucléaire
NNI	Nebenniereninsuffizienz (f)	**ISL**	insuffisance (f) surrénale lente
NSAR	nichtsteroidales Antirheumatikum (n)	**AINS**	anti-inflammatoire (m) non stéroïdien
NW	Nebenwirkungen (fpl)	**ES**	effets (mpl) secondaires

O

o.(p.)B.	ohne pathologischen Befund (m)	**RAS/sp**	rien à signaler/ sans particularités
OA/OÄ	Oberarzt (m)/Oberärztin (f)	**CCA**	chef/fe (m/f) de clinique assistant/e
OAE	oto-akustische Emissionen (fpl)	**OEA**	oto-émissions (fpl) acoustiques
OE	obere Extremität (f)	**MS**	membre (m) supérieur
OGTT	oraler Glukosetoleranztest (m)	**HGPO**	hyperglycémie (f) provoquée par voie orale
OP	Operation (f)	**Op**	opération (f)
OTA	operationstechnische/r Assistent/in (m/f)		assistent/e (m/f) technique opératoire

9

P

PAH	pulmonal-arterielle Hypertonie (f)	**HTAP**	hypertension (f) artérielle pulmonaire
pAVK	peripher-arterielle Verschlusskrankheit (f)	**AOMI**	artériopathie (f) oblitérante des membres inférieurs
PCO	polyzystische Ovarien (npl)	**OPK**	ovaires (mpl) polykystiques
PDA	Periduralanästhesie (f)	**APD**	anesthésie (f) péridurale dorsale
PDA	persistierender Ductus (m) arteriosus (Botalli)	**PCA**	persistance (f) du canal artériel
PEEP	positiver endexspiratorischer Druck (m)	**PPRE**	pression (f) positive résiduelle expiratoire
PET	Positronen-Emissions-Tomografie (f)	**TEP**	tomographie (f) par émission de positrons
PHT	portale Hypertonie (f)	**HTP**	hypertension (f) portale
PMS	prämenstruelles Syndrom (n)	**SPM**	syndrome (m) prémenstruel
PNH	paroxysmale nächtliche Hämoglobinurie (f)	**HNP**	hémoglobinurie (f) nocturne paroxystique
PSA	prostataspezifisches Antigen (n)	**ASP/ PSA**	antigène (m) spécifique de la prostate
PTCA	perkutane transluminare koronare Angioplastie (f)	**ACTP**	angioplastie (f) coronarienne transluminale percutanée
PTT	partielle Thromboplastinzeit (f)	**TCA/ TCK**	temps (m) de céphaline activée
PTZ	Plasmathrombinzeit (f)		activité (f) anti-Xa

9

R

RA	rechter Vorhof (m)	**AD**	oreillette (f) droite
RA	rheumatoide Arthritis (f)	**AR**	arthrite (f) rhumatoïde
RES	retikulo-endotheliales System (n)	**SRE**	système (m) réticulo-endothélial
RF	Rheumafaktor (m)	**FR**	facteur (m) rhumatoïde
RF	Risikofaktoren (mpl)	**FDR**	facteurs (mpl) de risque
RIVA	Ramus (m) interventricularis	**IVA**	artère (f) interventriculaire antérieure
RK	Residualkapazität (f)	**CR**	capacité (f) résiduelle
Rö	Röntgenbild (n)	**Rx**	radiographie (f)
ROP	Retinopathia (f) praematurorum	**RP**	rétinopathie (f) du prématuré
RPF	renaler Plasmafluss (m)	**DPR**	débit (m) plasmatique rénal
RPGN	rapid progressive Glomerulonephritis (f)	**GNRP**	glomérulonéphrite (f) rapidement progressive

RR	Blutdruck (m) *Riva Rocci*	**PA**	pression (f) artérielle
RV	Residualvolumen (n)	**VR**	volume (m) résiduel

S

s.	siehe	**cf.**	confer (lat. : reportez-vous à)
SAB	Subarachnoidalblutung (f)	**HSA**	hémorrhagie (f) sous-arachnoïdienne
SARS	schweres respiratorisches Atemnotsyndrom (n)	**SRAS**	syndrome (m) respiratoire aigu sévère
SB	Schenkelblock (m)	**BdB**	bloc (m) de branche
SCT	Stammzelltransplantation (f)	**GCS**	greffe (f) des cellules souches
SDH	Subduralhämatom (n)	**HSD**	hématome (m) sous-dural
SEP	sensibel evozierte Potenziale (npl)	**PES**	potentiels (mpl) évoqués sensitifs
SHT	Schädel-Hirn-Trauma (n)	**TCC**	traumatisme (m) crânio-cérébral
SLE	systemischer Lupus (m) erythematodes	**LED**	lupus (m) érythémateux disséminé
SR	Sinusrhythmus (m)	**RS**	rythme (m) sinusal
SS	Schwangerschaft (f)		grossesse (f)
SSL	Schädel-Steiß-Länge (f)	**LCC**	longueur (f) crânio-caudale
SSM	Schwangerschaftsmonat (m)		semaine d'aménorrhée (f)
SSRI	selektive Serotonin-Reuptake-Inhibitoren (mpl)	**ISRS**	inhibiteurs (mpl) sélectifs de la recapture de la sérotonine
SSW	Schwangerschaftswoche (f)	**SA**	semaine (f) d'aménorrhée
STD	*sexuel transmissed diseases* Geschlechtskrankheiten (fpl)	**MST**	maladies (fpl) sexuellement transmissibles
SVT	supraventrikuläre Tachykardie (f)	**TSV**	tachycardie (f) supra-ventriculaire

T

TAA	Tachyarrhythmia (f) absoluta	**ACFA**	arythmie (f) complète par fibrillation auriculaire
TB	Tuberkulosebakterium (n)	**BK**	bacille (m) de Koch
Tbc	Tuberkulose (f)	**Tb**	tuberculose (f)
TE	Tonsillektomie (f)		amygdalectomie (f)
TEP	Totalendoprothese (f)	**PTH**	prothèse (f) totale de hanche
TGA	Transposition (f) der großen Arterien	**TGV**	transposition (f) des gros vaisseaux

TIA	transitorisch-ischämische Attacke (f)	**AIT**	accident (m) ischémique transitoire
TKL	Totalkapazität (f) der Lungen	**CPT**	capacité (f) pulmonaire totale
TUR	transurethrale Resektion (f)	**RTU**	résection (f) transurétrale
TVT	tiefe Venenthrombose (f), Phlebothrombose (f)	**TVP**	thrombose (f) veineuse profonde

U

UE	untere Extremität (f)	**MI**	membre (m) inférieur
US	Ultraschall (m)	**US**	ultrason (m)

V

VA	vesikuläres Atemgeräusch (n)	**MV**	murmure (m) vésiculaire
VEP	visuell evozierte Potenziale (npl)	**PEV**	potentiels (mpl) évoqués visuels
V. a.	Verdacht (m) auf	**susp.**	suspicion (f)
VES	ventrikuläre Extrasystole (f)	**ESV**	extrasystole (f) ventriculaire
VK	Vitalkapazität (f)	**CV**	capacité (f) vitale
VSD	Ventrikelseptumdefekt (m)	**CIV**	communication (f) inter-ventriculaire
VT	ventrikuläre Tachykardie (f)	**TV**	tachycardie (f) ventriculaire
VUR	vesico-ureteraler Reflux (m)	**RVU**	reflux (m) vésico-urétéral

W

WHO	Weltgesundheitsorganisation (f)	**OMS**	Organisation (f) mondiale de la santé
WS	Wirbelsäule (f)		colonne (f) vertébrale

Z

ZNS	zentrales Nervensystem (n)	**SNC**	système (m) nerveux central
ZVD	zentralvenöser Druck (m)	**PVC**	pression (f) veineuse centrale
ZVK	zentraler Venenkatheter (m)	**CVC, VVC**	cathéter (m) veineux central, voie (f) veineuse centrale